眼部保健与疾病预防

陈琳琳　主编

辽宁科学技术出版社
·沈　阳·

图书在版编目（CIP）数据

眼部保健与疾病预防 / 陈琳琳主编 . —沈阳：辽宁科学技术出版社，2023.11

ISBN 978-7-5591-3262-8

Ⅰ. ①眼… Ⅱ. ①陈… Ⅲ. ①眼—保健 ②眼病—预防（卫生） Ⅳ. ①R77

中国国家版本馆CIP数据核字（2023）第198703号

出版发行：辽宁科学技术出版社
（地址：沈阳市和平区十一纬路25号　邮编：110003）
印 刷 者：辽宁鼎籍数码科技有限公司
经 销 者：各地新华书店
幅面尺寸：140 mm × 203 mm
印　　张：9.875
字　　数：250千字
出版时间：2023年11月第1版
印刷时间：2023年11月第1次印刷
责任编辑：陈广鹏　闻　通
封面设计：姿　兰
版式设计：姿　兰
责任校对：栗　勇

书　　号：ISBN 978-7-5591-3262-8
定　　价：38.00元

编委会

写在之前

眼睛是人类最重要的感觉器官之一，也是我们与世界沟通的窗口，大脑中大约80%的知识和记忆是通过眼睛获取的。“眼睛是心灵的窗户”这句名言是意大利文艺复兴时期画家达·芬奇从人物画的角度来说的。而早于他1000多年，孟子就已经从识人的角度把这个启发说得非常清楚了。孟子曰：“存乎人者，莫良于眸子。眸子不能掩其恶。胸中正，则眸子瞭焉；胸中不正，则眸子眊焉。听其言也，观其眸子，人焉廋哉？”

在现代社会中，随着科技的不断发展和人们生活节奏的加快，越来越多的人花费大量的时间面对计算机、智能手机等电子设备，眼部疲劳、干涩、视力下降等问题越来越普遍。特别是青少年过早、过多接触电子产品将会导致视力变差，加上用眼习惯不好，极易导致近视的形成。同时，由于我国人口老龄化状况加剧，老年人口的增多使得老年眼科疾病患者人数日益增多。

随着人们健康意识和生活水平的提高，越来越多的人开始关注眼部健康问题，并采取积极的措施进行预防和治疗。然而，市场上存在许多不合格的眼保健产品，消费者需要进行仔细的筛选和判断。另外，一些消费者对眼睛保健的认识还不够充分，需要加强宣传和教育。

作为一名从医30余载的眼科医生，笔者每天都接触很多眼病患者，也为数以万计的眼病患者解除了眼部疾患。但每当看到患者辗转于国内各大医院而得不到精准诊治的时候，笔者便会深深地感受到大多数人对眼科疾病基本常识了解得太少太少，甚至有些时候是盲目就医。如何避免这些现象发生，便是我们编写本书的初衷。《眼部保健与疾病预防》一书使用了较为通俗的语言，从眼部保健及护理常识和眼部疾病知识与预防两章向民众普及眼部疾病的基本常识，旨在让更多人了解眼部疾病的发生、诊疗途径，以达到眼病预防、保健和科学诊治的目的。

本书在编写过程中得到沈阳市科学技术协会的鼎力相助，同时也得到很多眼科同行和各界人士的支持，在此一并表示诚挚的谢意！

陈琳琳

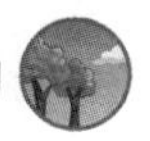

序　言
神奇的眼睛：眼部的基本结构

俗话说眼睛是心灵的窗户，是获取外界信息的窗口，那么小小的眼睛到底蕴藏着哪些秘密呢？“黑眼珠”“白眼珠”到底是什么呢？让我们来看一看吧！

眼睛是一个直径23~24毫米的近似球状体，是观察事物的重要视觉器官，眼球由眼球壁和眼球内容物构成。眼球壁作为眼球的外壳，从外到内包括角膜、巩膜、虹膜、瞳孔、脉络膜、视网膜等，起着支撑眼球结构的作用。眼球内容物作为眼球内的填充物，从前到后包括房水、晶状体、玻璃体，起着调节和透射光线的作用。

角膜俗称“黑眼珠”，是光线进入眼球的第一道关口。如果把眼球的结构比作照相机，那么角膜就相当于照相机的镜头，

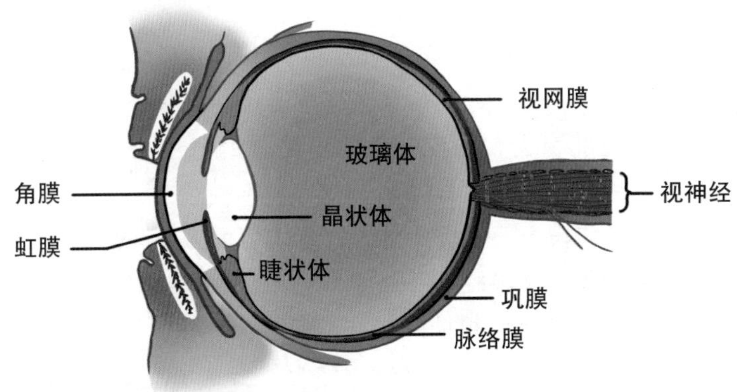

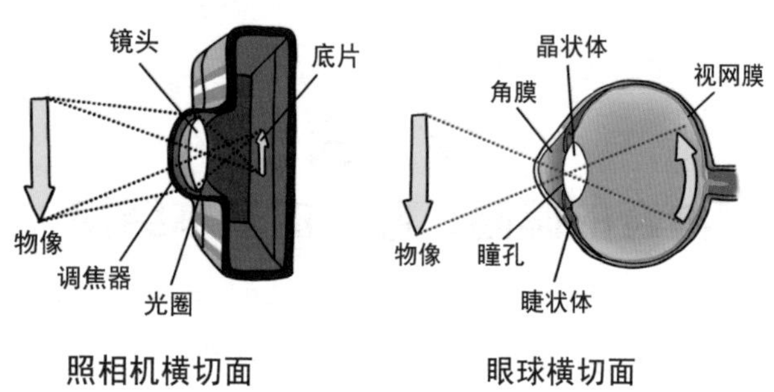

照相机横切面　　眼球横切面

透明无瑕。角膜有十分敏感的神经末梢，当外物接触角膜时，眼睑便会不由自主地合上以保护眼睛。如果角膜受损严重，则愈合后会留下瘢痕，好似镜头上的污垢，严重的会呈瓷白色，影响视力。

巩膜俗称“白眼珠”，相当于照相机的相机壳，质地坚韧，呈乳白色，为眼球壁外层的后5/6范围，对眼球的内部结构起保护作用。

虹膜是一个车轮状的结构，位于角膜的后面，中间围绕成瞳孔。我们所说的眼睛的颜色，其实是虹膜的颜色。白种人虹膜色素较少，呈灰蓝色；黄种人色素较多，呈棕黄色；黑种人色素最多，呈黑色。

瞳孔俗称“瞳仁”，相当于照相机的光圈，直径为2.5～4毫米。瞳孔会根据外界光线的强弱调节大小，光线强时瞳孔缩小，光线弱时瞳孔变大，从而使眼睛里接收的光线总是恰到好处。一旦失调，则“曝光不当”。

脉络膜相当于照相机的暗箱，有丰富的血管和黑色素细胞，因此还兼有营养眼球的作用。

视网膜相当于照相机的胶卷，起感光作用，结构复杂。感光最敏锐的那部分，称为黄斑。感光的细胞主要是视锥细胞和

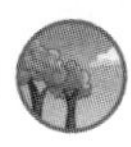

视杆细胞，视锥细胞主要负责明视觉和色觉，视杆细胞主要负责暗视觉。视网膜有一个橙红色的圆盘状结构称为视盘或视乳头，使视网膜上视觉神经纤维汇集组成视神经，向视觉中枢传递出眼球的部位，其上有视网膜的动脉、静脉血管通过。

晶状体位于瞳孔和虹膜后面，呈双凸透镜状，相当于照相机的全自动变焦镜头。正常人既能看近又能看远，全依赖于晶状体的调节。看远时晶状体变扁平，看近时晶状体变凸，通过晶状体的调节，使光线能聚焦在视网膜黄斑上。如果晶状体的调节功能失调，如年老时晶状体不能变凸，称为老视，即老花眼。晶状体正常状态下是透明的，如果某些原因导致晶状体变混浊就称为白内障。

玻璃体位于晶状体后面，填充于整个玻璃体腔内，其主要成分是水（99%）和透明的胶质，具有屈光、支撑和减震等作用。当某些原因导致玻璃体发生混浊，患者看东西时就会觉得眼前如有蚊虫飞舞，尤其在阳光下看亮处时特别明显。此外，随着年龄增长及高度近视等原因，凝胶状玻璃体就会逐渐变成液体状，称为玻璃体液化。

正常情况下，外界的光线通过角膜、晶状体、玻璃体等的折射，聚焦到视网膜黄斑中心凹处，眼睛才能得到清晰的物像。再由视网膜将物像转化为神经信号传递到大脑使人能对物像有所感知。眼球的任何结构出现问题都会影响视力。

（陈琳琳　王　琳　王　达）

目 录

第一章　眼部保健及护理常识

眼部健康相关保健护理知识的普及在信息化时代的社会生活和工作中尤为重要。对日常眼部护理知识的了解在人们对眼部疾病的认识中起到了很重要的作用。本章节共有三方面内容，包括眼科护理基本常识、眼科疾病护理知识、眼科手术护理知识。既有生活中常见眼部护理知识介绍，又有眼科疾病、手术的护理科普内容阐述。希望对大家眼部健康的自我护理方面有所帮助。

第一节　眼科护理基本常识

通过对眼部护理基本常识的介绍，大家可以居家自行完成眼睛保健基本的操作。本节内容有：滴眼药水、涂眼膏的标准操作方法，绷带镜、角膜塑形镜（我们常说的OK镜）、义眼的使用和注意事项，如何预防眼压升高等。以上内容看似简单，实则有很多细节要求和操作要点，希望对读者的眼部日常保健有所帮助。

1. 如何正确使用眼药和眼膏?

（1）滴眼药的主要作用是什么?

眼药一般分为水剂和膏剂，也有油剂、乳化液和混悬液，眼药直接作用于眼睑和眼球前部，能直接达到治疗目的，并可降低全身用药所引起的不良反应。常用于眼部消炎、降低眼压、散瞳和眼表麻醉。

（2）临床常用眼药有哪些？

·抗感染抗生素类：如左氧氟沙星滴眼液、普拉洛芬滴眼液、妥布霉素滴眼液、氯霉素滴眼液、加替沙星眼用凝胶等，主要适用于眼睑、泪道、结膜、角膜等部位的感染性炎症，或术后感染的预防与治疗。

·抗病毒类：如利巴韦林滴眼液、安西他滨滴眼液等，适用于单纯疱疹性角膜炎或流行性角膜炎等。

·皮质类固醇激素类：如妥布霉素地塞米松滴眼液、醋酸泼尼松龙滴眼液等，主要适用于过敏性炎症、内因性非感染性炎症及外伤、术后反应性炎症，也可用于近视眼手术术后。

·抗青光眼类：马来酸噻吗洛尔滴眼液、酒石酸溴莫尼定滴眼液、布林佐胺滴眼液、拉坦前列素滴眼液等，这类药品应由医生根据患者的青光眼类型和眼压控制情况选择使用，必须遵医嘱。

·散瞳类：如复方托吡卡胺滴眼液、硫酸阿托品眼用凝胶等，主要用于验光、眼底等散瞳检查，也可用于严重的角膜炎、虹膜睫状体炎和术前术后。

·缩瞳类：硝酸毛果芸香碱滴眼液，主要适用于对抗散瞳作用、慢性青光眼及急性闭角型青光眼急性发作期。

·其他：玻璃酸钠滴眼液、羧甲基纤维素钠滴眼液、人工泪液等，主要用于缓解视疲劳、湿润眼球等。

（3）滴眼药的前期准备、步骤和操作要点有哪些？

前期准备：

·操作者用流水洗净双手，或用速干手消剂洗手。按医嘱核对眼药名称及有效期。

·检查眼药的性状有无沉淀、混浊及变色。

步骤：

·患者取坐位或仰卧位。

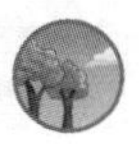

·操作者左手拿一消毒棉球拭去眼液或分泌物，弃之，再拿取一消毒棉球拉开患者的下眼睑，患者眼球向上注视，暴露下穹隆部。

·将1滴眼药滴在下穹隆处，患者轻轻闭眼，松开并回复下眼睑，用干棉球将溢出的眼药擦净。

·患者闭眼休息3～5分钟。

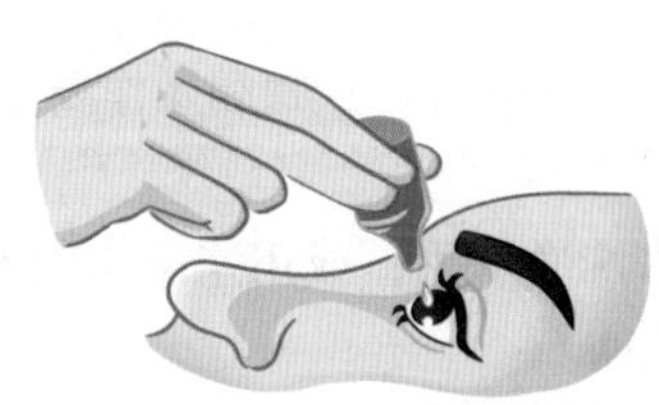

·如果滴用散瞳或缩瞳眼药，应用干棉球压迫泪囊3～5分钟，儿童更应特别注意。

操作要点：

·注意按医嘱点眼药，防止点错眼别，检查眼药的质量、有效期。

·如果患者眼部有分泌物，应先用棉球擦净；混悬液滴之前应摇匀；将第1滴眼药视为污染，弃之；先滴健眼后滴患眼；注意不要将眼药瓶口触及患者的眼睑或睫毛，避免逆行污染眼液，眼药瓶口离眼睑的距离为1～2厘米；不要将眼药直接滴在角膜上，减少对患者的刺激。

·减少眼药的溢出，保证治疗效果，滴两种以上的眼药，每滴完一种眼药后应间隔5～10分钟再滴另一种眼药。

·避免眼药经鼻咽部黏膜吸收而引起中毒反应。

·防止交叉感染。

（4）滴眼药后有哪些不良反应？

·患者使用散瞳眼药后可能出现口干、心慌等不适，特别

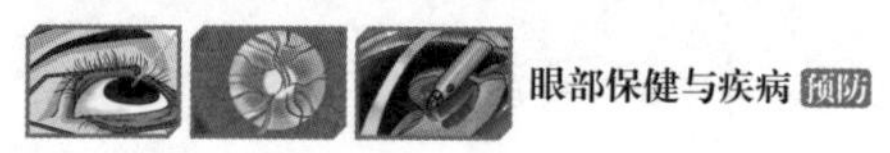

是婴幼儿有时会有哭闹、面红耳赤的明显反应，患者可以增加饮水量，加快药物代谢而减轻不适。

·个别患者滴眼药后可能会出现局部变态反应，如有眼部红肿不适应及时到医院就诊。

(5) 涂眼膏的目的是什么？

将眼膏涂入结膜囊内，以达到消炎、缩瞳、散瞳、润滑的目的。

(6) 涂眼膏的前期准备、步骤和操作要点有哪些？

前期准备：

·操作者流水洗净双手，或用速干手消剂洗手。按医嘱核对眼膏名称及有效期。

·检查眼膏的性状有无混浊及变色。

步骤：

·患者取坐位或仰卧位。

·用无菌棉签清除眼部分泌物。

·再拿取一消毒棉签拉开患者的下眼睑，患者眼球向上注视，暴露下穹隆部。

·将米粒大小的眼膏挤入患眼下穹隆部。

·患者轻轻闭眼，松开并回复下眼睑。

·如果使用软管眼膏，应在涂眼膏前将前端的眼膏疑为污染，挤去少许，然后将米粒大小的眼膏挤入下穹隆，患者闭眼

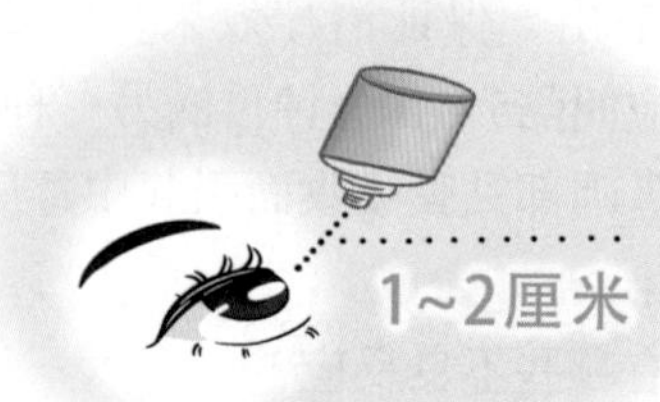

5～10分钟。

操作要点：

· 注意按医嘱涂眼膏，防止涂错眼别，检查眼膏的质量、有效期。

· 动作轻柔。

· 避免擦伤患者眼部。

· 一次眼膏用量约米粒大小，不宜过多。

· 不可将睫毛连同眼膏卷入结膜囊，以免刺激角膜。

· 避免交叉感染。

（7）涂眼膏时有哪些注意事项？

· 涂眼膏前应核对所用药物标签。

· 将眼膏挤入下穹隆内，注意眼膏瓶口不可接触眼睑和睫毛。

· 同时给不同患者涂眼膏，操作中间应洗手或进行快速手消毒。

（8）涂眼膏后有哪些不良反应？

患者使用散瞳眼膏后可能出现口干、心慌等不适，特别是婴幼儿有时会有哭闹、面红耳赤的明显反应，患者可以增加饮水量，加快药物代谢而减轻不适。

2. 角膜绷带镜佩戴的注意要点有哪些？

（1）必须特别注意避免镜片被污染，尤其是镜片内表面。戴镜前仔细洗干净双手并用不脱屑的毛巾擦干，避免让镜片后表面接触到脸部和眼睫毛而把微生物和异物带入眼内。

（2）尽量避免使用局部麻醉药，这样可以及时发现任何由于佩戴不当造成的不适。

（3）对于每天摘镜的患者，专门的清洁和消毒护理液比多功能护理液更好。

（4）患者应仔细阅读说明书，知悉佩戴时可能出现的紧急情况处理，必要时患者应及时联系医生或就诊。

（5）联合用药时尽量使用无防腐剂滴眼液。

（6）在用镜片之前评估角膜及眼部情况，把并发症降到最低，定时就诊复查和更换镜片可以减少沉淀物。

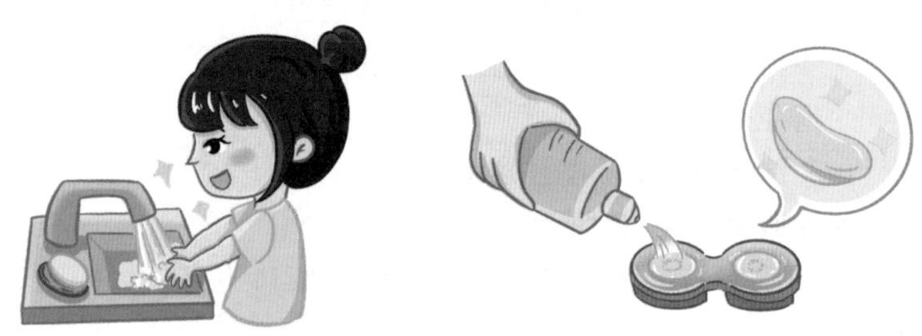

3. 角膜塑形镜的戴、摘和护理有哪些要点？

（1）戴镜：流水洗净双手，从镜盒中取出镜片，用生理盐水或多功能RGP护理液冲洗镜片，镜片凹面放于右手食指指尖，擦干其余手指以便拉开眼睑，左手食指拉开上眼睑，右手中指往下拉开下眼睑，注视前方，将镜片置于角膜上后，轻轻放开拉眼睑的手指。戴镜后可闭眼并向下看，使镜片稳定。

（2）角膜塑形镜与软性接触镜不同的是，戴镜时一定要直接把镜片戴到角膜上，而软性接触镜如果未直接戴到角膜上，也可以通过轻轻闭眼转动眼球让镜片复位。

（3）初戴者由于紧张心理及初戴镜片泪水较多，常发生镜片偏位的情况，表现为戴镜刺激症状明显，检查发现镜片滑移到结膜表面，部分压在角膜上。处理方法：对着镜子确定镜片的位置，滴1～2滴润眼液。注视与镜片位置相反的方向，将食

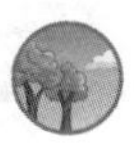

指放在眼睑上，在眼睑边缘施加压力，固定住镜片，眼向镜片所在的方向转动，使镜片复位。如不能复位，则应摘出镜片，重新戴镜。

（4）摘镜：角膜塑形镜的摘镜方法与软性接触镜不同，不能用手指直接取出。摘镜方法包括挤出法、剪切法和吸棒法3种：①挤出法。双眼注视前方，瞪大睑裂使镜片充分暴露，双手食指分别按压上、下睑缘，按压上睑缘部的食指顺闭眼之势，紧贴角膜向下挤压，镜片被顶出，并被眼睑夹持，此时可用手取出镜片。②剪切法。取右眼镜片时，左手放在眼下方以承接落下的镜片，注视前方或稍向鼻侧看，尽力睁大眼，将右手食指放在右眼外眦处并朝外侧拉眼睑使其绷紧，同时眨眼，镜片可被眼睑挤出或落在左手里。取左眼镜片时则换手摘镜。③吸棒法。注视前方，用手指拉开上、下眼睑，确认镜片在角膜上后，用吸棒对准镜片中央，吸住后将镜片移至角膜旁将其吸出。使用吸棒摘镜时应注意，不可垂直在角膜上直拉；镜片太紧时（尤其是角膜塑形镜在夜间戴镜后更易出现较紧的情况），先滴几滴滴眼液，待几分钟后再用吸棒吸出。

（5）清洁：①每日清洁。镜片取下后应立即清洁，用流水洗净双手，将镜片放在手掌上，滴2～3滴硬性接触镜专用的清洁剂或多功能护理液。用另一只手的食指指腹从镜片中心向周边放射状轻揉，分别轻轻揉搓镜面的两面，或把镜片放在主利手的食指和中指指腹上，用拇指指腹轻轻在镜片上旋转揉搓镜片内表面，揉搓过程中需特别小心，不能让指甲碰触镜片，防止损害镜片。②酶清洁。同软性接触镜的酶清洁。

（6）冲洗：同软性接触镜的冲洗方法，使用生理盐水或多功能RGP护理液进行镜片冲洗。

（7）消毒：不用热消毒法消毒，主要用化学消毒和氧化消毒。

（8）储存：镜片不戴时必须完全浸泡在储存液中，储存液中主要含有表面活性剂和杀菌防腐剂。盒中的储存液需每日更换，取出镜片后要将储存液彻底冲洗干净。储存用的镜盒也要经常清洁，以防止镜片放入盒中被污染。

（9）湿润：RGP镜片干燥后，其后表面光学区半径会改变，佩戴的舒适性下降，因此，镜片一般以湿润状态储存。

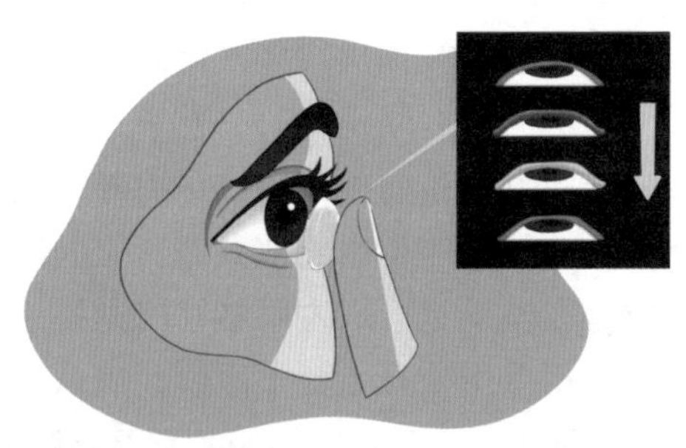

4. 什么是眼压？日常生活中如何预防眼压升高？

眼压是眼球内容物作用于眼球内壁的侧压力，正常值为10～21毫米汞柱。

（1）生活中应避免短时间内大量饮水，推荐一次饮水不要超过300毫升，应该少量多次饮水。宜进食富含维生素、低脂的食物，多吃鱼、蔬菜、水果，避免进食太多的动物性脂肪，忌暴饮暴食，保持大便通畅。忌吃刺激性食物，如辛辣食品、油炸食品、浓茶、咖啡、酒，避免吸烟。

（2）避免治疗中静脉补液过多、过快，来自静脉系统的压力增加，势必影响房水汇入这些静脉。

（3）生活要有规律，避免过度疲劳，保持心情舒畅及足够的睡眠。

（4）避免长时间看电视、电影，避免长时间低头，不要在

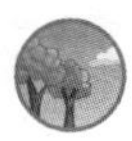

暗室逗留，以免眼压升高。

（5）衣领勿过紧、过高，睡眠时枕头高度适宜，以防因头部充血后，导致眼压升高。

（6）识别急性发作的症状，及时就诊，如头痛、眼痛、恶心、呕吐等。

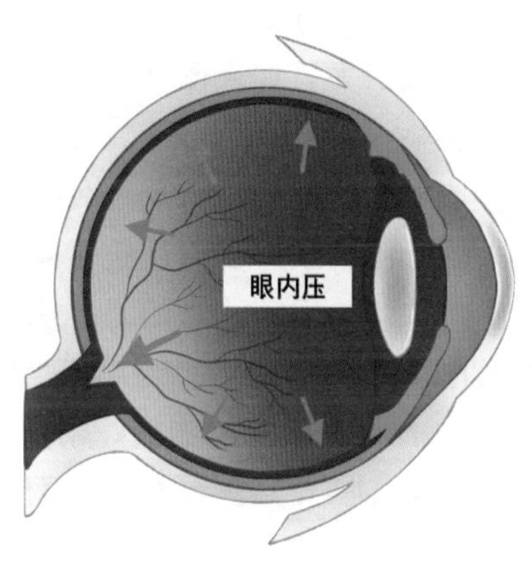

5. 如何佩戴和摘取义眼？

（1）佩戴义眼：佩戴义眼前要洗净双手，佩戴义眼时先把义眼洗净，用多功能RGP护理液、生理盐水等液体浸泡清洗，也可用清水冲洗。认清义眼上下、左右方向（一般小的一头对向内侧），一只手拿义眼，另一只手用食指和中指分开上、下眼睑，把义眼的上半部送入上睑内，然后把下眼睑向下轻拉，使义眼的下边滑入下眼睑内。义眼放入眼窝后，轻轻按摩上、下眼睑，使义眼与结膜囊吻合，保持义眼位置合适。

（2）摘取义眼：接触义眼前要洗净双手，摘取义眼时，健眼向上注视，将下眼睑向义眼片下后方轻压，义眼会自动滑脱出来。也有摘戴义眼专用的吸盘，先将义眼吸住，然后摘取下来。

保持义眼眼窝的清洁是非常重要的，应每日取下清洗，清洗时使用流动水清洗即可。一般白天佩戴，夜晚取下洗净存放。义眼不能接触乙醇等化学溶剂，保养时可用抗生素溶液或抗生素眼药液，最好用多功能RGP护理液清洗。如果义眼长期不使用，应该放在封闭的容器中干燥保存，切勿放在水中保存。

义眼初戴时会有少量的分泌物，此为正常现象，佩戴适应后分泌物会逐渐减少或消失。如果佩戴义眼后，长时间分泌物多，有可能是因为接触义眼时未清洗双手，或用手帕、纸巾、干棉签擦拭义眼，造成结膜感染。出现这种症状时，应暂时停戴义眼，擦拭义眼的分泌物，可以滴用抗生素眼药，也可在义眼的背面涂搽抗生素软膏。但需注意的是，患者不能长期滴用抗感染药物，滴用时间为1周左右，如果结膜炎症较严重，滴用时间可延长至1个月。擦拭义眼分泌物最好用护理液或生理盐水浸湿的棉签，这样既可以擦拭干净，又不会擦伤义眼。

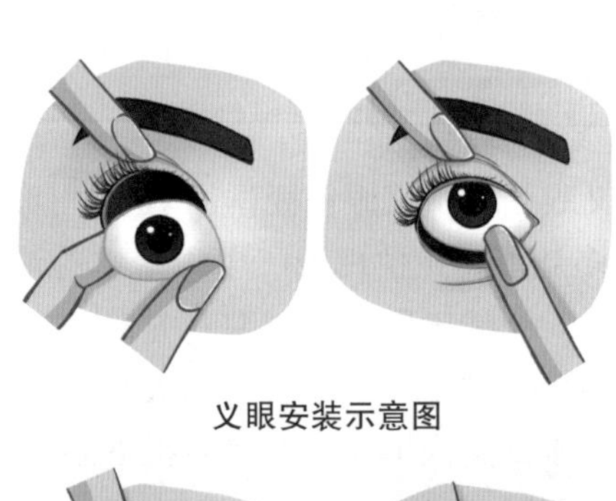

义眼安装示意图

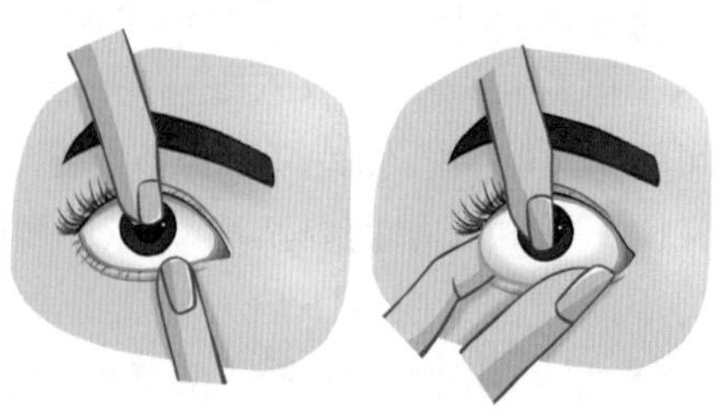

义眼取出示意图

6. 义眼的保养方法有哪些?

（1）定期上光：为了延长义眼的使用寿命，建议每年都将义眼片送至定制中心进行一次专业的深层保养。专业定制中心进行的保养与大家日常清洗保养不同，专家会用超声波清洗仪器清洗义眼片上肉眼无法察觉到的表面裂隙，然后再对义眼片进行上光，填补义眼片表面裂隙和磨损，使义眼片重新焕发璀璨光泽。

（2）按时更换：考虑到义眼片的材质会因长期佩戴使用而受到泪液的腐蚀及定期清洗和消毒会造成材料的老化，不可避免会出现色泽度下降、变色和表面磨损等现象，所以根据义眼使用和保护的情况，一般1～5年更换1次。如果在外力作用下造成义眼损坏，应立即更换，以免损伤结膜囊。

7. 佩戴义眼后有哪些注意要点?

义眼佩戴后应定期复查，看眼窝有无深浅变化，上、下眼睑有无松弛，发现问题应及时更换义眼，或做眼整形手术。先天性眼球缺失的患者，根据眼窝大小有无变化等多种因素确定是否需要手术，如不需要，初次佩戴义眼时义眼片要小一些，三四个月后复查，适当加大，多数患者经过两三次扩大后即可定做。10岁以内的孩子因眼球摘除后患侧的眼窝发育未定型，为了使双眼窝对称发育良好，义眼需要半年到一年更换，而且要逐渐加大，所以需要定期复诊。

第二节 眼科疾病护理知识

近年来，眼科学领域新理论、新技术不断涌现，在眼病诊断和治疗方面取得了飞速发展。眼科护理是眼科疾病治疗康复的重要组成部分。本节内容有：青光眼的重要护理事项内容，白内障出院康复期的护理要点，各种眼外伤的急救护理常识。对这些专业、翔实的眼科护理内容有所了解，可以帮助读者在必要时应对自如，提高预防保健的能力。

8. 对青光眼患者采取的护理措施主要有哪些？

（1）心理护理：青光眼，尤其是原发性急性闭角型青光眼被认为眼科中最重要的身心性疾病。心理社会因素、生活事件，如工作环境变动、家庭问题、季节变化、寒流入侵、情绪激动、愤怒、悲伤、忧郁、过度兴奋等常可促使眼压急剧升高与波动。这些因素均可成为原发性闭角型青光眼急性发作的诱因。了解青光眼急性发作的特点，患者要树立信心，积极配合检查和治疗。

（2）饮食护理：多吃蔬菜、水果，保持大便通畅。避免进食刺激性食物，如浓茶、咖啡、酒、辛辣食物。

（3）不暴饮：一次性饮水量最好不要超过300毫升。

（4）养成良好的生活习惯：不吸烟、生活有规律、劳逸结合，保证充足的睡眠。

（5）其他：不宜在暗室或黑暗环境中久留，避免长时间看电视、智能手机，以免瞳孔散大，眼压升高。衣着不宜过紧，特别是衣领口、乳罩，以免影响颈部血液循环引起眼压升高。睡眠时枕头高度适中，避免长时间低头、弯腰，以免眼压升高。

（6）用药：青光眼患者禁用散瞳药和口服或注射颠茄类药物（恶性青光眼除外），青光眼患者如误用散瞳剂应立即报告医生，采取积极措施进行相应的紧急处理。

（7）救治：急性闭角型青光眼急性发作期患者入院后，应争分夺秒采取有效措施迅速降低眼压。青光眼急性发作对视神经的损害和预后与高眼压的水平及持续时间密切相关，如经足

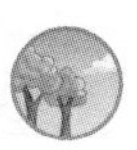

量的降压药物治疗数小时内仍不能有效控制眼压，即应进行降压手术以挽救和保护视功能。常用手术方式，前房穿刺术降低眼压。12～24小时后再施行滤过性手术。密切观察眼压及全身情况变化。

9. 青光眼患者饮食有何要求?

青光眼是一种常见的慢性病，发展缓慢，治疗周期长，有的需终身用药，不能间断。所以，除了生活上的调养以外，饮食上应注意调整，青光眼患者应根据自己的实际情况，注意调整饮食的花样及选择最合理的方案。

（1）“三忌”，即忌烟、忌酒、忌喝浓茶。过量吸烟，由于尼古丁的作用引起视网膜血管痉挛，导致视神经缺血，烟草中的氰化物可引起中毒性弱视，危害视功能；大量饮酒可造成眼球毛细血管扩张，眼充血加重，甚至导致青光眼急性发作；常喝浓茶虽有利尿功能，但往往处于过度兴奋状态，影响睡眠，引起眼压升高。

（2）注意饮食卫生，多进食易消化食物，如蔬菜、水果等，经常保持大便通畅也很重要。

（3）尽可能不吃或少吃刺激性食物，如辣椒、生葱、胡

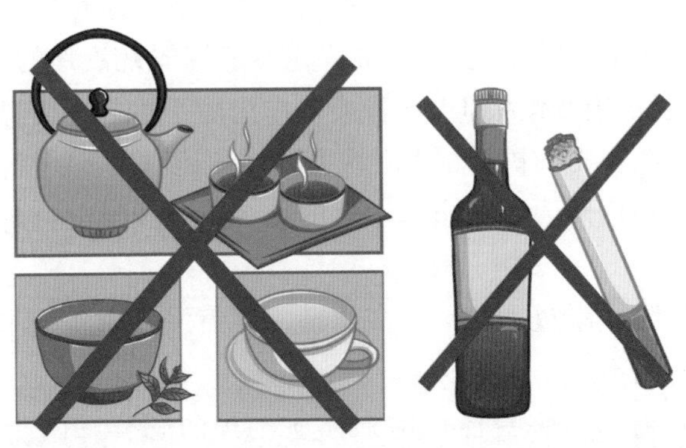

椒等。

（4）注意节制饮水量（特别是冬天），一般每次饮水不要超过300毫升，因为一次饮水过多，可造成血液稀释，血浆渗透压降低，使房水产生相对增多，导致眼压升高。

（5）禁止口服或肌内注射阿托品类药物，如遇腹痛等特殊情况，应将青光眼病史及时告诉医生，应用其他类型镇痛药。

10. 白内障患者出院时的护理要点有哪些？

（1）遵医嘱用药，2种以上滴眼液要交替使用，每种间隔5～10分钟，滴眼每次1滴即够，不宜滴多，以免药液外溢造成浪费。滴眼药之前，把手洗净，按正确方法滴眼药。

（2）术后2周内洗脸、洗澡时避免污水进入眼内。

（3）术后1个月内避免剧烈运动和重体力劳动，以免用力过猛、眼压过高而引起手术切口裂开。伴有全身疾病如高血压、心脏病、糖尿病及肾病的患者，出院后继续治疗，控制症状，防止并发症的发生。

（4）术后3个月内避免揉擦、碰撞术眼。前房型人工晶状体、带虹膜隔人工晶状体置入者需长期避免用手揉眼，以免人工晶状体与角膜摩擦而损伤角膜内皮。

（5）对于10岁以下的先天性白内障患者，术后家长要对患者进行弱视治疗，由于许多家长并不了解弱视治疗的重要性，常常以为白内障术后即大功告成。白内障手术只是给患儿提供了一个训练视力的机会，术眼视力的好坏还取决于弱视治疗。

（6）白内障囊内摘出术术后的患者，须及早配镜矫正术眼视力。

（7）防止眼过度疲劳，多休息，避免强光刺激，注意个人卫生，勿用不洁物揉擦眼睛。

（8）适当锻炼身体，增强体质，预防感冒，防止并发症

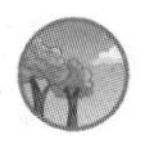

发生。

（9）出院1周后门诊复查，如有眼痛、流泪等异常情况要及时就诊。

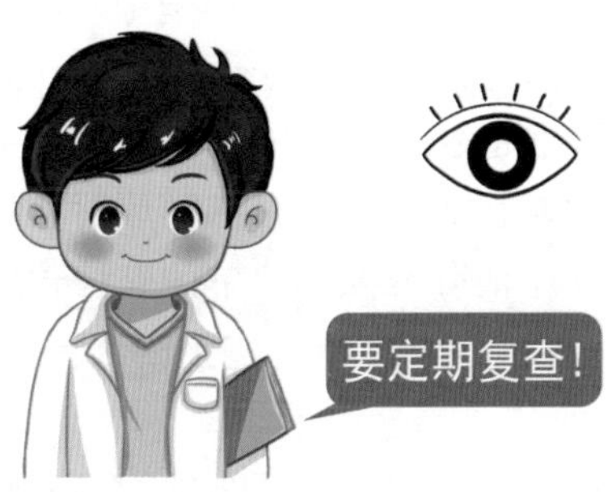

11. 什么是化学性眼外伤?

化学性眼外伤是由化学物品的溶液、粉尘或气体接触眼部所致的，多发生于化工厂、实验室或施工场所，其中以酸、碱烧伤最为常见，致伤物质的浓度、剂量、作用方式与眼部接触面积、时间等情况不同，其对眼部的损害程度不同。

（1）急救冲洗。争分夺秒地在现场彻底冲洗眼部，是处理酸碱烧伤最重要的一步。及时彻底冲洗能将烧伤减到最低限度，应立即就地取材，利用自来水、冷开水、井水、河水、池塘水反复冲洗，最好令患者睁开眼对着水龙头，使自来水缓慢流出冲洗结膜囊，也可用脸盆盛水，令患者睁开眼将受伤眼置入脸盆水内，并令患者不断转动受伤眼球，使化学物质冲出结膜囊，也可用茶壶盛水冲洗眼部，应至少冲洗30分钟，如为石灰粉致伤，结膜面留下石灰颗粒则不宜用水冲洗，最好先用粘有眼膏的棉签蘸取石灰粉后，再用水冲洗。

（2）医院门诊冲洗。接诊患者，简单问诊后，即用pH试纸测定结膜囊液pH，立即用生理盐水冲洗结膜囊，冲洗时应翻转眼睑，转动眼球，充分暴露上下穹隆部，必要时滴表面麻醉剂，应用开睑器拉开上下眼睑充分暴露眼球，持续冲洗5～10分钟。如有固体颗粒石灰、漂白粉等，用棉签或小镊子清除颗粒，注意彻底充分冲洗干净，直至冲洗至pH为中性，冲洗时患眼保持低位，以免冲洗出化学物质损伤健眼。

（3）对于伤后不超过8小时的碱性化学伤和有严重球结膜水肿或缺血的其他化学伤患者，可行结膜放射状切开和结膜下冲洗术，手术目的在于清除渗入结膜下的碱性化学物，减轻球结膜水肿，引起结膜反射性充血，改善组织缺血以促进上皮组织再生和修复。

（4）碱性物质接触眼组织后，与细胞膜的脂质发生皂化反应，破坏了角膜上皮屏障，能迅速穿透角膜全层到达眼内组织，产生严重的破坏作用。为减少眼内化学物质浓度，减轻眼内组织损伤，可行前房穿刺术，最好在伤后1～2小时进行，最迟不宜超过伤后24小时。

就近取材，争分夺秒，翻转上下眼睑
清水反复冲洗！

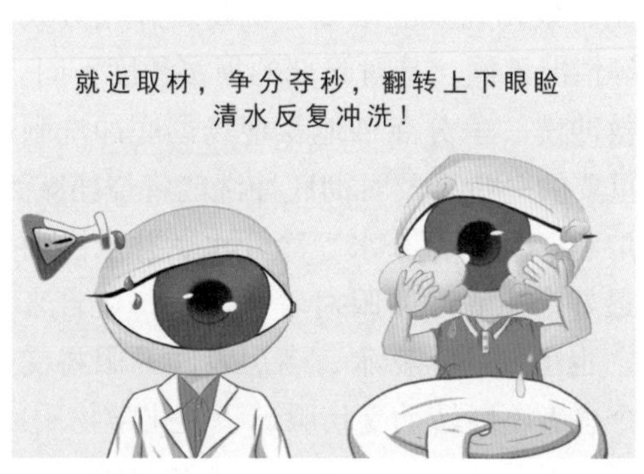

12. 酸碱性眼损伤的急救原则及护理是什么？

酸碱性眼损伤的急救必须分秒必争，切勿耽误，采取紧急措施，尽快去除致伤物，防止致伤物损害的扩散。

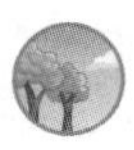

（1）冲洗：伤后立即冲洗是最迫切最有效的急救方法，一旦发生酸碱化学伤，应立即在现场用清水冲洗，尽快去除组织表面的化学物质。如现场无消毒水，可用自来水、河水或井水，即使在无人协助的情况下，受伤者也应自己进行抢救，可用一盆水，双眼浸入水中，用手分开眼睑或做睁、闭眼动作，一般冲洗10~20分钟，务必彻底。有条件时可用pH试纸测定结膜囊，如达中性时可结束冲洗，冲洗所用何种水源并不重要，只要水质清洁、水量充足，任何清水都可以用，主要是争取时间，不留死角。

（2）中和液冲洗：现场应仔细询问是酸性还是碱性物质，冲洗后应立即送往就近医院，问清楚致伤物性质，或用pH试纸确定酸碱性质后，立即用中和液反复冲洗。碱性烧伤者可用3%硼酸溶液中和冲洗，酸性烧伤者可用2%~3%碳酸氢钠溶液冲洗，对化学物质不明确的，可用生理盐水或新鲜配制的1:20000高锰酸钾液冲洗。对石灰烧伤者，不宜用酸性液中和，以免钙盐沉着于角膜内而影响视力，应当用0.5%依地酸二钠溶液充分冲洗。

（3）药物治疗：为了克服虹膜刺激症状及防止虹膜后粘连，宜用1%阿托品充分散大瞳孔，局部应用抗生素眼膏及全身给予抗生素，用中和药球结膜下注射，可中和并稀释已浸入组织内的化学物质，如碱性烧伤可用维生素C100毫克球结膜下注射，隔日1次，也可用自身血1毫升或血清1毫升，每日或隔日1次，球结膜下注射，对促进组织愈合及增进营养，维持角膜的透明有一定作用。此外，还可应用妥拉唑啉（妥拉苏林）12.5~25毫克球结膜下注射，可改善局部血液循环及增进局部营养。

（4）球结膜切开冲洗：对严重的化学损伤患者，如受伤面积大，贫血重，角膜上皮大范围脱落，为了清除结膜下的化学物质，减少张力和改善球结膜血运，可立即行球结膜切开，并用大量中和液反复冲洗，一定程度上可达到解毒和防止角膜坏死的作用。

（5）前房穿刺或冲洗：对严重的碱烧伤，由于碱性物质很快渗入前房引起虹膜刺激反应，故需及时采用前房穿刺或冲洗，其目的在于放出渗入眼内的化学物质，以减少前房内渗透液对眼内组织的腐蚀作用。同时，前房穿刺后形成第二次房水，对眼组织有营养和保护作用。

（6）糖皮质激素的应用：对严重的酸碱烧伤，由于结膜及角膜上皮剥脱，故一般局部不主张应用糖皮质激素，以避免激素抑制角膜上皮再生，对局部反应较重者，可口服泼尼松（强的松）10毫克，每日3次，但需在医生指导下进行。

13. 您需要了解眼球钝挫伤的内容有哪些?

（1）什么是眼球钝挫伤?

眼球钝挫伤是眼部受到机械性挫力引起的外伤，可造成眼附属器或眼球的损伤，引起眼内多种组织和结构的改变。

（2）受伤后，在饮食上该注意什么?

营养丰富、清淡易消化饮食，避免辛辣刺激性食物，戒烟戒酒。

（3）对于眼部的肿胀和淤血该如何护理?

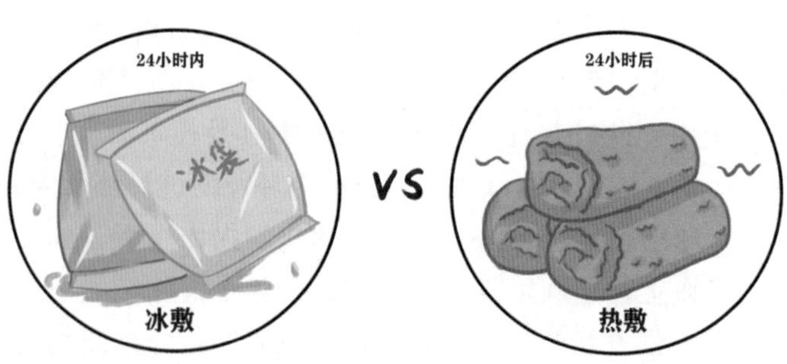

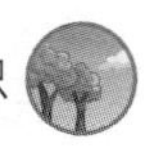

24小时内给予冷敷，24小时后给予热敷，一般2周内逐渐吸收。

（4）前房积血时该注意什么？

卧床休息，半卧位，限制眼球转动；如有眼压升高，及时遵医嘱应用降眼压药物；避免用力排便、咳嗽、打喷嚏等以免造成再次出血；遵医嘱应用镇静和止血剂。

（5）眼底出血时该注意什么？

卧床休息，双眼包扎，限制眼球运动，遵医嘱使用止血药物。

第三节　眼科手术护理知识

“不看不知道，一看吓一跳。”当患有眼科疾病的时候才知道眼科有这么多种疾病，每种疾病手术术后的护理事项更是疾病康复的重中之重。本节内容有白内障、青光眼、视网膜脱离、糖尿病视网膜病变、眼外伤、眼眶肿瘤、泪道疾病的手术及屈光手术相关的护理知识，还有眼科围手术期、全麻手术的护理事项等。以上内容能促进广大读者对眼部疾病护理知识的普及知晓，从而提高治疗护理的依从性，减少护理细节不规范而出现的安全隐患，促进康复！

14. 您需要了解眼科围手术期护理的内容有哪些？

（1）什么是围手术期？

围手术期就是围绕手术的一个全过程，从您决定接受手术治疗开始，到手术治疗，再到康复出院的过程。包括术前、术中、术后这3个阶段。

（2）术前需要注意哪些方面问题？

①术前检查、用药：需要您按时完成医生开具的各种术前

检查（全身检查、眼部检查、其他相关检查）；按要求滴抗生素眼药，常规3~4次/日点术眼。

②术前饮食起居：饮食宜营养丰富、清淡易消化，避免便秘，戒烟酒及刺激性饮料；如果是全麻手术，术前一晚至次日术前须禁食、禁水6～8小时（具体时间由医护人员告之）；如果是局麻手术，手术当天早晨可进少量易消化食物，不宜过饱；保证充足睡眠，防止感冒；幼儿患者尤为注意避免因感冒、发热或外伤磕碰导致手术暂停。

③术中配合的练习：练习去枕平卧位和眼球上、下、左、右转动（如果您是视网膜脱离患者，则不做练习），循序渐进，为适应手术做准备；请您务必要学会术中防止咳嗽、打喷嚏的方法（比如用舌尖顶压上腭或用手指压人中等）。

④术前一日的准备工作：整理个人卫生，沐浴、洗头、剪指甲、更换内衣、男患者刮胡须；护士会为您完成术前处置，如剪睫毛、冲洗泪道、冲洗结膜囊、消毒备皮、标记体表标识、佩戴腕带等；术前充分休息，避免紧张情绪，术前晚按医生要求口服术前用药。

⑤手术当天：术前护士会为您完成滴缩瞳/散瞳眼药，静脉输液，测量生命体征、血糖等术前准备。请您在入手术室之前不要佩戴发卡、饰物、假牙及其他金属物品，贵重物品交予家属保管。接到手术通知时，入卫生间排二便，如果有需要您术前服用的口服药，护士也会协助您服用。秋冬季节手术室内温度较高，您的衣物无须过厚，最好穿开衫衣物且衣领不宜过高，但在往来手术室途中需注意保暖，女性患者应注意避开月经期。

（3）术后需要注意哪些方面问题？

①术后卧位：如果您是全麻，术后去枕平卧4～6小时，头偏向一侧至麻醉清醒，有助于防止舌后坠引起的呼吸道梗阻，更好地保持呼吸道通畅；如果您是局麻，则根据医生要求采取

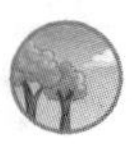

卧位，头部少活动，以免影响伤口愈合；若是全麻，儿童4小时后完全清醒可少量进食水、奶等，成人6小时后如可以咳嗽、吐痰，可以饮水，8小时后可以少量进水及流质食物。

②术后饮食起居：饮食宜营养丰富、清淡易消化，避免便秘发生，不要进食过硬及辛辣刺激性食物；规律生活起居，注意保暖，切勿着凉感冒。

③术后眼部护理：不要用力挤眼，避免眼球受压和碰撞，不要咳嗽或大声说话，起床时不要过猛，防止过度弯腰低头和提取重物导致腹压增加而影响伤口愈合；不要自行打开眼部敷料并保持敷料干燥完整，以免伤口感染；术后2周内不用流水洗脸，防止眼内溅入污水或进异物，注意眼部卫生。

④术后用药：请您遵医嘱全身或眼局部用药；手术当日不滴眼药，手术第二日术眼换药并遵医嘱滴眼药。不得擅自服用止痛药，以免掩盖或延误病情；由于手术创口不适及术后精神紧张易引起失眠，也不要使用安定类药物，因其有肌肉松弛作用，会加重前房角狭窄导致眼压升高。

（4）出院后需要注意哪些方面问题?

①出院后的饮食起居：饮食宜营养丰富、清淡易消化，如蔬菜、水果、牛奶、瘦肉等，不要进食过硬及辛辣刺激性食物，避免便秘；糖尿病、高血压患者需严格控制原发病；有烟酒嗜好者应戒烟限酒；保持情绪稳定，避免情绪紧张；居室光线及温湿度适宜；请您按医嘱执行卧位，如俯卧位、侧卧位、仰卧位、半坐卧位等；注意劳逸结合，适量运动（散步、打太极拳等），3个月内不做剧烈运动，避免外伤及酌情乘坐飞机等。

②出院后的眼部护理：避免术眼受外力冲击，注意用眼卫生，防止污水、异物进入眼内，不可用力揉眼，不可过度用眼，如长时间看书、看电脑、看手机、看电视。

③出院后药物的使用：了解滴眼药的注意事项，严格遵医

嘱滴眼药或服药，不得擅自停药或增减药量，用药后如有不适反应及时就诊。

④复诊时间：遵医嘱按时来院复查，如果发现异常，如眼睛胀痛、头痛、视力明显下降、视物有遮挡等应及时就诊。

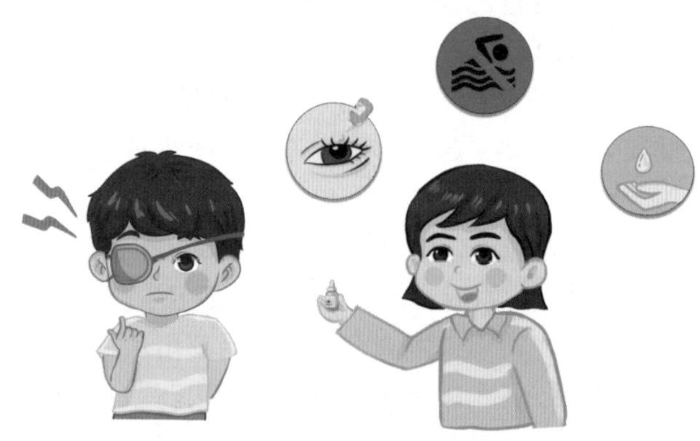

15. 您需要了解眼科全麻手术的内容有哪些?

（1）术前准备需要注意什么？

术前一晚至次日术前须禁食、禁水6～8小时（具体时间由医生指导安排）。完善各种术前检查（全身检查、眼部检查、其他相关检查），排除手术禁忌证；按医嘱滴抗生素眼药，常规3~4次/日点术眼；术前需要测量体重以便麻醉医生计算麻醉药物剂量。

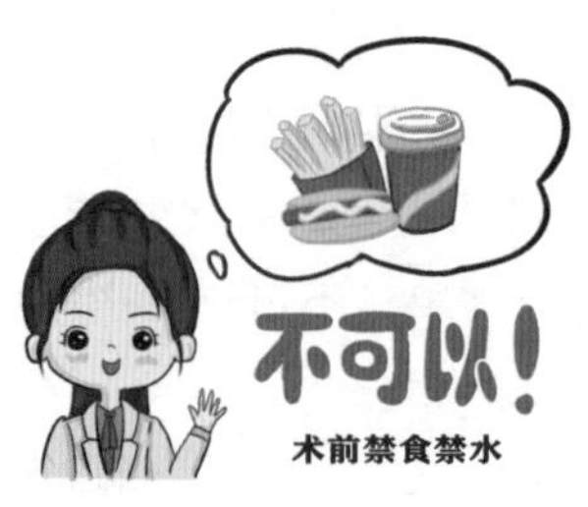

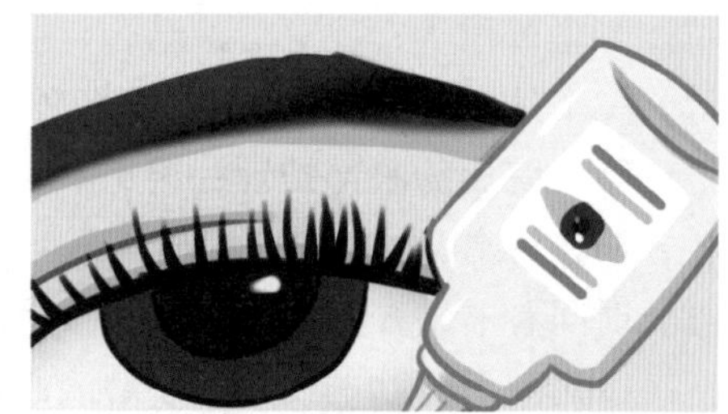

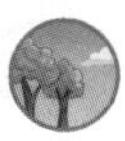

（2）全麻术后需要注意哪些方面问题?

在苏醒室清醒后由麻醉医生护送返回病室，取去枕平卧位4~6小时，头偏向一侧，保持呼吸道通畅；4小时后头下可垫枕；术后禁食、水；儿童4小时后完全清醒可少量进食水、奶等；成人6小时后如可以咳嗽、吐痰，可以饮水，8小时后可以少量进水及流质食物（特殊情况遵医嘱）。

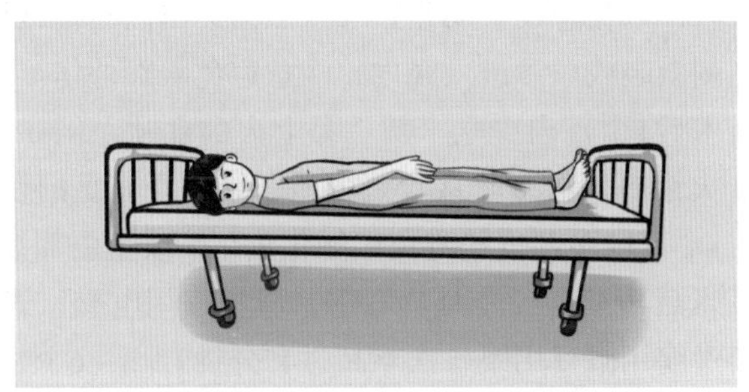

16. 激光性屈光手术术后有什么注意事项?

（1）术后休息30分钟，无不良反应时才能离开医院。次日早上到医院换药、复诊。严格按照医嘱用药。

（2）术后不要揉眼，不要自行摘下眼罩，由于角膜瓣完全愈合需要一段时间，故在术后1周内，晚间及午睡时需用眼罩遮盖眼，以免睡觉时揉眼。

（3）术后须遵医嘱按时复诊。依次是术后次日、1周、1个月、3个月、半年、1年、2年，如有不适反应，应及时到医院就诊。

（4）术后需用眼罩包扎术眼，术后当天会有异物感，持续用眼2~3小时应注意休息。术后视力在1~3个月可能会有所波动，而且会出现视近物模糊看远处清楚的情况，一般在2周左右好转，个别人结膜上会有些淤血点，这是在制作角膜瓣时眼部毛细血管损伤出现的淤点。一般会在1个月内自行吸收且不影响视力，不必紧张。

（5）术后严格按照医嘱用药（激素类、抗生素类、人工泪液类），滴眼药方法：流水洗净双手，核对药名，轻拉下眼睑，瓶口距眼部2厘米，将药物滴入下穹隆内1滴，闭眼休息3～5分钟，帮助药物吸收。

（6）术后6周内很关键，1周内洗脸、洗澡、洗头时，防止水进入眼内，以免感染。防止紫外线照射，出门时佩戴偏光镜，以免强光刺激眼或风沙进入眼内，注意避免眼部外伤。

（7）术后1个月内少吃辛辣、易上火的食物，例如，荔枝、烟、酒、火锅等。可多吃富含蛋白质、维生素充足的食物，增加营养。1个月内眼部皮肤避免接触化妆品，禁止眼部按摩，避免揉眼。术后短期1～3个月少看书、看报、用电脑，避免长时间近距离过度用眼（用眼一次不超过45分钟）。3～6个月避免对抗性强、眼部易受伤的运动，3个月内严禁游泳及球类等活动以防伤及角膜。注意环境和个人卫生，防止引发感染。

（8）如到外地上学、工作应及时到当地条件好的正规医院或眼科复诊。

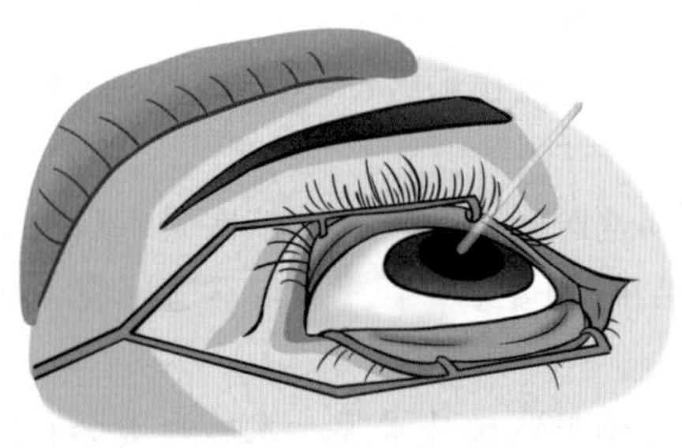

17. 白内障患者术前生活上应做哪些准备?

白内障手术患者除了要配合医生做好一系列眼部和全身检查外，还要调整身心状态。白内障是复明手术，多数效果很好，

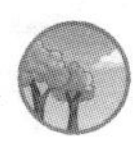

但由于人与人之间的个体差异，有出现一些手术并发症的可能，所以作为患者、家属要充分了解术中及术后的并发症可能出现的异常情况，配合医生治疗。术前患者还要注意休息，调整饮食，戒烟、戒酒，有全身疾病的患者要在内科医生的指导下，将血压，血糖，心、脑血管指标等调整到最佳状态。术前常规滴抗生素眼药。除小儿全身麻醉手术需要术前8小时禁食、水外，白内障手术患者术前可正常饮食，但不要吃得过饱。

18. 白内障患者术前、术后有哪些护理要点？

白内障患者术前护理要点：

（1）预防感染：术前2～3天常规抗生素滴眼液滴眼3~4次/日。

（2）配合检查：①专科检查，包括视力、视野、色觉、角膜曲率、A/B超、光定位、眼压、人工晶状体度数测量、角膜内皮细胞计数、眼底检查等。②全身检查，包括血、尿常规，凝血指标，血糖，肝肾功能，心电图，胸X线片等。

（3）饮食：忌烟、酒、浓茶、咖啡。

（4）心理准备：明确术中应注意的问题，保证良好的心理状态及睡眠。

（5）卫生整理：嘱沐浴、剪指甲、洗头、洗澡、更衣、刮胡须，注意预防感冒。头发长者编成发结。

（6）遵医嘱配合完成术前眼部处置：根据病情使用降血压药、降糖药、降眼压药。空腹血糖和血压控制在正常范围内。

（7）患者和家属掌握安全防范措施：跌倒、误吸、误食、坠床、迷路、走失、突发严重的全身疾病。

（8）先天性白内障患儿按全身麻醉准备。

白内障患者术后护理要点：

（1）活动与休息：术后宜卧床休息2小时，但并不需绝对卧床，可进行一般的起居活动。

（2）饮食护理：当天宜进食半流质或软性食物，避免食用硬质食物及刺激性食物，多进食新鲜蔬菜、水果、粗纤维食物，保持大便通畅。

（3）术眼的保护：术后用眼垫包封，防止不慎碰伤术眼，可在眼垫外加眼罩，防止眼部碰伤，不要用力闭眼、挤眼或揉眼。

（4）保持术眼敷料清洁，不松脱。

（5）术后注意视力、眼压情况，有无眼痛、头痛等症状，有异常情况及时与医生、护士联系。

（6）有便秘、咳嗽，要及时通知医生处理，以免影响切口愈合。

（7）局部抗生素眼液滴眼每日4～6次，动作要轻柔，不要挤压眼球。

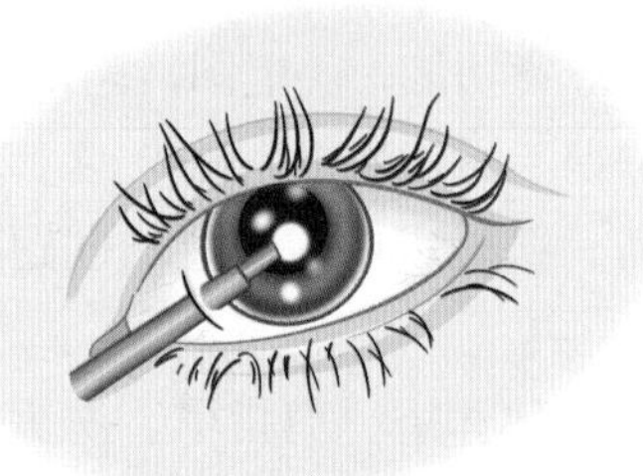

19. 青光眼患者术前、术后有哪些注意事项?

青光眼患者术前注意事项如下：

（1）有糖尿病史，术后易出现感染，术前应配合治疗方案，将血糖控制在正常范围，如有感冒、咳嗽等不宜手术，待全身症状缓解后再行手术。

（2）术日适当减少进食，不要太饱，术前应限制饮水量，

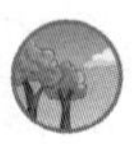

并要排空大小便，以免在手术过程中憋尿烦躁不安，诱发眼压升高，影响手术成功。

青光眼患者术后注意事项如下：

（1）青光眼患者术后忧虑、情绪波动、睡眠不安等血管收缩功能紊乱因素存在时，易出现脉络膜脱离等并发症，因此，应保持心态平和，树立治愈疾病的信心。

（2）术后卧床休息，保证充足的睡眠，降低术后并发症诱发因素，如限制探视，不要低头弯腰取物，术后进食易消化食物，保持大便通畅，避免用力咳嗽、打喷嚏，避免用力挤眼，不要揉眼，术后早期不要做剧烈运动。

（3）闭角型青光眼术后应注意对侧眼有无青光眼发作，如有剧烈头痛、恶心类似青光眼发作先兆表现，应及时联系医生。闭角型青光眼对侧眼应尽早进行预防性治疗。

（4）如果术后术眼疼痛，应及时联系医生，遵医嘱用药，睡前应戴防护眼罩。

20. 玻璃体切割联合视网膜光凝术后从哪几方面进行护理?

可以从5个方面进行护理：

（1）全身情况的观察：患者手术在局部麻醉联合安定镇痛下完成，有糖尿病病史，应注意全身情况，及时处理异常问题。

（2）眼部护理：密切观察术眼情况，保持术眼清洁，预防感染。

（3）生活护理：年龄偏大者，术后自理能力降低，应有家人陪伴照顾生活起居。

（4）用药护理：针对患者病情，遵医嘱应用合适的药物。

（5）并发症的观察：角膜上皮缺损是糖尿病患者术后出现较多的并发症，眼内出血是术后较为常见的并发症之一，术后有眼部不适，及时与医生联系，及时解决。

21. 玻璃体切割术后的护理有哪些要点？

玻璃体切割术后的护理要点如下：

（1）术后体位的控制十分重要，凡术中注油或注气者，术后应使视网膜裂孔处于最高位。如上方裂孔，则取坐位或半坐卧位，后极部裂孔取面部朝下的头低位或俯卧位；两侧裂孔取侧卧位，以便注入的气体上浮顶住裂孔。

（2）观察术眼情况，观察伤口有无渗血、渗液，敷料有无松动，患者术眼如有疼痛情况，及时通知医生遵医嘱用药。

（3）注意有无头痛、眼痛、恶心、呕吐、眼压升高的症状，如有应联系医生给予处理。

（4）注意用眼卫生，短期内减少用眼，防止碰撞眼部，禁止用手揉眼，用湿毛巾擦脸，避免污水进入眼内。

（5）遵医嘱按时用药。

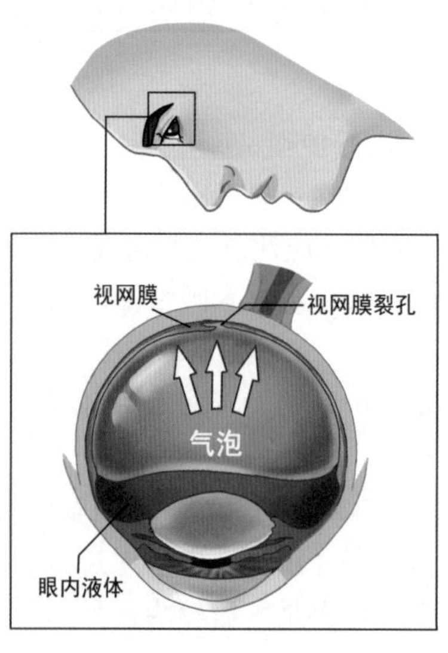

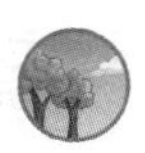

22. 如何做好玻璃体切割术后治疗性体位的护理?

（1）患者应明确正确体位的目的和临床意义、重要性，并及时解决因体位带来的不适。术后24小时内是卧位的关键时间，也是患者最痛苦的时间，可在保持俯卧位头部不动的情况下轻轻活动四肢。俯卧位时可垫高胸部和前额部，使口鼻悬空，以利于呼吸，身体瘦弱的老年人可同时垫高双肩关节内侧及双侧髂前上棘约10厘米，避免胸腹受压，以免影响呼吸、心率、消化功能及褥疮的发生。术后第2天起可在进餐时采用坐起头低位，患者坐在凳子上，头放床沿，额部垫1个枕头，此体位姿势过久颈部有酸痛感，可适当给予患者颈部按摩，保证治疗顺利进行。

（2）为缓解长期面向下体位导致的疲劳，应指导患者定时变换体位，轮流保持俯卧面向下坐位和面向下步行位，原则上应2小时变换1次，2小时以上则易发生褥疮。可采用井式头架位、俯卧位、低头坐位、夜间向健侧眼侧卧脸朝下等4种体位交替进行，辅以额、颌、肩胸、腰垫，使患者能较舒适、长时间地保持头低位，尽量减少单一的卧位姿势引起的不适。

23. 如何做好糖尿病视网膜病患者术后体位护理?

术后体位是一种治疗体位，若体位不当，气体或者硅油进入前房，使房角变窄，眼压升高，也不利于视网膜复位。

（1）患者应明确术后保持正确体位，不仅有利于视网膜复位，还能有效预防并发症的发生。

（2）术后体位是一种治疗体位，也是一种强迫体位，患者长时间采取单一体位会造成体能和精神上的极大消耗。因此，可以提供小枕，辅以额、颌、肩、胸、腰垫；指导患者家属给予颈部、后背、四肢的按摩，减轻酸痛感；也可指导患者保持头面部体位不变的情况下适当变换体位，活动肢体，以提高患者的舒适性。

（3）对于老年糖尿病患者，还应注意预防皮肤褥疮的发生，指导患者保持头面部体位不变的同时，适当变换体位，至少2小时变换1次，协助患者做四肢的被动运动；保持皮肤清洁干燥，衣服及床单勤换洗，护士应定时观察受压部位皮肤，如肘部、额面部等，必要时予以按摩，促进局部血液循环。

24. 视网膜脱离复位术后有哪些护理要点?

（1）严密观察术眼情况，伤口有无渗血、渗液，眼部敷料有无潮湿松动。患者术眼疼痛及时通知医生，遵医嘱用药。

（2）注意观察有无头痛、眼痛、恶心、呕吐、眼压升高等症状，如出现应及时报告医生，并积极配合给予处理。

（3）患者应明确术后保持治疗性体位。保持正确有效的治疗性体位是保证视网膜脱离复位手术成功的关键环节。

（4）注意用眼卫生，短期内减少用眼，防止碰撞眼部，不用手揉眼、不用不洁物品擦眼。用湿毛巾擦脸，避免污水进入眼内。术眼敷料若出现松脱、渗血应及时更换。

（5）饮食护理，糖尿病患者坚持糖尿病饮食，其他患者选择足够热量、含丰富优质蛋白、高维生素、高纤维素的饮食，以促进伤口愈合和视网膜功能的恢复，保持大便通畅。

（6）心理护理，患者学习视网膜脱离的相关知识，明确了解手术的重要性以及围手术期的配合方法；术后视力的恢复需要一定的过程，不要急于追求效果，保持平和的心态，积极配合治疗；消除不良心理，树立疾病康复的信心。

25. 如何做好眼外伤患者的护理?

（1）严重的眼外伤可能伴全身多发性外伤，如交通事故或

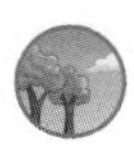

冲击引起的全身多发性外伤，在进行眼部手术前，必须首先处理明显威胁生命的创伤，并使之稳定，检查体温、呼吸、脉搏、血压等情况。

（2）角、巩膜裂伤的眼球，眼内组织有经伤口被挤出的危险，从而进一步加重损伤，应避免压迫眼球，牵拉眼内脱出的组织，应用眼罩保护眼球。

（3）24小时内对伤口进行处理是最合理的时限，对需全身麻醉的患者必须遵医嘱禁食、禁水。

（4）眼外伤后，眼内炎是眼外伤最严重的并发症，发生眼内炎患者预后极差，所以必须对所有穿孔性外伤患者进行预防性抗生素治疗。

（5）眼外伤患者所面临的另一种威胁生命的潜在因素是感染破伤风杆菌芽孢，对眼外伤患者常规预防注射破伤风血清是必要的，应用前必须要做过敏试验，预防过敏反应。

（6）怀疑异物穿破的眼球，在一般的眼部检查后，首先要做眼眶正、侧位X线照片。

（7）术前患者应了解任何眼球穿破性外伤，存在着交感性眼炎的危险。

（8）眼球穿通伤患者出院后要定期复查，定期做眼底检查，

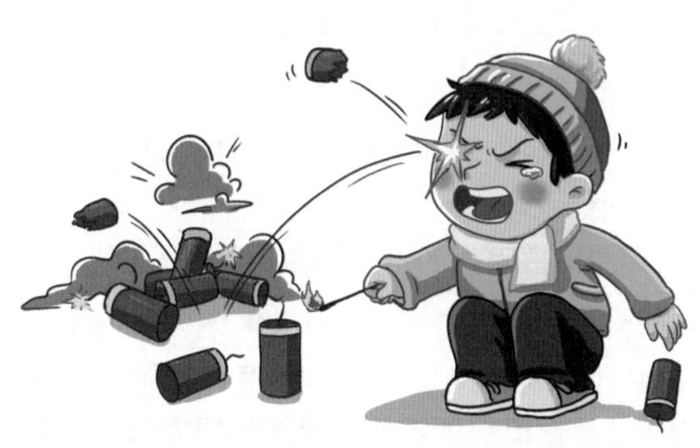

未受伤眼一旦出现畏光、流泪、疼痛、视力下降时，及时就诊，警惕交感性眼炎的发生，以免延误治疗。

（9）学校、家长需相互配合，加强对儿童监护和安全教育，雷管和爆竹是我国儿童致伤的主要原因，节假日期间更应加强对儿童的安全教育，预防眼外伤的发生，从事对眼及面部有潜在危险的工种，要戴上防护面罩或防护眼镜。

26. 您需要了解的眼眶肿瘤手术护理知识有哪些？

（1）术前需要注意什么？

全身及局部感染病灶在术前应积极治疗，如头面部的脓疱、痤疮、口腔或鼻窦炎等疾病；您术前应保持血糖和血压在正常范围内，并停用抗凝药2周（如阿司匹林）。

（2）术后的护理。

术后监测术眼光感，直至绷带打开；每2小时测光感1次，如光感消失，立即通知医生，给予相应处理。密切观察病情变化，注意有无眶内压增高及神经系统征象，感染症状和眼内压升高等术后并发症，观察引流管的引出量，一般引流管于术后48小时拔除，肿瘤摘除后要保持加压包扎效果，换药时注意无菌操作，术后患者取半卧位，促进积血吸收。

27. 您需要了解的泪器病手术护理知识有哪些？

（1）急性泪囊炎的护理知识有哪些？

早期全身应用抗生素和局部热敷，遵医嘱点抗生素滴眼液，3～4天后行泪道手术。

（2）先天性泪道阻塞的护理知识有哪些？

泪囊按摩方法：用食指沿上泪道按摩泪囊，并向后向下加压，按摩后在结膜囊内点抗生素滴眼液；按摩频率遵照医嘱完成；患儿满6个月，泪囊按摩和泪道冲洗均无效时，可用泪道探

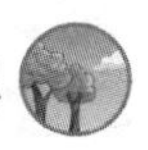

通术，术后观察溢泪及分泌物情况，如症状不减轻，1个月后再行泪道探通1次。

（3）关于内窥镜下泪囊鼻腔吻合术（EDCR手术）的护理知识有哪些？

①术前：入院后根据病情为您行泪道造影（CT或磁共振），CT检查前注入造影剂，请您勿挤压泪囊区，CT检查后将造影剂冲出。术前需冲洗泪道，如果冲洗泪道分泌物为脓性，可用抗生素溶液冲洗泪道后再手术，术前一天必须再用抗生素溶液冲洗泪道1次。

②术后：出血多见于48小时内，观察鼻部出血情况，少量渗血，一般不做处理，给予半卧位；渗血多者可用含0.1%肾上腺素药液棉签塞术侧鼻腔；吐出唾沫会含有少量血丝，如果出血量增加及时报告医生，做鼻内填塞止血，全身应用止血药。

（4）关于泪道内窥镜置管手术的护理知识有哪些？

术后术区局部常有轻微肿胀，有时可出现鼻腔黏膜少量渗血，属正常现象，不用紧张。在生活中注意避免用力揉眼，以免将硅胶管拔出给治疗带来困难；避免用手挖鼻，不要自行拔管，若遇鼻腔内管结滑脱及时就诊，不要擅自处理；注意保持局部清洁卫生；定期随访，建立良好的健康行为，提高自我护理的能力。

（孙　艳　吴　瑕　赵鹏飞　杨姗姗　张瑰馨　周俊静
孙　颖　高　旭　方　芳　王园元　侯璐璐　罗晓琳）

第二章　眼部疾病知识与预防

我国步入改革开放以来，眼科学已成为发展最快的临床专业之一。随着信息化时代的到来和人们对生存质量要求的逐步提高，民众对眼睛的关爱程度也迅速提高。本章分十四节向大家介绍了白内障、青光眼、眼底病等一些眼部常见疾病的发病特点和诊疗进展，希望为广大读者提供眼部保健、眼部疾病预防及精准治疗提供有效信息。

第一节　白内障

提到“白内障”，相信大家都不陌生。但是，你真的了解白内障吗？如果我们把眼睛比作一台照相机，晶状体就相当于照相机的镜头。当人老了以后，这个“镜头”就变混浊了，就无法拍出清晰的照片，这就形成了白内障。那么今天，我们就搭乘“白内障，知多少”的专列，跟着专家们共赴一趟“解密白内障”的特殊旅行吧。

28. 什么是白内障?

众所周知，眼睛是我们认知外部世界的桥梁。没有眼睛，我们就无法感受大自然的绚丽风光，不能看到世界的万千美景。那么，我们是怎样通过眼睛看到外界的事物的呢？照在外界事物上的光线向人眼发出后，通过眼睛内的各级结构层层折射后在视网膜上成像。视网膜把信号传递至大脑，最终在大脑形成

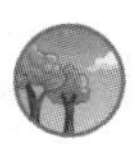

视觉。

我们把眼睛内能折射光线的结构叫作屈光介质，包括角膜、房水、晶状体和玻璃体。其中，晶状体的作用非常重要。那么晶状体有哪些功能呢？首先，位于瞳孔后方有一个透明、富有弹性的凸透镜样的组织，这就是晶状体，晶状体由纤维组成，由一层薄薄的囊膜包裹，形状是一个透明的双凸面形结构，有助于将光线折射并聚焦到视网膜上。其次，晶状体内因为晶状体细胞是人体中蛋白质含量最高的细胞，所以它对光线的折射能力很强。最后，晶状体可以通过睫状肌的收缩和舒张调节使其凹凸程度改变，从而使其对光线的折射程度改变，自由地调节焦距，最终能够更好地看清远近物体。它好比照相机的镜头，一旦发生混浊，透明度下降，也就是发生了白内障，就会阻挡光线的入射，光线不能在视网膜上成像，就会造成视力下降、眼前黑影等症状，给工作、学习、生活带来很大的不便。目前，老年性白内障在我国致盲性眼病中位居首位。

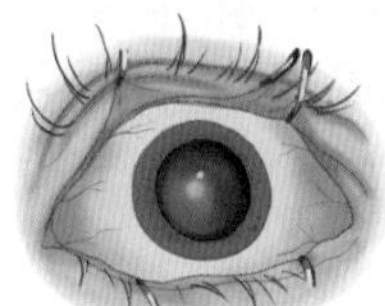

视力混浊、模糊或黑影

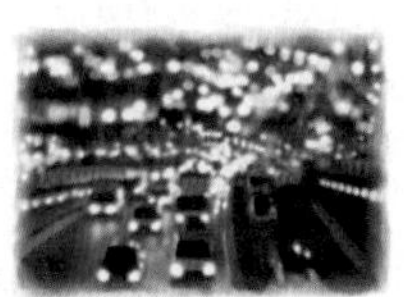

看见灯光周围有光晕

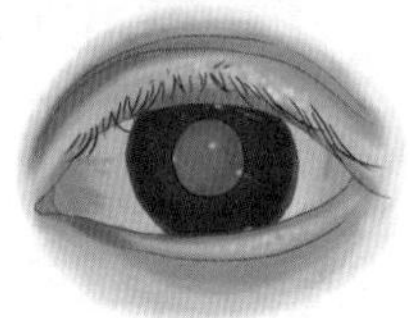

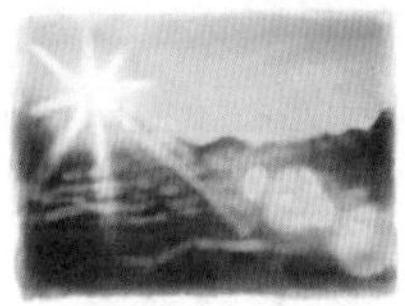

对光敏感和眩晕

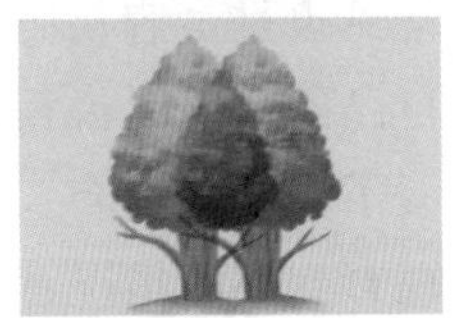

单眼复视

29. 白内障有哪些类型？

目前，常见的白内障类型包括年龄相关性白内障（又称老年性白内障)、先天性白内障、外伤性白内障、代谢性白内障和并发性白内障等。

老年性白内障，从它的名字我们就可以看出来这种白内障多见于50岁以上的中老年人，随着年龄的增长发病率明显升高。很多家庭中的老年人的白内障都是这一类型。先天性白内障是一种儿童眼病，是孩子在出生后一年内逐渐形成的一种遗传或者发育障碍导致的疾病。外伤性白内障则是因为一些外伤导致的白内障。最常见的就是车祸导致的晶状体混浊引起的白内障。代谢性白内障中最常见的是糖尿病性白内障，它属于糖尿病的并发症。其他眼部疾病包括葡萄膜炎、青光眼导致的白内障则统称为并发性白内障。

30. 白内障有哪些症状?

据统计，60岁以上老人，白内障发病率为40%～60%。那么，我们该如何及早发现白内障呢？或者说，白内障有哪些早期症状呢？首先是屈光状态的改变：原来没有近视的人可能会出现近视症状；有的人佩戴眼镜也无法提高视力；看灯光不聚光，发生散射；原来近视的人近视度数突然变大了；患者看东西的对比敏感度可能下降，比如颜色分辨没有那么清楚，甚至分辨不清颜色，色觉发生改变。对于大部分患者而言，白内障最常见也是最容易感受到的症状就是视力下降。很多患者在叙述自己的情况时说得最多的是看东西感觉变暗、看不清，就像是蒙了一层塑料布，或者说总感觉有分泌物，去擦还没有，甚至视野变小的情况；不少患者还会出现复视或者多视，也就是我们常说的看东西有重影。还有人在较明亮的地方出现头晕，这种症状叫作眩光。

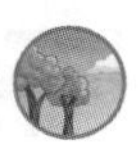

31. 哪些情况下白内障需要进行手术?

对于大部分白内障患者来说，如果您有视力或者美观的需求，而手术又可以提供改善视力的可能，那么都可以选择手术治疗。当您有其他眼后节疾病时，比如视网膜脱离、糖尿病视网膜病变和眼内炎，混浊的晶状体会妨碍医生对这些疾病的诊断和治疗。这种情况下也需要进行白内障手术。当白内障严重到一定程度，已经引起炎症的时候我们也需要采取手术。

32. 白内障手术有哪些类型?

白内障手术主要分为以下几类：白内障囊内摘除术、白内障囊外摘除术、超声乳化白内障吸收术、飞秒激光辅助下白内障摘除术、人工晶状体植入术。

（1）白内障囊内摘除术，又名ICCE，它是将晶状体完全摘除的手术。操作比较简单，但是手术需要在大切口下完成，并发症较多。目前我国已经基本不采用这种术式。

（2）白内障囊外摘除术，又名ECCE，它是将混浊的晶状体核和皮质摘除而保留后囊膜的术式。这种手术需要在显微镜下操作，对手术医生的手术技巧要求较高。因为完整地保留了后囊膜，减少了对眼内结构的干扰和破坏，防止了玻璃体的脱出及其引起的并发症，同时也为顺利植入人工晶状体创造了条件。

（3）超声乳化白内障吸收术，是应用超声能量将混浊晶状体核和皮质乳化后吸除、保留晶状体后囊的术式。这种术式将白内障手术切口缩小到3毫米甚至更小，具有组织损伤小、切口不用缝合、手术时间短、视力恢复快等优点，近年来出现的微切口甚至能将切口缩小到1.5～2毫米，大大减少了组织损伤。

（4）飞秒激光辅助下白内障摘除术，是将飞秒激光应用于撕囊和角膜切口等操作中，其主要优点是创伤小，手术效果好，安全系数高，缺点是价格相对较高。飞秒激光白内障手术是一种比较先进的治疗白内障的手术方式，是在传统白内障手术的基础上，使用飞秒激光完成传统手术中撕囊和碎核两个手术步骤，使手术进程加快，降低术中出现并发症的风险，安全性更高。但是由于术中使用的仪器价格比较贵，与传统白内障手术相比，所需的费用更高，并不是所有白内障的患者都适合进行飞秒激光手术。

（5）人工晶状体植入术，是将人工晶状体植入患者体内以替代混浊的晶状体，植入后可迅速恢复视力。

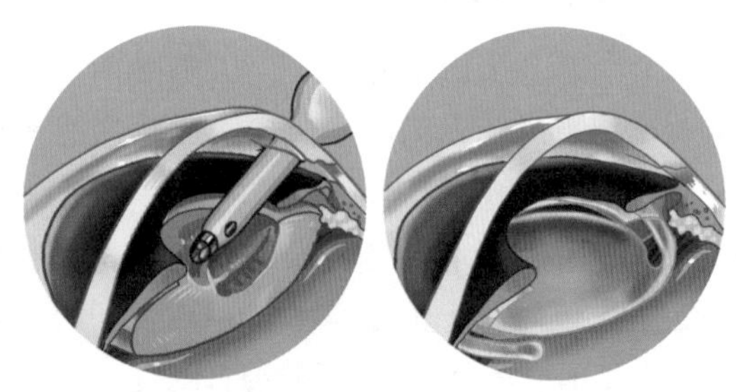

33. 该选择哪种白内障手术?

一般来讲，大部分白内障患者如果病情允许的情况下，多采用超声乳化白内障吸收术联合人工晶状体植入术这样的方式。

34. 白内障手术有哪些风险?

白内障手术的并发症有可能发生在术中或者术后，时间并不固定。在术中最常见的并发症是后囊的破裂，可以理解成包裹着晶状体的“袋子”破裂了。这种并发症可能会导致眼内炎、前房残留晶状体碎片和人工晶状体脱位等后果。而高龄（>65岁）、晶状体碎片掉入玻璃体和术后视网膜脱落则是这种并发症后导致视力预后不佳的不良因素。

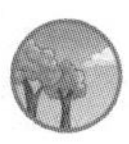

术后角膜水肿一般在术后立刻就会发生。来得快，一般退得也比较快。通常在术后的2～4周就会消退。这是由于长时间的手术过程中，手术操作不可避免地导致的角膜细胞的损伤。同时这也是角膜移植时常见的并发症。

眼内炎是最严重的术后威胁视力恢复的并发症。术中的并发症，诸如后囊破裂、玻璃体脱出等，都是导致术后眼内炎的危险因素。其他容易导致术后眼内炎的因素有患者本身患有2型糖尿病、术中使用硅胶人工晶状体等。据目前统计可知，一半左右术后患眼内炎的患者视力恢复都不令人满意（低于20/40）。

35. 白内障手术术后有哪些注意事项?

（1）避免发炎，术后按时点眼药水。保持良好的用眼卫生。

（2）尽量避免长时间使用电子设备，避免长时间盯着手机或电脑屏幕，当长时间看近距离的东西时最好每30~40分钟往远处眺望，放松眼睛。尽量避免用眼疲劳。

（3）避免伤口沾水，患者洗澡时最好闭上眼睛，同时在洗澡后滴消炎眼药水。

（4）避免用手用力揉眼，并且在做完手术1个月内不要剧烈运动。

（5）注意饮食，避免吃辛辣、刺激性的食物。

36. 白内障如何选择晶状体，是越贵越好吗?人工晶状体能用多久?需要定期更换吗?国产和进口有什么区别，多焦点、单焦点与三焦点怎么选?

白内障手术即为人工晶状体置换手术，晶状体置换后如若不发生其他眼病，如眼外伤、晶状体脱位等，即可终身使用，无须定期更换。白内障手术晶状体的选择是很多患者术前的最大顾虑，目前随着科技的进步，晶状体的选择有很多，目前单焦点晶状体使用范围较广，常规单焦点晶状体可满足远视力提高的要求，不同厂家生产的晶状体价格和材料有不同，如同买衣服品牌差异，但提高视力的功能都具备。但单焦点晶状体的不足之处是没有调节能力，即类似于植入一枚“老花镜”或“近视镜”，只可选择看远或者看近的单程视力，对于平日无特殊工作、读书等需求的老年人可以使用。近些年随着手术技术的进步、人工晶状体材料工艺的发展以及人们对生活质量需求的提高，很多患者不满足于“看得见”，在此基础上对术后能达到更好的屈光状态和更高的主观视觉质量，最新的多焦点及三焦点等晶状体可满足上述需要。但这类晶状体对视网膜的要求较高，在排除所有视网膜疾病后可考虑选择使用，临床上多用于相对年轻，术后仍需工作、驾车等精细工作的患者。缺点不足之处是多焦点晶状体在视网膜上产生离焦影像会使对比敏感度降低，出现光晕、眩光等不适症状，且多个焦点对合需要一个适应的过程，并且此类晶状体价位稍高。国产和进口晶状体的区别在于材料和工艺的不同。

37. 白内障手术是怎样发展的?

从古至今，白内障的治疗一直都是医生关注的重点。我们发现印度从公元前2500年就有治疗白内障的病例，而且在我国古代和古埃及也发现有过类似的手术。那时的人们受限于科技水平，所以采用的是一种原始的方法：白内障针拨术（couching）。

医生用一个尖锐的器械将混浊晶状体的悬韧带切断，使晶状体划入玻璃体腔。尽管这种方法可以增加进入眼睛的光线，但是会使患者的眼睛失焦，并且被切下的晶状体和手术无菌技术的缺乏会使眼睛受到很严重的感染。大部分患者都在术后不久失明。现在已基本淘汰这种手术方式。

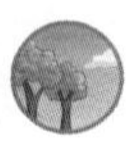

随着时代的进步，人们逐渐积累了越来越多关于眼科解剖学和眼病的知识，白内障手术的方法也随之改进。1747年，法国外科医生雅克·戴威尔在巴黎进行了第一次成功的白内障摘除手术。他在患者的角膜上切了一个超过1厘米的切口，然后穿刺至晶状体，并通过工具将晶状体刮除。这与针技术相比是一个巨大的进步。手术的成功率也提升到了35%左右。然而，这种手术的并发症也非常多，包括伤口愈合不良、晶状体刮除不干净以及感染。但是不可否认的是，在之后的100多年的时间里，戴威尔创造的白内障囊外摘除术（ECCE）一直是公认的重要的白内障摘除方法。就在戴威尔成功地进行了第一次囊外摘除手术的6年后的1753年，塞缪尔·夏普医生进行了人类历史上第一次有记录的白内障囊内摘除术（ICCE）。他将悬挂白内障的纤维切断，将整个晶状体包括晶状体囊在内全部取下，并通过一个较大的角膜切口将其从眼中取出。华金医生在1957年改良了这种手术，他利用一种蛋白酶来溶解悬挂晶状体的纤维以

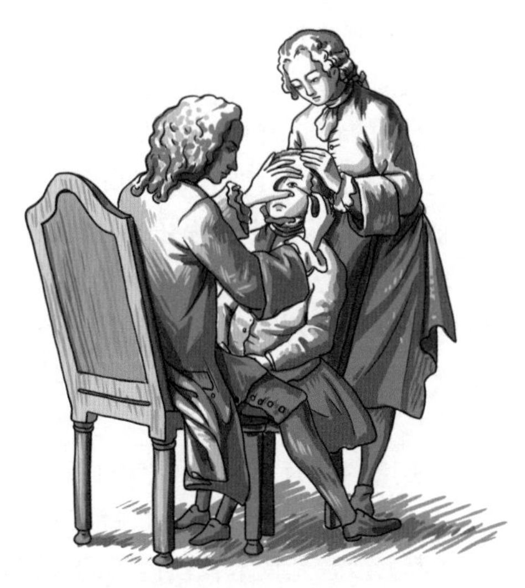

取代之前镊子夹住来手动破坏的方式。这使手术成功率有了进一步的提升。这种手术的缺点是医生往往无法将晶状体和晶状体囊从眼中完整地取出，残留的部分则会导致感染等并发症。更加严重的是，晶状体囊在眼睛中相当于一堵墙，它将眼睛的前部和后部分割开来。缺少了晶状体囊，人们术后更易患视网膜脱落、黄斑水肿和角膜失代偿等并发症，最终导致失明。此外，囊内摘除需要在角膜上制造更大的切口来将白内障取出，这会导致患者刀口愈合更缓慢和散光。尽管ICCE存在缺陷，但是直到20世纪70年代，有相当一部分患者接受了这项手术。

囊内摘除术逐渐被囊外摘除术取代，成为白内障摘除的标准术式。囊外摘除术已经被证实其术后的视觉恢复要远远超过囊内摘除术。同时，人工晶状体（IOL）的出现可以替换白内障晶状体，这也大大改善了术后的屈光效果。1972年，第一台黏弹性眼科植入装置（OVD）问世。它所植入的植入物是一种凝胶状物质，能够在白内障手术中保护眼睛的内部结构。这一设备的出现提高了手术的便利性与安全性。

1967年，眼科医生查尔斯·凯尔曼创造性地开创了超声乳化术，彻底改变了白内障手术的格局。在这种手术过程中，医生仅通过一个3~4毫米的切口就可以将白内障乳化后再抽吸出来。这与传统的囊内摘除术的1厘米的切口相比是相当大的进步。切口变小所带来的好处是显而易见的，比如手术过程中眼睛前部的结构更加稳定、患者术后切口恢复时间更短，同时术后散光的症状也明显减少。现在这一术式已经当之无愧地成为白内障手术方法的首选。医生们不断精进超声乳化的技术，因为精确度对于这项手术的成功实施有着非常重要的意义。

然而，在医学领域，总有新的进步空间和技术创新。2001年，飞秒激光技术被应用于屈光手术，最终成功地做出了非常精确的角膜瓣，这为飞秒激光技术在白内障的应用打下了基础。

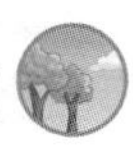

2008年，这项技术被首次用于白内障手术。在匈牙利的布达佩斯，第一次飞秒激光辅助白内障手术成功地被实施。激光不能替代超声乳化术的作用，但是激光可以帮助进行超声乳化中的许多步骤，包括构建主切口、粉碎晶状体等。有人相信与传统的超声乳化术相比，使用飞秒激光技术能够提高患者术后视力，使手术更安全。

在白内障手术进步的历史中我们不得不提人工晶状体这一项创造性的技术革新。可以这么说，如果没有人工晶状体的发展，白内障手术就不可能有现在的成功。在人工晶状体问世之前，做完白内障手术的患者只能戴着没有晶状体的眼睛生活。他们需要高倍的远视眼镜才能看清物体。这也导致了一种尴尬的局面，患者如果不接受白内障手术，会因为混浊的晶状体慢慢失去视力，但是接受了手术后又会因为术后没有晶状体而导致视力仍没有明显改善。1949年，英国医生哈罗德·雷德利给患者植入了第一枚人工晶状体。这枚人工晶状体是由有机玻璃，也就是亚克力作为原料制成的。这项革命性的手术灵感起源于雷德利发现二战中眼内留有玻璃碎片的飞行员看东西反而更清晰这一现象。起初，雷德利医生的手术方法并没有得到多少支持，因为植入后有相当多的诸如青光眼、葡萄膜炎和植入的晶状体脱落等术后并发症。真正把这项技术提升到新的高度的功臣是史蒂文·希林医生。20世纪70年代，他设计了一种能够正常放在晶状体位置的人工晶状体。从此之后，人们不断改进人工晶状体。1980年，第一个可折叠的人工晶状体问世，进一步改善了术后并发症的问题。1992年，第一个Toric人工晶状体问世，它的出现使矫正散光成为可能。从那时起，人们在矫正散光上第一次有了自由选择的空间。到了20世纪90年代，随着多焦点人工晶状体的发明和引入手术，矫正老花眼也成为可能。多焦点人工晶状体功能逐渐向天然晶状体功能靠拢。但从目前的临床证据上来看，这项技术仍然需要打磨。

38. 除了白内障手术外还有没有其他治疗方法？

人们对于白内障的病因和发病机制还在做进一步的了解，目前，临床上有包括中医在内的实际中抗白内障的药物在使用，但是疗效都不是特别明显，手术治疗仍然是各种白内障治疗的主要手段。

39. 白内障手术术后视力会恢复多少？

白内障手术术后的恢复情况因人而异，大部分患者的视力都能恢复到佩戴眼镜后不影响正常生活和阅读。为了进行视力预测，术后患者应进行光定位检查，以判断视网膜是否功能正常。如果光定位不准确，那么提示患眼的视网膜功能可能较差。除了光定位检查外，还需做视觉电生理检查、激光干涉仪检查等。

曾经有一对老夫妇来医院就诊，老太太说她从3年前就感觉右眼视力开始有下降的情况，这个月开始突然看不见了。她的右眼很明显是白内障成熟期甚至过熟期的表现。医生在对她的眼睛进行检查后证实了这一判断。并且在检查中还发现患者有视网膜脱离的情况。为了治疗视网膜脱离必须进行白内障手术。在医生向他们汇报完病情后，她的老伴焦急地问道："大夫，那我们现在应该做什么手术能恢复视力呢？"医生说道："您先别急，根据您现在这种情况，就算做了手术也只是提供一个能改善视力的可能。具体能恢复到多少还要看术后恢复情况。像您爱人这种情况，恢复特别特别好的情况也只是恢复到0.1、0.2的水平。"老先生听完后赶忙问道："那恢复好的可能性有多少呢？"医生很遗憾地说道："恢复得怎样还要看具体手术时候的情况怎么样，现在没法给您保证一定会恢复得特别好。"最终，

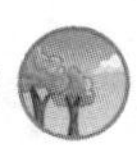

在跟子女商议后他们还是决定试一试。值得庆幸的是，患者术后恢复得特别好，并且积极配合治疗和术后康复训练，最终视力达到了0.3。

40. 怎样预防白内障?

需要知道的是，白内障是很多因素叠加起来导致的疾病，有一些是我们普通人无法左右的危险因素，比如年纪大、近视等。这些都是不可避免的。白内障在女性中的发病率还比在男性中高。但是还有一些我们可以通过自身努力控制的危险因素。吸烟就是最好的例子。研究人员发现不管是男性还是女性，吸烟的人都有更高的白内障发病概率。同时长期饮酒也会增加患白内障的风险。研究人员还发现紫外线辐射也与白内障的发病有关，这表明室外工作者更应该注意防护紫外线对眼睛的辐射。

有一些全身性的疾病也会增加白内障发病的可能。蓝山研究所的研究人员发现患有糖尿病的患者比普通人患白内障的风险增加了接近5倍。在美国威斯康星州，数据表明接近1/4患有2型糖尿病的患者10年内都做了白内障手术。所以控制糖尿病的发病率也能减少患白内障的风险。高血压也是白内障一个不可忽视的危险因素。研究人员发现血压与患白内障的风险呈正相关，即血压越高越容易患有白内障。恶性高血压患者比普通高血压患者更容易患白内障。因此控制血压也是减少白内障患病风险的一种方法。此外，代谢综合征也是一种危险因素。代谢综合征是指高血压、高血糖以及胆固醇和甘油三酯水平异常。正如我们前面所说，高血压和糖尿病已经被确定为白内障的危险因素，其他研究也表明肥胖与白内障的发生存在关联。除此之外，肾损伤、肝炎等全身性疾病也会增高患白内障的风险。综合以上所说，我们不难发现，保持健康的血压、血糖以及体重对预防白内障有着重要的意义。

那么普通人在日常生活中怎么有效预防白内障呢？有没有一些特定的食物可以预防白内障呢？到目前为止，大部分关于白内障预防的补剂方面的研究都集中在抗氧化剂方面。因为白内障的预防关键就是防止晶状体受到氧化损伤。众所周知，吸烟会使人受到过度氧化刺激。所以戒烟对于预防白内障有着重大的帮助。同时研究表明，服用抗氧化剂可能与延缓白内障的进展有密切的联系。研究者发现给患有白内障的大鼠服用榛子可以有效延缓白内障。这可能是因为榛子中含有丰富的抗氧化剂，所以多摄入诸如菠菜、豆类这些富含抗氧化剂的食物可能有助于白内障的预防。而在一些研究中也指出，维生素C的摄入也可以降低患白内障的风险。

在另一项研究中，研究人员发现姜黄素对预防白内障也有帮助。他们发现在高血糖状态下的大鼠中，姜黄素可以延缓晶状体蛋白功能的下降。同时姜黄素也具有抗氧化特性。所以对于高血压患者来说，多摄入含姜黄素多的食物可能也对预防白内障有帮助。其他对预防白内障有帮助的营养素还有叶黄素和玉米黄质。人们发现叶黄素可以在人眼中过滤蓝光，同时科学家们已经证实叶黄素和玉米黄质可以显著降低人晶状体中的氧化反应，即具有抗氧化的作用。叶黄素和玉米黄质也天然存在于晶状体中。我们日常饮食中的叶黄素多存在于深色的叶子较多的蔬菜中，比如菠菜和甘蓝，也存在于颜色较黄的食物，比如玉米和蛋黄。

有意思的是，限制饮食可能比补充特定的食物在预防白内障方面更有帮助。在一项研究中，研究者发现摄入热量更少的老年大鼠晶状体混浊的发生率较低。这也启示我们在摄入营养充足的情况下减少高热量食物的摄入可能对预防白内障有帮助。

对于我们普通人来说，比补充大量的补剂更重要的是保持一种健康的饮食习惯。多吃水果和蔬菜，保持正常的体重，形

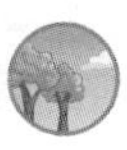

成良好的用眼习惯与卫生，避免过大的压力等，这些都是我们给大家来预防白内障最好的建议。

41. 白内障的手术流程是什么？

在确定做白内障手术后，我们要先进行术前检查和准备。术前的眼部检查中，我们会检查您的视力、光感、光定位以及红绿色觉。然后在裂隙灯、检眼镜下观察眼内晶状体等结构的情况，排除眼部炎症等病变。同时还检测患者的眼压，测量患者的角膜曲率和眼轴长度以计算人工晶状体的度数。

对于有高血压、糖尿病等基础疾病的患者，我们还要控制其血压和血糖以达到手术标准。对于高龄患者，我们会检查心、肺、肝、肾等脏器功能以确保可耐受手术，必要时还会请内科会诊。术前准备环节，我们会对患者进行冲洗结膜囊和泪道，然后滴散瞳剂扩大瞳孔。手术时间一般为1～2小时。双眼白内障患者可在2周至1个月之内完成另一眼手术。术后，患者需要做光定位检查、视觉电生理检查等一系列检查以判断预后。

42. 我外公今年80岁了，还有必要做白内障手术吗？

这个需要根据患者情况具体分析。很多年纪大的患者都不是在发现有白内障的第一时间来就诊，而是病情发展到成熟期时才发现有白内障时才来医院。在这种情况下贸然进行手术，不但对患者视力没有特别大的改善，还会影响患者本身的生活质量。如果不是有白内障引起的其他疾病非常迫切地需要切除晶状体，否则都应该谨慎对待。对于高龄患者，一方面我们应该进行眼科专项检查，判断其术后视力能恢复多少；另一方面我们应注意患者本身的身体状态是否能耐受手术，如果全身状况允许，百岁老人仍然可以做白内障手术。

43. 白内障手术术前都需要做哪些检查?

白内障手术术前要常规检查角膜光滑度、晶状体混浊程度、晶状体是否有脱位、眼底是否有病变，同时如果患者有心脏病、糖尿病、高血压等内科疾病，要提前到相关科室会诊，血压、血糖等调控得比较稳定，达到一个比较标准的指标后可以接受手术治疗。

44. 糖尿病患者可以做白内障手术吗?

糖尿病患者在血糖平稳的情况下可行白内障手术治疗，且临床上由于糖尿病患者有患糖尿病性视网膜病变的风险，需定期检查眼底，故应在可看清眼底的情况下尽早行白内障手术，若白内障严重，有延误眼底疾病的风险。糖尿病患者白内障手术的指标，目前临床上的要求是空腹血糖低于8.3mmol/L，餐后2小时血糖低于11.0mmol/L，术后亦要求患者控制血糖，利于手术切口愈合，降低感染风险。

45. 透析患者、心衰患者可以做白内障手术吗? 心脏支架术后多久可以做白内障手术?

白内障手术时间相对较短，对患者的配合度要求不是很高，但是最大的风险是感染，故对于透析患者、心衰患者等慢性病患者，待全身状态平稳，各项指标达到手术要求后即可进行白内障手术，非绝对禁忌。如透析患者可选择在透析次日即安排白内障手术。心脏支架术后需口服阿司匹林或波立维等活血类药物，在心脏条件允许的情况下需停用2周后行白内障手术治疗。

46. 青光眼患者能做白内障手术吗?

有些青光眼也是一种老年性疾病，它同时会伴有白内障的

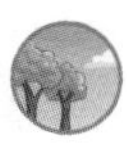

发生。大部分青光眼患者通过药物或者青光眼手术能将眼压控制得比较理想，眼底情况相对比较理想，那么，这种情况下就可以做白内障手术。另外还有一些老年患者，既有青光眼，又有白内障，可以通过白内障手术治疗白内障的同时也可以解决青光眼的问题。

47. 白内障手术术后多久要去医院复查？

一般术后1周需要密切复诊，有任何问题需要及时就诊。如果1周后无任何不适，可以遵照医嘱用药；1个月左右到医院进行第二次复诊即可。一般3个月左右可以佩戴眼镜。

48. 白内障手术术后是否可以做激烈运动？

最好不要做激烈运动，可以散步、晒太阳、打打太极拳。一般术后3个月左右术眼恢复得差不多，可以适当做一些运动。

49. 白内障手术术后多久可以游泳？

术后1个月左右可以去游泳。但是也要小心，最好不要去海里游泳。游泳的过程中注意不要碰到术眼。

50. 白内障手术术后，后发性白内障是怎么回事？遇到这种情况怎么办？

通常情况下白内障术后是不会复发的，部分人群认为的白内障复发即为发生后发性白内障。后发性白内障指白内障术后部分皮质增殖所形成的晶状体后囊膜混浊。相对年轻患者发生的概率较高，儿童期白内障术后几乎均会发生。当后发性白内障影响视力时只需要门诊激光治疗，过程需要10分钟左右，费用只需三四百元。

51. 白内障手术术后视力一定能恢复正常吗?

不一定，白内障手术术后视力的好坏主要取决于视网膜（眼底）的情况，人的眼睛类似于一个照相机，白内障手术即置换相机镜头，但是成像的好坏取决于底片的质量，即我们常说的视网膜，若视网膜正常，白内障术后通常视力可恢复。

52. 白内障与青光眼是一种病吗?

青光眼和白内障都是老年常见病和多发病，但这两个病有根本不同。白内障是可以通过手术进行复明，而青光眼即使通过手术也不能复明。

青光眼常见的症状是视力下降、眼睛胀、头疼，严重的可以出现恶心呕吐，发病比较急。白内障没有胀、疼，主要是以视力下降、视物模糊为主，它只有发展到成熟期和膨胀期的时候，才有可能出现继发性青光眼。两种病的治疗方法也不同，白内障到失明的时候做白内障手术将晶状体拿出来放人工晶状体就可以复明。

青光眼发展到严重的程度，手术只能解决眼压的问题，只能控制病情不再发展但并不能复明。

一旦患有青光眼影响了视神经、眼底视神经萎缩，即使做了手术它也不可逆。

这两种病症虽然都是致盲性的眼病，都是老年人常见病，但是一个通过手术是可逆的，一个是不可逆的。

53. 医生告诉我得了白内障，术前要常规检查眼底，为什么?

术前常规检查眼底，是为了预测术后视力的恢复情况。我们把眼睛比作一个照相机，晶状体相当于照相机的镜头，眼底

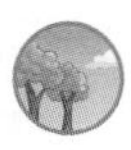

相当于照相机的底片。当患有白内障时，相当于照相机的镜头出现了问题，我们需要为照相机换一个镜头（超声乳化白内障手术摘除白内障，然后植入一个晶状体），但是换了镜头（白内障超声乳化手术术后），照相机是否还能像从前一样拍照，就取决于底片（也就是我们说的眼底）。所以白内障术前必须常规检查眼底。

54. 白内障患者术后能乘坐飞机等交通工具吗？

可以。一般医生建议白内障手术术后3个月左右可以乘坐火车、飞机等交通工具。

55. 年轻人也会患上白内障吗？如何发现？

年轻人可能会患上白内障。白内障是由于晶状体混浊所导致的视觉障碍性疾病，最常见的类型是老年性白内障。但是，如果年轻人的晶状体因为各种原因而变混浊，也会导致白内障的发生。例如：

（1）如果眼部受到了外伤，可能导致晶状体变混浊，从而引发外伤性白内障。

（2）如果患有糖尿病，且没有很好地控制血糖，可能导致晶状体代谢紊乱，并进一步导致晶状体变混浊，从而引发代谢性白内障。

（3）如果长期从事接触放射线的工作，比如玻璃厂的工人，当其眼部过度吸收了高温玻璃所产生的短波红外线后，可能导致晶状体变混浊，从而引发放射性白内障。

（4）如果长期应用或接触对晶状体有毒性的药物或化学药品，如糖皮质激素、氯丙嗪、缩瞳剂、三硝基甲苯等，都可能导致晶状体变混浊，从而引发药物性白内障或中毒性白内障。

因此，一旦年轻人出现视力下降等症状，应该及时到医院的眼科就诊，医生会通过相关检查明确病因，并根据具体情况，进行针对性的治疗。

56. 白内障和青光眼有关系吗?

有。如果白内障发展到一定程度（例如膨胀期、晶状体溶解等）可能会引起继发性青光眼；如果患者之前患有青光眼，那么可能会加速白内障的发展，引起并发性白内障的可能。

57. 糖尿病和白内障有关系吗?

有。糖尿病白内障主要是患者患有糖尿病，糖尿病造成机体代谢紊乱，晶状体代谢发生变化，造成了晶状体混浊。一般糖尿病白内障多见于1型糖尿病。老年人白内障同时伴有糖尿病，不叫糖尿病白内障，还是老年性白内障。虽然糖尿病白内障可以通过手术进行治疗，但是这型白内障同时有糖尿病特殊性，因此，并不是做完白内障手术就完事了，还要观察患者的后期情况，特别是要关注眼底的情况。

58. 高度近视和白内障有关系吗?

有。高度近视的患者通常比正常人群发生白内障要早，因为高度近视眼球拉长，拉长以后晶状体的营养会比较早期地受到影响，所以，发生白内障的年龄段通常比正常人要早。高度近视眼球比较大，晶状体比较大，高度近视看东西时通常晶状体处于一种调节过度的状态，所以，营养容易有障碍。高度近视做激光手术、后巩膜加固手术，这些手术本身也可以加速白内障的发展。所以，高度近视患者患白内障并不可怕，做好防控，尽量减少或者延缓白内障的发展非常有必要。

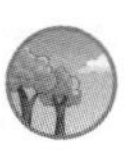

59. 糖尿病视网膜病变患者患上白内障应该怎么办？

（1）控制原发病：糖尿病视网膜病变患者同时合并白内障以后，建议到医院接受系统全面的诊断，根据具体的诊断结果，积极地控制原发病。在临床上，可以在内分泌科医生的指导下，服用一些降糖药物或者是胰岛素来进行治疗，这样可以从源头上降低该病发生的机会。

（2）药物治疗：糖尿病视网膜病变如果伴有白内障的有关症状，也可以选择使用一些扩张血管的药物以及改善视网膜微循环的药物进行治疗。

（3）手术治疗：在患病期间，糖尿病视网膜病变白内障患者如果发生有黄斑水肿、眼底出血等并发症，在符合手术指征的前提下，还应该到医院进行外科手术治疗。手术治疗可以有效地避免增殖性视网膜病变以及玻璃体积血、孔源性视网膜脱离和牵引性视网膜脱离等并发症的发生。

在临床上，糖尿病视网膜病变白内障发生以后，建议大家应该要根据自己的发病历史以及病情的严重程度来进行治疗。在治疗过程中，既可以采取药物的方法来进行保守治疗，也可以采取外科手术的方法进行替代治疗，这些方法都可以有效地改善糖尿病视网膜病变白内障的诸多症状。

60. 黄斑病变患者患上白内障应该怎么办？

如果患者眼睛出现黄斑变性和白内障，治疗方法是不一样的。通常如果患者出现白内障，最主要的治疗方法就是手术，一般采取的是白内障超声乳化吸除联合人工晶状体植入术，术后视力就能够恢复到正常的状态。一旦患者出现黄斑变性，首先要明确黄斑变性的类型，如果是湿性黄斑变性，可以考虑进行玻璃体腔注药来治疗；如果是干性黄斑变性，在临床上目前来说没有有效的治疗方法，严密观察患者的病情变化。所以，如果患者出现黄斑变性白内障，采取的治疗方法要视患者的病情来决定。

61. 目前白内障手术术后可以通过植入人工晶状体矫正老花眼，这样的晶状体与普通的晶状体有什么区别?

目前，临床上常用的能够矫正术后老视（花眼）的晶状体为三焦点和多焦点人工晶状体。这种晶状体是老花眼人群首选人工晶状体，这种晶状体具有一定的调节能力，犹如照相机的镜头，在晶状体植入后，患者看远、看中、看近视力都可以增加，夜间视力和中间视力稳定。而普通的晶状体就是单焦点的

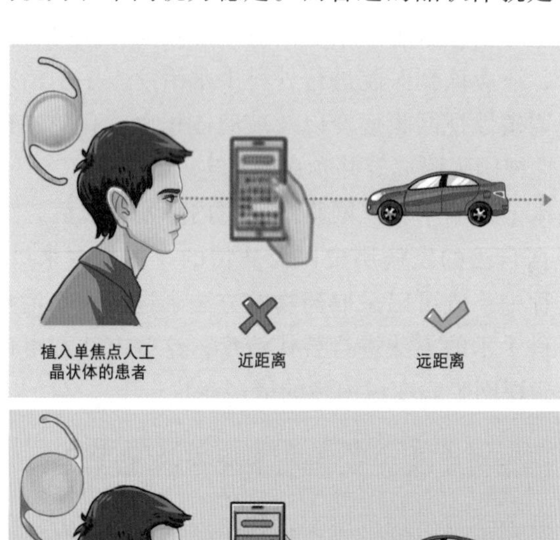

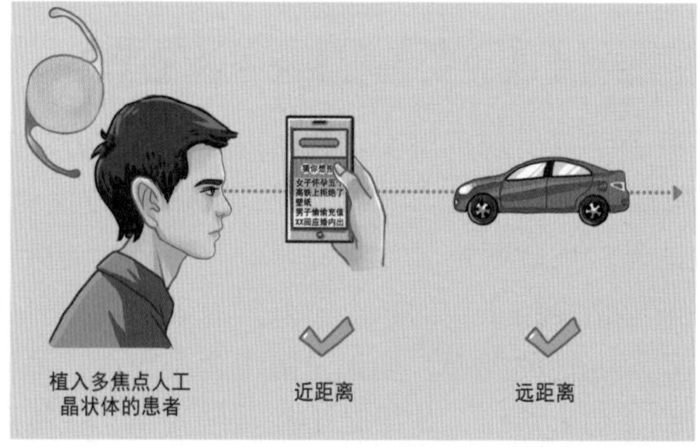

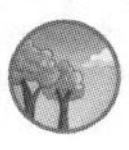

人工晶状体，这类晶状体植入以后可以保证远处视力清晰，但是近视力混浊，需要术后佩戴花镜辅助近视力。

62. 有眼底病的患者是否适合这样的三焦点或者多焦点的人工晶状体?

不可以。这类能够矫正白内障术后老视的人工晶状体不能应用于患者眼部疾病的患者，比如糖尿病视网膜病变、青光眼、视网膜脱离等。

63. 我患有散光，治疗白内障的同时是否能够矫正散光?

可以。可以通过术前散光的相关检查（角膜曲率、角膜地形图等）测算出角膜的散光度数以及方向，然后经过计算后植入Toric散光人工晶状体以矫正散光，使得患者获得清晰的视觉质量。

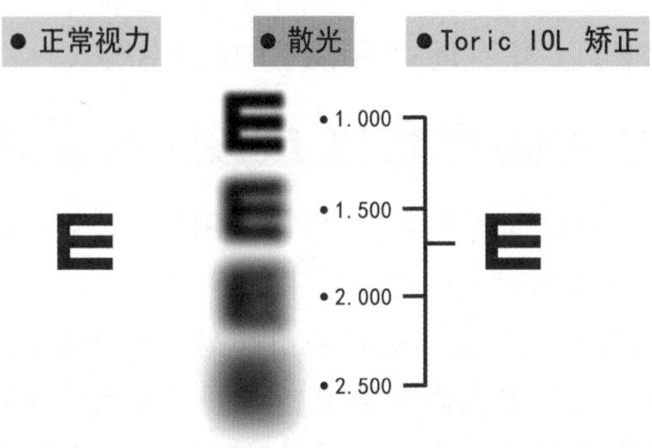

64. 白内障手术术中植入散光晶状体，术后需要注意什么?

术后不要做剧烈运动，保持大便通畅，不要剧烈咳嗽，以免植入的人工晶状体偏位。如果散光晶状体偏位后，患者会感觉视物模糊、眩晕，还需要重新调整人工晶状体的位置。

65. 三焦点或者多焦点人工晶状体适合哪些人群呢?

第一类：白内障人群。白内障患者做手术需要植入人工晶状体，而传统的人工晶状体是单焦点和多焦点的，不能看远或者不能看近，或者能看远看近不能看中间距离。白内障人群植入蔡司三焦点人工晶状体，术后眩光减少，拥有优质的中间视力和夜间视力。想要拥有高质量视力者，蔡司三焦点是个不错的选择。

第二类：老花眼人群。老花眼的人群想要摆脱眼镜的束缚，可以选择三焦点人工晶状体或者多焦点人工晶状体。植入人工晶状体后，老花眼患者不用戴眼镜即可拥有优质的视力，看书、看报纸、玩电脑，样样轻松。

第三类：中老年近视人群。年轻时近视，上了年纪又遭遇白内障、老花眼问题。近视的中老年人群无论看近或看远，需要佩戴不止一副眼镜，但植入三焦点人工晶状体后，无须戴镜便可同时兼具远、中、近3种距离下的视力需求。

66. 白内障手术时，双眼能够同时接受手术吗?

如果患者双眼同时患有白内障，原则上是不可以一起做的。因为如果两个眼同时做白内障手术，一旦其中一只眼睛出现术后并发症，例如眼内炎，很容易引起另一只眼睛的炎症反应，两个眼睛如果分开做白内障手术，则可以大大地降低手术的风险。白内障手术是内眼手术，要求较高，要在保证安全的前提下进行手术。

67. 白内障手术时，双眼植入的人工晶状体必须一致吗?

如果一只眼植入的三焦点或者可调节人工晶状体，那么第二只眼最好选择同一款人工晶状体。如果一只眼植入的是单焦

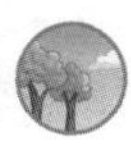

点的人工晶状体，那么第二只眼根据患者的需求可以选择单焦点或者是可调节型的人工晶状体都可以。植入何种人工晶状体，术前需要考虑到患者的用眼需求以及术前精准的人工晶状体测算。

（赵江月　陈琳琳　赵　洋　陆　博）

第二节　青光眼

青光眼是一种慢性眼病，其特征是眼内压力的持续升高，导致视神经受损。这种疾病通常与视野缺损和视力损害相关，并且如果不及时治疗，可以导致永久的视力丧失。常见的青光眼类型包括开角型青光眼和闭角型青光眼。青光眼是全球范围内最常见的致盲眼病之一。据世界卫生组织估计，全球约有700万人因青光眼致盲。青光眼的发病率随年龄增加而增加，尤其是对于40岁以上的中老年人。不同地区和种族之间存在一定的差异，但青光眼普遍对全球眼健康构成重大威胁。青光眼的确切原因尚不完全清楚，但高眼压是其主要的危险因素之一。在一些情况下，青光眼也可能与家族遗传、种族、年龄以及其他慢性疾病（如糖尿病和高血压）有关。早期诊断和治疗青光眼至关重要，以防止视力丧失的进一步发展。因此，加强对青光眼科普宣传、定期眼部检查和健康生活方式对维护眼健康至关重要。

68. 什么是青光眼?

青光眼的发病率在总人群中约占1%，随着年龄的增长患病概率会加大，45岁以上的人群患病率为2%。是严重危害人身体健康的致盲眼病之一，所以要及时进行治疗，在这之前要先对其病理特点等了解清楚。据此情况，下面就为大家介绍一下青光眼的具体概念以及病理特点。

青光眼是一种常见的眼部疾病，在临床上表现为视盘萎缩、视盘凹陷、视野缺损及视力下降等症状，青光眼患者主要是因为病理性眼压增高、视神经供血不足等原因所导致的，部分青光眼患者是由于视神经对压力损害的耐受性降低而患有青光眼。本疾病发病极其迅速且危害性较大，一不小心就可能导致失明。一直持续不断的高眼压很可能使患者眼球内的组织以及视功能发生损害，进而引发视力减退、视野缩小以及视神经萎缩的病症，最终加剧失明的速度。当患者处于急性发作期24～48小时时，未进行及时治疗，则可能完全失明。得了青光眼首先心理上要正视这一疾病，有些患者得知患青光眼后非常恐惧，对治疗缺乏信心，不积极配合治疗。其实青光眼绝不是不可治疗的，绝大多数青光眼通过药物及手术可得到有效控制，长久保持良好视力，只有少数病例控制不良，但也可以通过治疗延长有用视力。青光眼患者不应悲观，要保持良好的心情，抑郁和暴怒是青光眼的诱发因素。

69. 青光眼是眼睛冒“绿光”吗?

说到“青光眼”，人们都在想是不是眼睛冒着绿光，像超人一样，实际不尽然，但青光眼确实和青绿色相关。明代医书中就记载：“视瞳神内有气色昏蒙，如青山笼淡烟也，然自视尚可，但比平时光华则昏蒙日进，急宜治之，免变绿色，变绿色则病甚，而光没矣!”说的就是青光眼这个病，早期黑眼球反光呈青色，需要及时治疗，一旦拖延反光变成绿色，就容易失明。眼睛变青变绿的原因，主要是眼压升高，角膜水肿，眼睛进出光线的折射率改变导致的。而古代青光眼又称“青风内障”“绿风内障”，日语中青光眼写作“绿内障”，英语中青光眼的单词

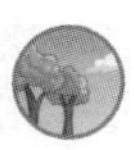

glaucoma也源于古希腊语淡蓝色glaukos的引申，也都印证了青光眼字面意思。

70. 什么是眼压?

眼球像气球一样，为维持其外形及功能，需要一定的压力称之为眼压，常人的眼压为10～21毫米汞柱，增高愈久视损愈严重，不治将会不可逆失明，最短3年。眼压为什么会升高？正常人眼内充满房水，它是循环流动的，并且不断地生成、排出，使眼压维持在一个稳定的水平，眼压增高是因为房水循环的动态平衡受到了破坏，少数是因为房水过多，多数是房水流出时阻力增加发生障碍（提醒您注意的是，房水并不是我们泪水的一部分）。

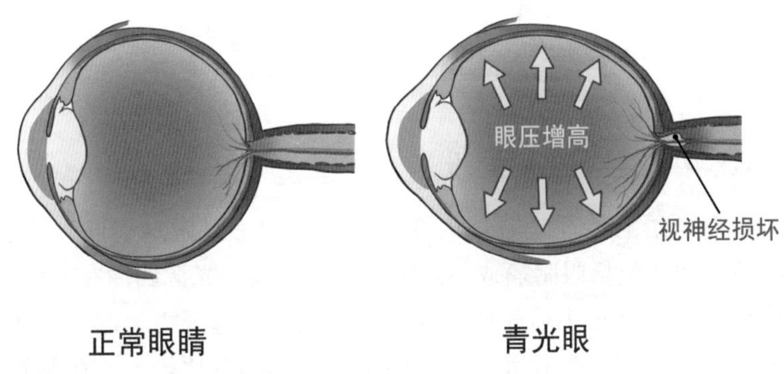

71. 眼压升高是因为眼泪流不出来吗?

眼压升高一般是眼球内部排水出现障碍，不等同于眼泪流不出来。我们平常所说的流泪，是我们眼球外部的泪腺和泪器出了问题，正常情况下，位于我们眼眶外上方深处的泪腺、白眼球结膜组织表面的副泪腺及杯状上皮细胞以及睫毛根部的睑板腺分泌的成分汇成我们眼球表面的泪膜来润滑眼球，起到保湿作用，然后经过上下眼睑的内侧的泪小点排出到泪小管、泪总管及鼻泪管，最后由鼻腔黏膜吸收。这条通路中由于各种原因导致的流出道狭窄阻塞，均会导致溢泪，需要及时到我们的泪道病专科就诊。

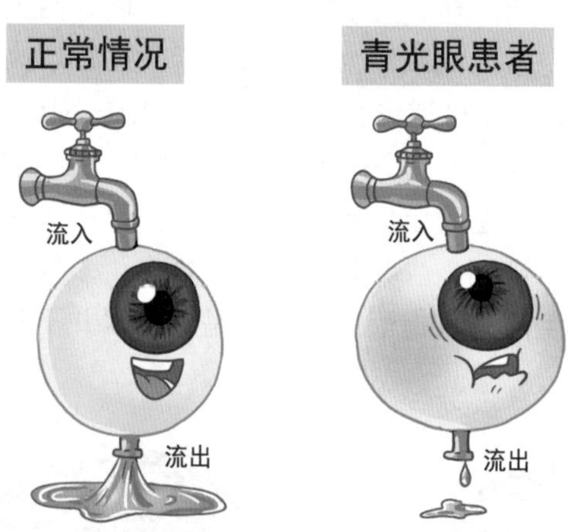

72. 青光眼有哪些症状?

青光眼的特征是眼球内部的眼压增加，且眼球表面硬化。此病的症状包括眼睛痛或不舒服、视线模糊、光源四周有光环、瞳孔无法于黑暗中适度调节放大、余光（周边视力）的消失伴发恶心、头痛、呕吐等；患者的眼压波动幅度比较大，在早晨起床之后看书比较吃力，会出现眼眶前额胀痛以及鼻根酸胀的情况；如果一次性喝水比较多，在喝水之后的30分钟左右会出现头痛眼胀的情况。但要注意，青光眼被称为“沉默的视力小偷”，这是因为大多数青光眼并没有什么明显的征兆，而且它对视功能的损害是从周边逐渐向中央发展的，所以很多人青光眼进入中晚期，都不知道自己得了这种疾病。因此，我们郑重提醒，出现以下情况者应尽早做排除青光眼的各项检查：有一过

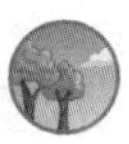

性视蒙（看东西雾蒙蒙的）或虹视（看灯光时，在灯光周围出现彩色光晕）并伴有头痛而不能用其他原因解释者；不明原因视力下降，伴有可疑青光眼视野及视盘改变者；晨起阅读困难或不能解释的视疲劳；老年人频繁更换老花镜，总是感觉不合适；具有青光眼发病危险因素者（如有青光眼家族史、高度近视、视网膜中央静脉阻塞、糖尿病等）。

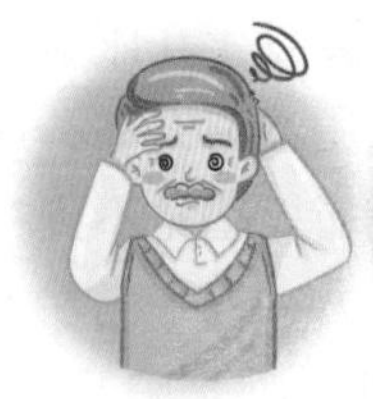

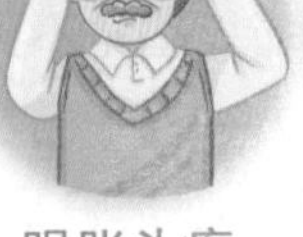

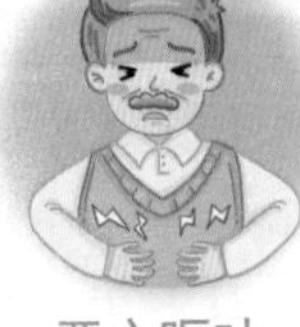

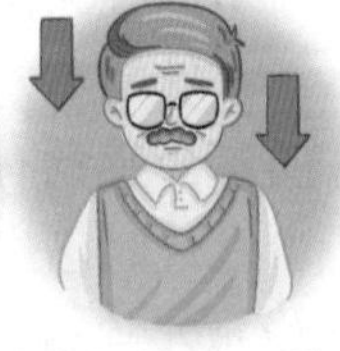

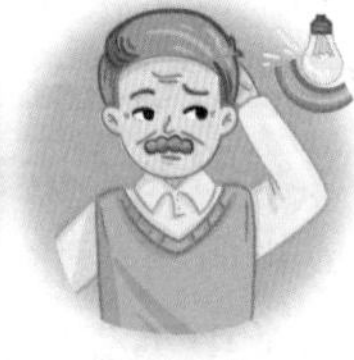

眼胀头疼　恶心呕吐　视力急剧下降　看灯光出现彩虹光圈

73. 青光眼的视神经怎么就萎缩了？

我们的视神经在眼底视网膜呈现为一个近圆形的盘状结构，叫作视盘，中央有个轻度凹陷的地方，像个小杯子，叫作视杯，这两个结构直径比叫作杯盘比，正常值是0.2～0.3，正常的颜色是橘红色。而视神经对压力敏感，眼压的升高，使视杯凹陷加深，杯盘比增大，严重时比值甚至可达1.0，导致视盘周围神经细胞的变性凋亡，视神经萎缩变白，视野缩窄甚至消失，视功

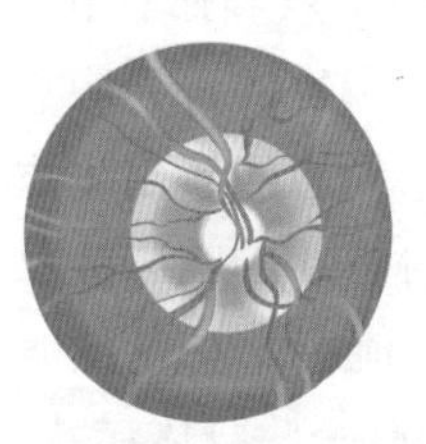

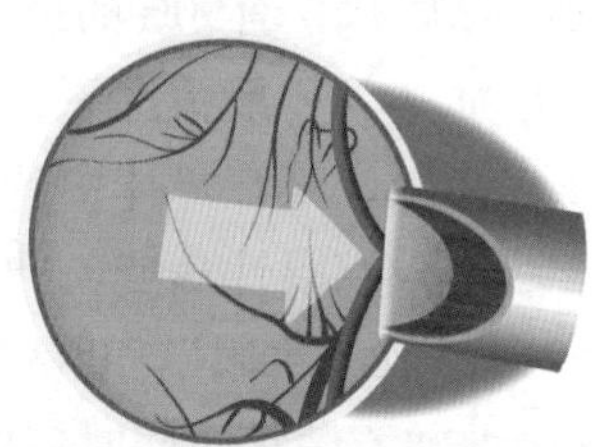

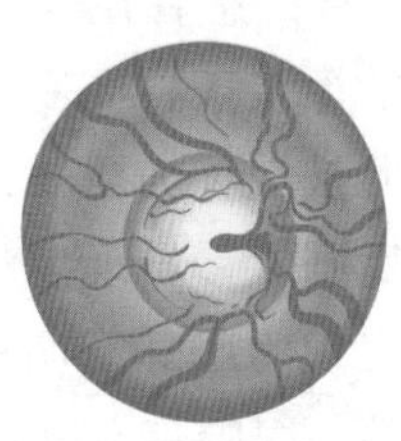

能不可逆性丧失。

74. 常见的青光眼有哪些类型?

按照青光眼的症状学分型，第一种类型是强盗型。主要发生在眼压急剧升高的患者身上。症状非常剧烈，就像强盗突然来袭一样。眼睛红、痛、胀，还会出现偏头痛、流鼻涕等，有时还伴有恶心、呕吐，就像得了重感冒，许多人不会想到是青光眼，常常被误诊。第二种类型是小偷型。主要发生在眼压慢慢升高的患者身上。就像温水煮青蛙一样，眼压逐渐升高，起初没有明显不适，偶尔会感觉有点不舒服或头痛，感觉不到视力或视野有变化，当发现时已经比较严重，视力、视野已在不知不觉中丢失，就像被小偷偷走一样。第三种类型是骗子型。当患者发现自己眼睛不好，到医院检查可能被确诊为白内障等其他眼病，在日后的发展过程中患者有可能又得了青光眼，但是患者一直以为自己是白内障等其他眼病，耽误了青光眼的及时诊断。这时站在其他眼病身后的青光眼就像骗子一样骗走了患者的视力，这也是最易致盲的一种情况。

75. 什么是先天性青光眼?

该类型的青光眼主要根据患者发病年龄而定，30岁以下的患者属于该类型，先天性青光眼的主要致病因素是胚胎发育时期出现异常，是房水受阻造成的眼压升高导致，其中有25%~80%的患者在半年内出现症状，有90%的患儿1岁可确诊，10%的患者于1~6岁才出现症状。一般情况下，0~3岁的青光眼患儿被统称为婴幼儿性青光眼，其在母体中就已经患病，出生之后则慢慢出现症状，通常为双眼性病变。此时患儿的临床症状表现为眼球有明显突出，似“牛眼”，畏光、流泪、总是揉眼睛、眼睑痉挛以及角膜混浊不清等。同时还伴有一些身体症状，

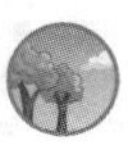

比如多汗、食欲不佳、易引起呕吐、爱哭闹等。此时进行检查诊断，可能因患儿处于发育阶段，无明显症状，所以一定要细致查清楚。而发生在患儿3～30岁之间的则被称为青少年型青光眼，该类型疾病的症状和开角型青光眼类似，发病比较隐蔽，且危害较大，其发病率在近年来还有上升的趋势。患者在此过程中的临床症状相对不甚明显，主要是失眠、头痛、视疲劳以及近视等，这种情况也应及时检查，以免误诊。

76. 什么是急性闭角型青光眼?

急性闭角型青光眼的发生，是由于眼内房角突然狭窄或关闭，房水不能及时排出，引起房水涨满、眼压急剧升高而造成的。多发于中老年人，40岁以上占90%。女性发病率较高，男女比例为1∶4。来势凶猛，发病时前房狭窄或完全关闭，表现突然发作的剧烈眼胀头痛、视力锐减、眼球坚硬如石，结膜充血、恶心呕吐、大便秘结、血压升高，此时全身症状较重易被误诊为胃肠炎、脑炎、神经性头痛等病变。如得不到及时诊治，24～48小时即可完全失明无光感，此时称“暴发型青光眼”，但临床上有部分患者对疼痛忍受性强，仅表现为眼眶及眼部不适，甚则眼部无任何症状，而转移至前额、耳部、上颌窦、牙齿等部疼痛。急性闭角型青光眼，实则是因慢性闭角型青光眼反复

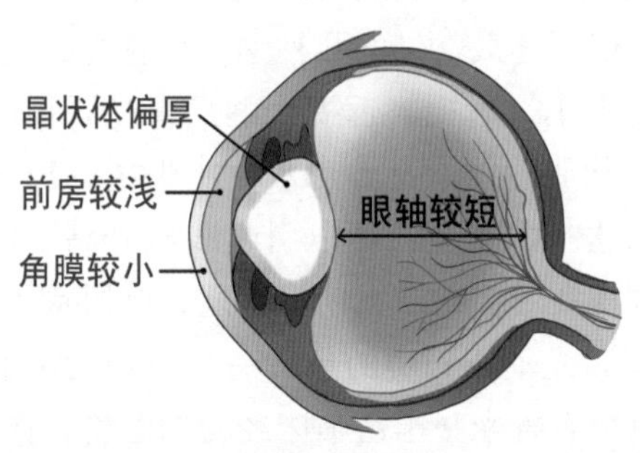

迁延而来的。

77. 什么是慢性闭角型青光眼?

多发生于40岁以上的人，25%的患者有家族史，绝大多数患者无明显症状，有的直至失明也无不适感，发作时前房角开放。此型的诊断最为关键，目前一旦西医确诊都已经有明显的眼底改变，因此，必须全面、认真排除每一个有青光眼苗头的患者，早期诊断，早期治疗，不要非等到确诊为青光眼才去治疗，那时已丧失最佳治疗时机。此型占原发性青光眼患者50%以上，发病年龄30岁以上，近年来，随着生活节奏的不断加快，社会竞争日趋激烈，脑力劳动者有急剧升高的趋势。此型发作一般都有明显的诱因，如情绪激动、视疲劳、用眼用脑过度、长期失眠、习惯性便秘、妇女在经期，或局部、全身用药不当，均可诱发。表现为眼部干涩，疲劳不适，胀痛、视物模糊或视力下降、虹视，头昏痛、失眠、血压升高。休息后可缓解，有的患者无任何症状即失明，检查时，眼压可正常或波动，或不太高20~30毫米汞柱，眼底早期可正常，此型最易被误诊。如此反复发作前房角一旦粘连关闭即可形成暴发型青光眼。

78. 什么是继发性青光眼?

由眼部及全身疾病引起的青光眼均属此类，病因颇复杂，种类繁多，现仅简述最常见的几种继发性青光眼：

（1）屈光不正（近视、远视）继发青光眼：由于屈光系统调节失常，睫状肌功能紊乱，房水分泌失衡，加之虹膜根部压迫前房角，房水排出受阻，所以引起眼压升高。此类患者的临床特点是自觉视疲劳症状或无明显不适，戴眼镜无法矫正视力，易误诊，故有屈光不正病史的患者一旦出现无法解释的眼部异常时，应及时找有青光眼丰富临床经验的医生，详细检查。

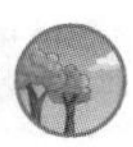

（2）角、结膜、葡萄膜炎继发青光眼：眼内炎症引起房水混浊、睫状肌、虹膜、角膜水肿、房角变浅，或瞳孔粘连，小梁网阻塞，房水无法正常排出引起眼压升高。目前西医对此病一般用抗生素、激素对症治疗，人为干扰了自身免疫功能，使病情反复发作，迁延难愈。

（3）白内障继发青光眼：晶状体混浊在发展过程中，水肿膨大，或易位导致前房相对狭窄，房水排出受阻，引起眼压升高。

（4）外伤性青光眼：眼外伤后的数天甚至数年，都有发生继发性青光眼的可能，因此要特别注意。眼球钝挫伤后早期，由于大量前房积血，或同时伴有血凝块阻滞瞳孔，或排水通道损伤后炎性水肿，使房水排出受阻，可发生急性眼压升高。

此外，眼内出血特别是玻璃体积血，有时也可出现溶血性青光眼或血细胞性青光眼。这两种情况也可随眼内血液的清除，眼压逐渐正常化。眼球钝挫伤数月或数年后还可能发生房角撕裂、虹膜根部断离，或前房积血、玻璃体积血、视网膜震荡，使房水分泌、排出途径受阻继发青光眼视神经萎缩，如能积极中药治疗预后良好，手术只能修复受损伤的眼内组织，但其引起的眼底损伤无法纠正。所以，此型患者一般在当时经西医处理后，认为就好了，不再治疗，一旦发现已经视神经萎缩，造成严重的视力损害。

79. 使用糖皮质激素会导致青光眼吗？

长期局部或全身应用糖皮质激素可引起眼压升高。不同患者对糖皮质激素的敏感性存在一定个体差异，眼压升高的程度也与用药种类、浓度、频度和用药持续时间有关。

80. 白内障与青光眼有什么关系?

白内障的病程中晶状体膨胀，推挤虹膜前移，可使前房变浅，房角关闭而发生类似急性闭角型青光眼的眼压骤然升高。白内障过熟期，晶状体皮质液化并漏入前房，被巨噬细胞吞噬。吞噬了晶状体蛋白的巨噬细胞以及大分子晶状体蛋白均可阻塞小梁网，使房水外流受阻，眼压升高。表现为眼胀痛、房水混浊、晶状体核下沉等。

81. 虹膜睫状体炎为什么会导致青光眼?

虹膜睫状体炎可引起瞳孔环状后粘连，房水无法通过瞳孔进入前房，后房压增加并推挤虹膜使之向前膨隆，闭塞前房角导致继发性青光眼。此外，虹膜睫状体炎时，也可因炎性产物阻塞小梁网、炎症累及小梁网或发生周边前粘连，房水外流通路受阻导致继发性青光眼。

82. 什么是新生血管性青光眼?

新生血管性青光眼是一种继发于广泛性视网膜缺血，在视网膜静脉阻塞、糖尿病性视网膜病变等疾病晚期出现的难治性青光眼。其特点是在原发性眼病基础上虹膜出现新生血管。疾病前期由于纤维血管膜封闭了房水外流通道，后期纤维血管膜收缩牵拉，使房角关闭，引起眼压升高和剧烈疼痛。

83. 混合型青光眼是什么?

青光眼一般分为不同的类型，包括原发性青光眼、继发性青光眼以及先天性青光眼，不同类型的青光眼如果共同发生，即为混合型的青光眼。常见的有原发性的青光眼共同发生。如原发性闭角型青光眼合并原发性开角型青光眼，继发性青光眼

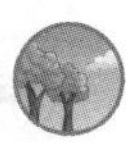

合并发生。如继发性闭角型青光眼合并继发性开角型青光眼，原发性青光眼与继发性青光眼合并发生。如原发性开角型青光眼合并虹膜炎，或手术引起周边虹膜前粘连所致的眼压升高，原发性开角或闭角型青光眼合并青光眼睫状体炎综合征等。

84. 青光眼有哪些常见的治疗方法?

青光眼虽不可逆但是可治，关键在“三早”，即早发现、早诊断、早治疗，除常规检查外，还需要定期查眼压，前房角、视盘、视野，治疗是通过控制眼压，保护视神经功能。治疗的关键是降低眼压。主要有3种治疗手段，即药物、激光、手术治疗。药物治疗：根据类型和阶段用药，局部主要5种药剂，全身主要2种。激光治疗：包括激光周边虹膜切开术，切开术联合成形术，选择性激光小梁成形术。手术治疗：包括小梁切除术、周边虹膜切除术、非穿透性小梁手术、青光眼引流装置植入术等。

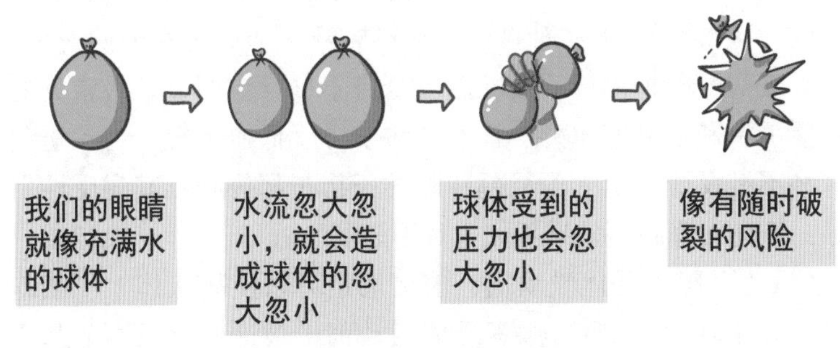

所以，青光眼治疗的关键是：

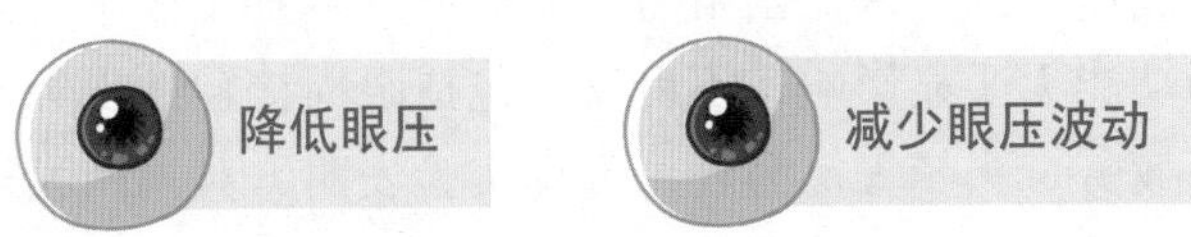

85. 常见的控制眼压的药物有哪些？各有什么特点？

β肾上腺素受体阻滞剂：β肾上腺素受体阻滞剂可以使房水生成减少。不过有一些不良反应需要注意，除了结膜充血、眼表不适、泪液减少等局部不良反应外，易对呼吸系统和心血管系统产生不良影响，如支气管痉挛、心律失常、传导阻滞等。常见药物是美托洛尔。

胆碱能受体激动剂：胆碱能受体激动剂是治疗闭角型青光眼的常用药物，代表药物为毛果芸香碱。毛果芸香碱能直接作用于副交感神经，支配瞳孔括约肌收缩，瞳孔缩小，使患者的房角重新开放。此外，睫状肌的纵行肌也能被直接影响，牵拉小梁网和巩膜突，使房水外流增加，有利于降低开角型青光眼的眼压。其主要不良反应有瞳孔缩小、调节痉挛、眉弓疼痛等，高浓度频点也可能发生恶心、呕吐、肠痉挛等全身中毒反应。

局部应用碳酸酐酶抑制剂：碳酸酐酶催化体内碳酸氢盐和二氧化碳相互转化，影响酸碱平衡，也能调节睫状体生成房水，因此，碳酸酐酶抑制剂能够抑制碳酸酐酶降低房水分泌速率。口服碳酸酐酶抑制剂乙酰唑胺等全身不良反应明显，最常见的包括手指和足趾麻木感、代谢性酸中毒、低血钾等。为了避免这些不良反应而引入了局部磺胺类药物布林佐胺，其耐受性良好，但通常降眼压效果不如全身用药。

α肾上腺素受体激动剂：溴莫尼定可以使睫状体上皮细胞房水分泌减少。α肾上腺素受体激动剂也被证明可以调节基质金属蛋白酶的表达和活性，刺激细胞外基质降解，从而降低葡萄膜巩膜途径的房水流出阻力。溴莫尼定降眼压作用持久，且对心肺功能无明显影响，不良反应包括眼周接触性皮炎、眼部不适、疲劳、头晕等。另外，药理实验表明，对视网膜神经节细胞损伤的小鼠局部使用溴莫尼定，可减少炎性细胞因子的表

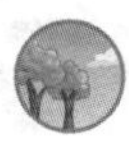

达，增强脑源性神经营养因子的表达，从而逆转缺血再灌注损伤引起的炎症反应，保留视网膜神经节细胞功能，保护视网膜。

前列腺素衍生物：前列腺素是花生四烯酸代谢物，前列腺素类似物的眼科制剂作为原发性开角型青光眼的一线用药，能舒张睫状肌、改变睫状肌细胞周围基质合成，经过葡萄膜巩膜途径促进睫状体吸收房水。也有研究表明，前列腺素衍生物可以激活小梁网上的受体，小梁网细胞收缩，同时前列腺衍生物协助降解异常堆积的Schlemm管细胞外基质，使房水经过小梁网Schlemm管途径的阻力减小，流出增加，眼压降低。

高渗剂：甘露醇、甘油等通过升高血浆渗透压使玻璃体脱水而迅速降低眼压，但此类药物因为作用持续时间短，长期或大量使用易引起水电解质紊乱、加重心血管和肾脏负担等全身不良反应，所以主要短期应用于治疗青光眼急性发作。

86. 激光是如何治疗青光眼的？常见的激光治疗有哪些？

激光已经成为多种类型青光眼的临床治疗手段。由于激光的自身特性，与手术治疗相比，激光治疗的创伤小、风险小、可能产生的并发症也更少。近年来，随着技术发展以及临床应用的深入，一些新的激光设备逐渐进入临床使用。

激光周边虹膜切开术：建立新的眼内房水流出途径包括建立眼内前后房之间新的通路；造成青光眼患者房角关闭的因素很多，但一般或多或少都具有一定程度的瞳孔阻滞因素，激光周边虹膜切开术的作用正是解除相对性瞳孔阻滞。相对于需要切开眼球壁的周边虹膜切除术而言，激光周边虹膜切开术具有简便、并发症少、患者经济负担小等诸多优点，因此已经基本替代前者。目前，激光周边虹膜切开术在临床上已经成为原发性闭角型青光眼或浅前房患者的标准预防性治疗措施。此外，激光周边虹膜切开术治疗还被应用于解除色素播散性青光眼患者的“反向瞳孔阻滞”，消除虹膜后凹所导致的后表面与晶状体悬韧带接触，减少色素进一步播散。氩激光周边虹膜成形术主要用于解除青光眼患者高褶虹膜、虹膜根部肥厚、虹膜附着点靠前等非瞳孔阻滞性房角关闭因素。有研究发现，氩激光周边虹膜成形术可以作为原发性闭角型青光眼大发作期的初始治疗方法。在我们的工作中也发现，对于大发作期的患者单独使用氩激光周边虹膜成形术或联合激光周边虹膜切开术作为初始治疗方法，可以迅速降低眼压、缓解症状，并且未发现明显不良反应，疗效显著优于传统药物降眼压治疗。

激光小梁成形术：激光小梁成形术是通过降低小梁网房水流出阻力从而达到降低眼压的目的。但由于上述激光对小梁网组织具有一定的热凝固破坏作用，逐渐被一些低能量、对组织损伤小的激光所替代。

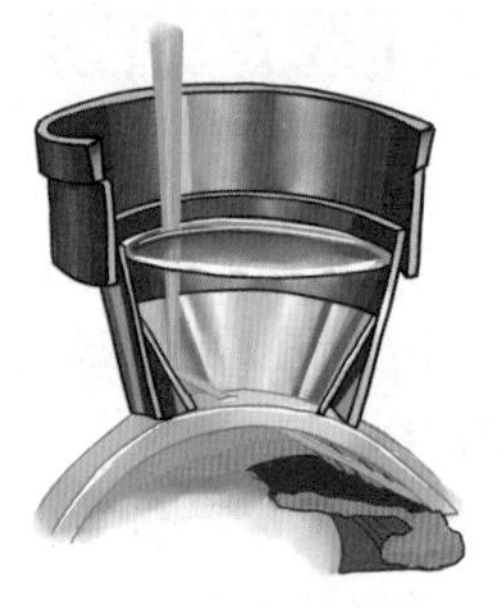
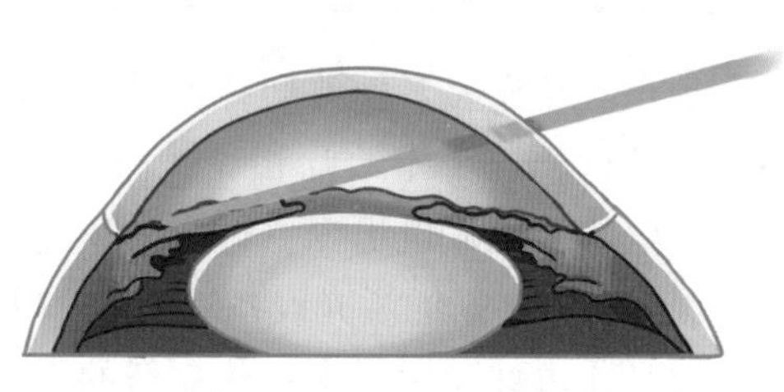

激光睫状体光凝术：主要包括内镜下睫状体光凝术及透巩膜睫状体光凝术。传统上睫状体破坏性手术一般仅应用于难治性青光眼，尤其是视功能丧失或基本丧失的患眼，主要目的是缓解眼压过高而引起的疼痛。近期的一些临床研究发现，激光睫状体光凝术还可以应用于尚有较好视功能的青光眼患者。大部分的患者眼压得到控制，且未发生低眼压、眼球萎缩等严重并发症。

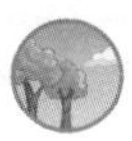

87. 青光眼可以选择什么样的手术治疗?

作为主要的不可逆致盲眼病，病理性眼压升高是青光眼致盲的重要的危险因素，降眼压治疗也是目前被循证医学所证实有效的。青光眼治疗方法药物、激光以及手术疗法是降低眼压的主要手段，然而3种疗法均存在一定的限制，药物疗法除有多种全身及局部不良反应外，还要求患者长期或终身用药；激光治疗的降压幅度有限且疗效随时间延长而逐渐减退，手术疗法由于其降低眼压直接、快速等特点，是青光眼临床治疗的最重要手段之一。主要包括：经典小梁切除术、非穿透小梁切除术、引流物植入手术、青光眼联合白内障手术等。

（1）什么是经典小梁切除术？有哪些优缺点？

小梁切除手术的目的是建立新的眼外房水流出途径（滤过性手术如小梁切除术、房水引流物植入术）。

经过巩膜引流房水至前部结膜下的手术方式，是具有代表性的防护性滤过术，其理想的成功手术应是建立一个永久性的中等度隆起、较弥散、无瘢痕形成的滤过泡。经过改良后的小梁切除手术可以达到良好的眼压控制效果，其手术的成功率提高到50%～90%。然而有一部分临床问题仍未解决，例如滤过不足带来的滤过通道愈合乃至手术失败，滤过超量带来的低眼压、浅前房等一系列并发症。经典小梁切除术的可预告性、可重复性和安全性仍未尽如人意。发展到现在，现代小梁切除术

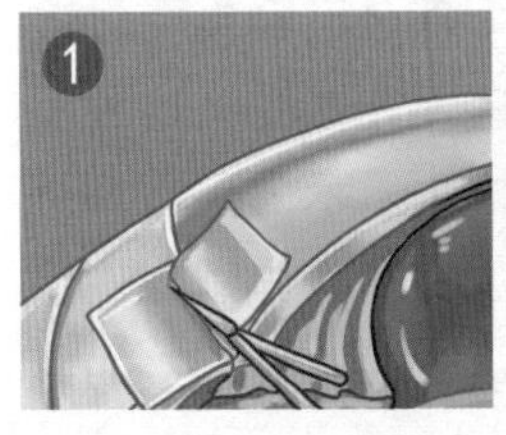

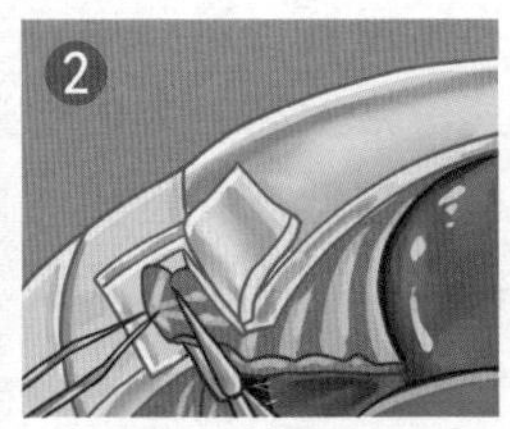

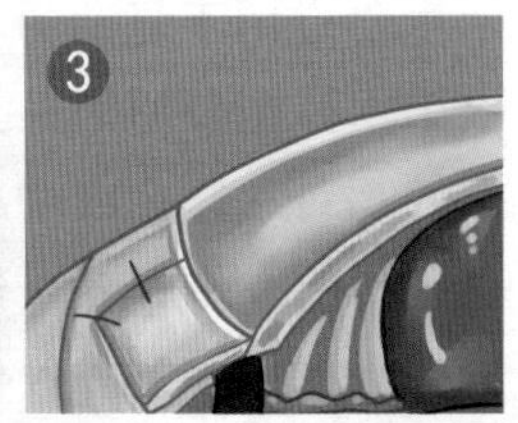

的理念是：术前准确评价每个手术患者的目标眼压或目标眼压范围；根据需要精细地调整手术滤过量，将术后并发症可能降到最低。

（2）什么是非穿透小梁切除术？其有哪些特点？

非穿透小梁切除术的手术目的是切除部分眼球组织，由此建立一个巩膜内的空间，使房水在巩膜腔中经不同的流出通道进行引流的过程。近年来黏小管切除手术在非穿透小梁切除术中占据了重要地位，非穿透小梁切除术最主要的观念就在于建立一个天然的滤过阻力部位，允许渐进性、持续性的眼压下降，而其内部的巩膜腔形成了一个房水储存库，避免结膜下滤过泡的形成。黏小管手术沿袭了传统非穿透小梁切除术深层巩膜瓣切除的同时对Schelemm管的位置进行辨认，切开其外壁、撕除其内侧壁，并在此基础上自Schlemm管两侧断端注入高黏弹性物质，不但降低了房水流出的阻力还可以扩张Schlemm管，进一步达到促进增强房水率过滤。因为没有滤过泡的形成，因此眼表影响比较小，患者更容易接受，是一种安全有效的手术方式。

（3）常见的引流物植入手术有哪些？

青光眼阀植入术的原理是置于结膜下的人造引流装置将眼内的房水引流到结膜下，促进房水的吸收，降低眼压。这种装置包括一个小的硅盘和一个薄的硅管，通过硅管将眼内与底盘相连接，通过硅盘内的阀门装置根据眼压高低引流眼内的液体至硅盘处，在硅盘周围形成囊或滤过泡，将房水引流至眼球的更深层部位，促进房水的吸收，从而降低眼压。青光眼阀植入术主要应用于复杂的临床患者，这些患者大部分已经接受过多次手术。主要原因是其价格太高，人们普遍不能接受。这种手术的相对和完全成功率也较低，并发症、再次手术的次数和再次取出的发生率相对较高。前次手术的次数和睫状体破坏性手术会对该手术术后包裹的发生率和长期治愈效果产生直接的影

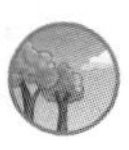

响。研究认为如果早期进行青光眼阀置入术，该手术的效果可能会更好。有效性主要是由眼压降低的程度和再次手术的次数及术后并发症的发生率来衡量的。尽管该手术的成功率比较高，许多手术者对选择该手术方式还是比较谨慎。并发症比较多并且也取决于患眼术前的情况。术后早期并发症有一过性低眼压、浅前房、引流管口堵塞、眼内出血等；中晚期常见并发症，引流盘周纤维包裹、植入物的侵蚀反应、角膜失代偿。大部分并发症可以导致手术失败，及时地处理并发症可以有效提高手术的成功率。

Ex-press青光眼微型引流钉植入术（简称Ex-press）也是依赖滤过泡的外引流手术。该引流钉是由不锈钢材料制成的，无阀门，但是有速度依赖的控制房水引流的调节装置。其原理与传统的小梁切除术基本相同，但是其操作步骤简便，创伤比较小。Ex-press引流钉安装在类似小梁切除术的巩膜瓣下，不改变滤过手术的方式，但是避免了行虹膜切除术，Ex-press可以作为一个标准的造瘘术。Ex-press表明如果行虹膜切除术可能会导致脱出的玻璃体堵塞滤过器，并且传统的巩膜切除术内口可能会被障碍物阻塞。最近几年，青光眼引流装置在非难治性青光眼方面得到广泛应用，在将来随着技术的不断创新，这种手术方式可能会非常流行。

青光眼联合白内障手术：闭角型青光眼具有浅前房、窄房角和眼轴短等特点，随着年龄增加，睫状体带松弛，晶状体增厚造成相对瞳孔阻滞，而晶状体摘除可加深前房，开放尚未粘连的房角，术后有部分患者眼压可得到控制，但仍有部分房角粘连牢固的患者未得到改善，眼压仍然高于正常水平。

在白内障的病程中，随着年龄的增加，晶状体膨胀，前后径增大，使晶状体与虹膜的接触面积增大，后房的房水从瞳孔排向前房的阻力逐渐增大，形成瞳孔阻滞。当后房压力不能克服瞳孔阻滞时，周边虹膜膨隆明显，导致房角狭窄甚至关闭。因此，临床上白内障合并闭角型青光眼的患者较常见。急性原发性闭角型青光眼发作之后，即便是行周边虹膜切除术解除瞳孔阻滞，也可以存在不同程度持久的周边虹膜粘连或房角关闭。房角镜检查可以估计粘连的范围。当周边虹膜前粘连引起房角关闭超过180°时，眼压升高；超过270°时，降眼压药物治疗通常无效，需要其他手术治疗。急性原发性闭角型青光眼具有浅前房、窄房角和眼轴短等特点。随着年龄增加，晶状体增厚造成相对瞳孔阻滞，通过检查发现有晶状体眼虹膜与晶状体贴附，人工晶状体眼虹膜与晶状体之间有空隙，在晶状体摘除后，前房深度增加1.37倍，房角开放增宽1.57倍。术前前房越浅和房角越窄，晶状体摘除术后，前房深度越深和房角越宽。晶状体摘除能够消除潜在的引起瞳孔阻滞导致急性原发性闭角型青光眼发作的因素，早期研究报道证实晶状体摘除是治疗急性原发性闭角型青光眼的一种有效方法。

88. 青光眼手术术后应注意什么？

（1）手术当天一般不会有疼痛等反应，部分患者有轻微的眼磨、眼红，都是正常的，如有眼胀疼甚至头痛、恶心等症状，应及时咨询医生。

（2）服药后部分患者会有手指麻木感，请勿担心。

（3）手术当天请勿自己打开包扎，并尽量安静休息。

（4）注意用眼卫生，切勿揉眼，术后轻活动，减少低头弯腰，勿咳嗽并保持大便通畅。

（5）忌辛辣食物，勿抽烟、喝酒。

（6）洗脸、洗澡动作轻柔，勿使水流入眼内。

（7）遵守复诊时间，按时点药，如有不适，请及时就诊。

（8）点眼药水时请先洗手，两种以上眼药水滴用时，要间

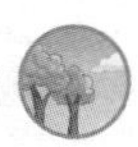

隔5～10分钟，夜间睡眠不再点用。

89. 什么样的人容易患青光眼?

流行病学研究显示，青光眼的发生与以下几个因素有关。一是年龄。即随年龄增加，青光眼的患病率不断增高，一般人群为0.68%，50岁以上人群为2%，65岁以上人群则高达4%～7%。二是有家族史的人群，尤其是直系亲属中有青光眼患者，患病率将增加5倍。三是高度近视。近视是青光眼的一个危险因素，近视的度数越高，危险性越大。四是糖尿病、高血压、眼底出血患者也是青光眼的易发人群。

近年来，青光眼患者的心理因素越来越受到重视。大量临床研究资料显示，原发性青光眼患者具有异于常人的个性心理表现。异常心理因素可作为青光眼的促发因素，导致眼压波动甚至青光眼的急性发作。如研究显示，2/3的开角型青光眼患者有多种人格特质的异常，常表现为多疑、抑郁、强迫观念、歇斯底里及对健康问题过于焦虑、情绪稳定性差等。闭角型青光眼患者多表现为情绪不稳定、易怒、焦虑紧张、经常抑郁，以及对各种刺激会产生强烈的情感反应等。特别是进入围绝经期的女性。这些人多有以下特点：一是年轻的时候视力特好，或者说是远视眼；二是她们中的多数人有不同程度的青光眼性格，即表现为急躁、忧虑、紧张、不安、多疑、抑郁、不乐观等，一旦处于强烈的情绪反应或焦虑状态下，就会出现心跳加速、血管收缩、肾上腺素分泌增加、瞳孔扩大等症状，从而引起眼压升高，导致青光眼急性发作。因此，上述易感人群更应定期（一两年一次）进行眼科体检，以便尽早发现青光眼。

90. 路灯周围下看见“彩虹”，赶紧去医院瞧瞧吧

如果您发现看路灯的时候，灯的周围有一圈彩虹样的圈圈，

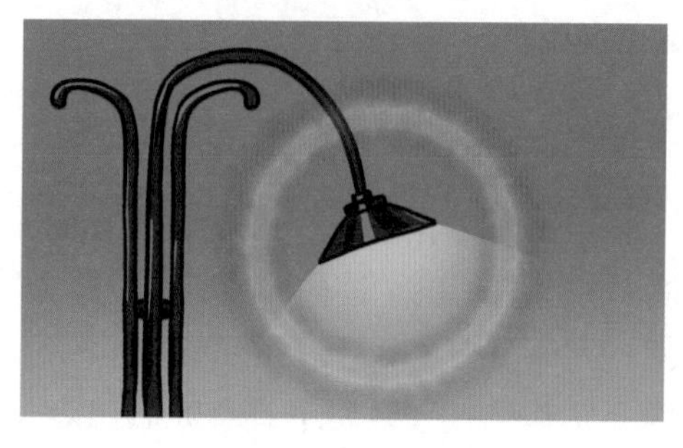

您要注意了，您很有可能患有青光眼或者青光眼的高危人群！因为在急性青光眼发作的时候，眼压急剧升高，角膜内皮水泵功能失效，大量的水分进入我们透明的角膜，造成角膜水肿。这时您看东西就好像透过一块磨砂玻璃一样，在看灯光的时候，因为光线进入眼内的折射率改变，呈现一种彩虹样的外观，我们医学上称为“虹视”。而虹视是青光眼的代表性症状之一，要是您同时还伴有眼红眼痛、鼻根发酸等症状，一定要及时到眼科就诊。

91. 戴黑墨镜超帅，小心青光眼

大黑墨镜+口罩，是明星防止公共过度曝光的日常必备装备，很是炫酷。但是要是您也想学明星，就要注意了，尤其是年轻时候视力特别好的中老年朋友们，可能为远视眼，眼轴短，前房结构拥挤，是急性闭角型青光眼的高危人群。戴上深色墨镜后，容易瞳孔中等散大，造成急性房角关闭，眼压爆表，诱发急性青光眼发作，眼红眼痛视力下降，不及时处理，还容易发生不可逆的视功能丧失。所以，不是什么样的人都是适合戴深色墨镜摆酷哦。

92. 心情不佳，借酒消愁，小心愁上加愁，青光眼找上你

现代社会节奏快，压力大，每个人都有情绪不佳的时候，网络流行语叫emo了，这时很多人都喜欢喝上一杯，一醉解千愁！但是切忌连续干杯或者“吹瓶”！因为人体内大量进入液体后，眼部的房水分泌也会增加，眼压随之升高，进而诱发急性

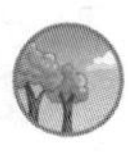

青光眼！如果不及时处理，容易发生不可逆的视功能丧失。因此emo了，还是别借酒消愁了，可以通过健身运动的健康方式，疏导我们的不良情绪。

93. 眼部“马杀鸡”，小心这类特殊的青光眼找上你

“马杀鸡”也是网络流行语，一般借指推拿按摩，现在，很多老年人喜欢去理疗馆，进行理疗按摩来缓解慢性的骨关节肌肉的酸痛，其中不乏一些不正规的店面推荐眼部的高频震动手动按摩或者治疗仪按摩。但是这种高频震动容易导致眼球内部固定晶状体的悬韧带损伤，因为晶状体悬韧带比头发丝还要细，一旦悬韧带损伤，会发生晶状体不全脱位，晶状体位置前移，造成急性房角关闭，眼压骤然升高，诱发急性继发性青光眼，眼痛头痛剧烈，因为混杂了晶状体的继发因素，保守药物治疗往往效果不佳，需要及时进行手术治疗。所以说眼部“马杀鸡”一定不要随便做，否则晶状体源性的青光眼就会找上你！

94.“新冠阳了”为啥急性青光眼一下子多了?

前段时间，新冠病毒阳性的患者骤然增加，医院的眼科门诊急性青光眼发作的患者数量也一下子比平日里呈几何数量增加。这里原因就是由于新冠病毒感染后，会导致发热，而退热最好的办法就是退热药物联合大量饮水，而身体大量液体的摄入，眼部的房水分泌也会伴随增加；同时发热的时候，我们的交感神经系统兴奋，瞳孔中度散大，造成急性的房角关闭；还有少部分人由于病毒感染导致眼内排水的房角结构中小梁网组织发炎水肿，这些综合因素导致眼压的爆表，进而诱发急性青光眼！所以，您要是发热后眼痛伴随视力下降，一定要及时到正规眼科医院就诊！

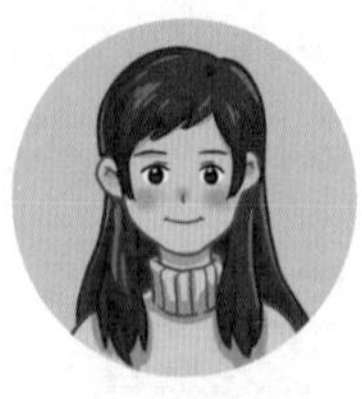
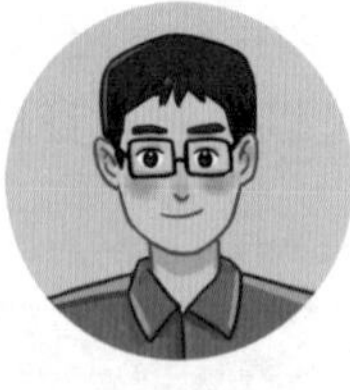
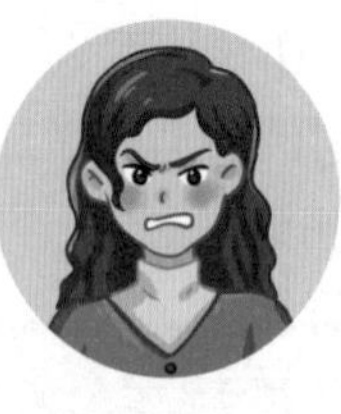
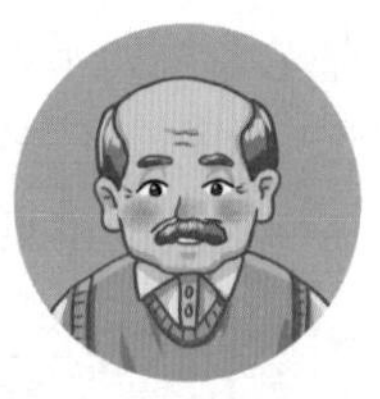

家里有亲属得青光眼的人

近视眼、远视眼、糖尿病、甲状腺疾病等内分泌疾病患者

容易发脾气、日常情绪波动较大的人

老年人

95. 如何面对青光眼?

青光眼有效的治疗原则是降低眼压、保护视功能。临床上经常遇到患者询问什么治疗方法是最好的?其实,青光眼没有“最好”的治疗方法,只有“最合适”的方法。具体要根据青光眼的类型、视神经损害程度、眼压升高的程度、患者全身情况以及其他因素综合考虑。一般而言,采用手术治疗(包括激光和滤过性手术),是闭角型青光眼的首选治疗方法。而对于开角型青光眼,患者应优先选用药物治疗或激光治疗,主要目的是控制眼压在“安全”的范围内。

青光眼是一个终身性疾病,无论是接受药物治疗或手术治疗,降眼压并不是青光眼治疗的最终目的,维护视功能才是根本目标。临床有部分患者,在药物治疗或术后仍会出现眼压升高,还有部分患者仍旧会继续发生视神经损害。即使在经过药物或手术治疗,眼压得到满意控制的情况下,还会因为体内、体外因素的影响导致病情的反复,如疲劳、精神因素、血压和气候的突然改变等。因此,在长期治疗过程中,患者不仅要定期检查眼压,更要定期检查眼底和视野,监测病情进展,确认治疗效果。

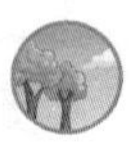

患者要强化一个意识，青光眼的定期随访检测和青光眼的治疗同样重要，它们是相辅相成、缺一不可的。即使自己的感觉很好，视力也不差，没有什么症状，但是很可能眼压又悄悄地高了，也许视野缺损还在进展。因此，定期的、终身的复查，是发现危机、挽救视力的最有效方法。

此外，治疗青光眼的药物种类较多，患者要按照医嘱用药，一旦确定用药种类、次数和时间，一定要严格执行，做到一次不少，一种药也不缺。切忌眼压高时点眼药，眼压不高停眼药，这样极易造成眼压失控，更不可凭感觉随意减药、停药。

总之，当你被诊断为青光眼，你就要有和这个“敌人”打一场“持久战”的心理准备，而且这场“战争”将会持续到你生命的最后一天。要学会善待青光眼，适应与青光眼共存，习惯于每日用药，每周、每月一次或一年数次地定期随诊复查。只有具备了这种“打持久战”的心理素质，才能终身受益，把青光眼可能造成的视功能损害减少到最低限度，医患共同努力的方向是“有生之年，保持有用视力”。

96. 如何有效地预防青光眼?

青光眼是老年人常见的一种眼病，也是最易造成失明的眼病之一。正常的眼球，经常保持一定的紧张度，这种紧张度是眼内容物对于眼球壁所加的压力而形成，医学上称为眼压。我国正常人的眼压在1.4～2.8千帕之间，眼内房水的产生和循环障碍是造成眼压升高引起青光眼的主要原因。青光眼患者的眼压，常常超过3千帕，有的高达10千帕以上。由于眼压过高，视神经和黄斑部受压迫而发生功能失常，于是引起视力减退、头痛、眼痛、视力模糊不清、看灯光周围有虹圈、眼球坚硬如石等，若不及时治疗，往往导致失明，所以加强预防，非常重要。

（1）保持愉快的情绪：生气和着急以及精神受刺激，很容易使眼压升高，引起青光眼，所以平时要保持愉快的情绪，不要生气和着急，更不要为家务琐事焦虑不安。

（2）保持良好的睡眠：睡眠不安和失眠，容易引起眼压升高，诱发青光眼，老年人睡前要洗脚、喝牛奶，帮助入睡，必要时服催眠药，尤其是眼压较高的人，更要睡好觉。

（3）少在光线暗的环境中工作或娱乐：在暗室工作的人，每1～2小时要走出暗室或适当开灯照明。情绪易激动的人，要少看电影，看电视时也要在电视机旁开小灯照明。

（4）避免过劳：不管是体力劳动还是脑力劳动，身体过度劳累后都易使眼压波动，所以，要注意生活规律，劳逸结合，避免过劳。

（5）不要暴饮暴食：暴饮暴食大吃大喝，都会使眼压升高，诱发青光眼。老年人要饭吃八分饱，不吸烟，不喝酒，不喝咖啡，不喝浓茶，不吃辛辣及有刺激性的食物。

（6）多吃蜂蜜及其他利水的食物：蜂蜜属于高渗剂，口服蜂蜜后，血液中的渗透压就会升高，于是把眼内多余的水分吸收到血液中来，从而降低眼压。除此以外，西瓜、冬瓜、红小豆也有利水降压的作用，老年人适当多吃些，对身体大有好处。

（7）常摸自己的眼球、看灯光：青光眼的特点是眼球发硬，看灯光有虹圈，发现后及早治疗。

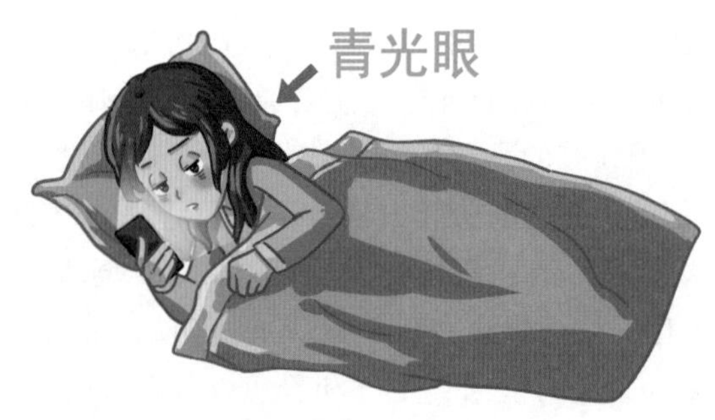

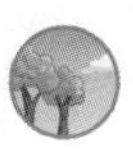

（8）防止便秘：便秘的人大便时，常有眼压增高的现象，要养成定时大便的习惯，并多吃蔬菜、水果。

（9）坚持体育锻炼：体育锻炼能使血流加快，眼底淤血减少，房水循环畅通，眼压降低。但不宜做倒立，以免使眼压升高。

（10）主动检查：老年人每年要量一次眼压，尤其是高血压患者。发现白内障、虹膜炎也要及早治疗，以免引起继发性青光眼。

以下几点对早发现、早诊断很有帮助：①家族史。家庭成员有青光眼病史，并自觉头痛、眼胀、视力疲劳，特别是老花眼出现较早者，或频换老花眼镜的老年人，应及时到眼科检查并定期复查。②查眼压。在青光眼早期眼压常不稳定，一天之内仅有数小时眼压升高。因此，测量24小时眼压曲线有助于诊断。③眼底改变。视盘凹陷增大是青光眼常见的体征之一。早期视盘可无明显变化，随着病情的发展，视盘的生理凹陷逐渐扩大加深，最后可直达边缘，形成典型的青光眼杯状凹陷。视盘邻近部视网膜神经纤维层损害是视野缺损的基础，它出现在视盘或视野改变之前。因此，可作为开角型青光眼早期诊断指标之一。④查视野。视野是诊断开角型青光眼的一项重要检查。开角型青光眼在视盘出现病理性改变时，就会出现视野缺损。

日常注意事项：

·重要的是不仅要降低眼压，而且要改善微循环，改善眼部供血。因此，多食用富含维生素A、B、C、E等抗氧化物食品是有好处的。它们能够维持正常的代谢过程。蔬菜、水果、粗粮、植物油中含有丰富的维生素。

·情绪不要急躁！对生活中的不如意要保持乐观，不要因此而影响情绪。情绪激动会引起动脉血压升高，从而导致眼压升高。

·多活动。如果您的工作整天都是坐着，应该在上班前一小时和下班后一小时到外面散散步，因为缺氧会对血管造成损害。青光眼就是血管出现异常的表现。

·业余时间多与朋友交往、多散步，这比坐在家中看电视一直看到深夜要好。看一部好的影片最多1.5个小时。晚上看电视，最多不超过3小时。

·看电视时要打开大灯。在黑暗中看电视，瞳孔会放大，眼部润滑液也会减少。

·一天24小时内摄入1～1.5升水就够了。饮水过多会出现水肿，引起动脉血压升高。不要吃易渴的食物。要尽量避免喝浓咖啡和茶。饮酒绝对不能过量，否则会对血管造成刺激。

·饮食结构非常重要。肉类食物以煮牛肉最好。配菜可以用白菜。其他蔬菜也挺好，煮甜菜、新鲜或煮过的胡萝卜、黄瓜、西红柿，加上切得很细的芹菜、茴香和少量植物油。只能吃煮鸡蛋，每周最多3个。

·不要干重体力活。不要过分用力，因为血管本来就很脆弱，只要有一个细小的血管破裂，就会导致失明。要尽量避免便秘。不要低着头做事，血涌上头对青光眼患者有害。

97. 对青光眼的常见认识误区有哪些?

（1）青光眼可以治愈。

事实上，目前青光眼不能治愈，但早期诊断和适当的治疗有助于延缓疾病的进展。

（2）只有老年人会得青光眼。

事实上，尽管青光眼患者常常是老年人，但从婴儿到老年人均可患病，而且多为终身。

（3）青光眼的症状是明显而易见的。

事实上，在大多数病例中，青光眼没有症状，因此，可能

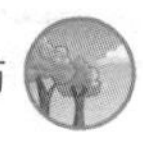

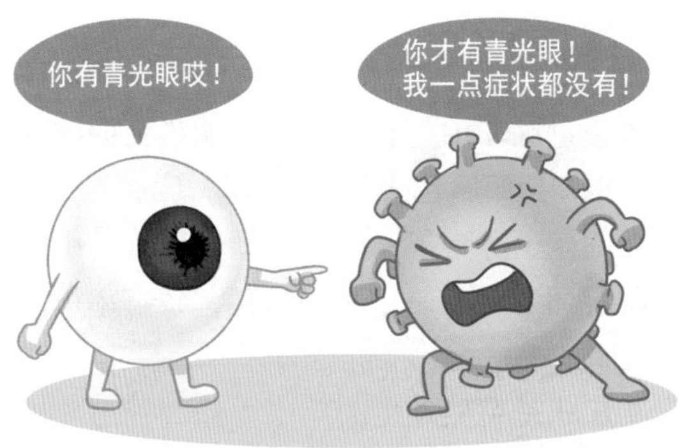

直至晚期才被发现。

（4）青光眼造成的视力损伤可以恢复。

事实上，青光眼造成的后果是不可逆的。一旦造成视力损伤，就不能恢复。

（5）全球仅有小部分失明是由青光眼造成的。

事实上，青光眼是全球不可逆性致盲的首要病因。

（刘　驰　胡　莹　徐　科）

第三节　眼底病

眼底是人眼球结构的后半部分，包括玻璃体、视网膜、葡萄膜、视神经，光线通过传导到眼底，进行了信号传导后，再通过视神经传导到大脑成像后，人眼才能看清。所以，眼底出现了问题，您通常会察觉到看不清物体、看东西变形、眼前有黑影遮挡等感觉，如果有以上这些情况的发生，一定要尽早就医。在这个章节我们用最精练最简短的语言，简述了常见眼底疾病的发病特点及症状，也阐述了相关疾病的诊治及预防，希望以此来提示广大读者朋友们，重视眼底疾病，关爱眼健康。

98. 可怕的眼卒中

大家都听说过脑卒中，它是严重影响生命的疾病，已经家喻户晓。可是您知道眼睛也会患卒中吗?

眼卒中在临床上称为视网膜中央动脉阻塞，中医上也称为"暴盲"，是眼科的急症之一，来势凶猛，致盲率极高，一旦来临，我们的眼睛几乎毫无"抵抗之力"。

它的主要症状是突然发生的单眼无痛性视力急剧下降，经过短暂的休息无法缓解。部分患者会有一过性黑矇的先兆表现，通常休息一会儿后，视力逐渐恢复。一旦发生了这种情况，我们千万不可大意，因为这极有可能是眼卒中的先兆。

眼卒中主要发生于老年人，特别是有"三高"(高血压、高血糖、高血脂)、冠心病、动脉硬化等基础病的人群；同时也好发于患者有自身免疫性疾病、血管炎或工作和精神压力较大，有长期吸烟、饮酒等不良生活习惯的年轻人。

治疗眼卒中的关键就是与"时间赛跑"，因为如果动脉完全阻塞，时间越长，视力恢复的可能性就越小。因此，眼卒中的抢救必须争分夺秒，一旦出现症状，一定要赶紧去医院检查治疗，一秒都不能耽误啊!

眼卒中的预防措施包括：

(1) 积极治疗原发病：平时有基础疾病的患者应该积极治疗，控制血糖、血压、血脂等指标，还要戒烟限酒，减少盐分的摄入，少吃过于油腻的食物。

(2) 心态平和：生气、情绪激动等，是引发血压升高的重要原因之一。因此，控制情绪，保持心情舒畅能起到良好的预防作用。

(3) 适当运动，保证充足睡眠。

(4) 注意先兆，及时救治：如果发现突然眼前黑影或视物

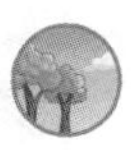

模糊等，要警惕可能是眼卒中的先兆，应及时到医院检查诊治，以防延误病情。

99. 我的眼睛长了黄斑

临床上经常听见患者询问的一个话题：医生，我的眼睛长黄斑了？什么是黄斑啊？有黄斑需要治疗吗？

我们可以把眼睛比喻成一台照相机，晶状体就是镜头，而视网膜就是底片，那么黄斑是视网膜上的一个重要结构，富含很多叶黄素，也是我们眼睛视觉最敏锐的地方，是视功能的主要区域，能不能看见全靠它，相当于心脏一般的存在。

那么黄斑区的功能有哪些呢？它主要决定着光觉、形觉、色觉，能够识别大小、颜色、形状、深度、距离等大多数的光学信号。

黄斑能为人带来光明，但同时它也十分脆弱，黄斑一旦生病了，视力就会急转直下，还会出现色觉异常、中央区视物模糊、眼前黑影、视物变形等一系列情况。

100. 警惕中老年人的“视力杀手”——湿性年龄相关性黄斑变性

随着我国老龄化进程的加速及各类电子产品的普遍使用，黄斑变性已经成为严重威胁人们视力健康的“致盲杀手”。黄斑变性分为干性黄斑变性和湿性黄斑变性，而湿性黄斑变性对视力的损害更严重。这种疾病是由于新生血管的出现，造成黄斑区出血、水肿、渗出，进一步病区变化可有瘢痕形成，造成视力的下降。

湿性年龄相关性黄斑变性的主要表现为视力下降，即看东西不清楚，并且变形——本来是直的，看起来却是波浪一般。有的患者会觉得往哪里看，哪里就像被挡住了一样；还有的患者两只眼睛同时看东西会觉得颜色不一样。出现这种情况，很可能提示您的黄斑区已经生病了，应当尽早到医院进行相关检查，如若发现，尽早治疗，以防病情往更坏的方向进展。目前临床普遍应用对抗血管内皮生长因子的药物进行眼内注射，在疾病的中早期可以很好地改善病情，以获得更好的预后。

101. 如何保护好黄斑呢?

（1）持续高强度、长时间的紫外线照射会对黄斑产生刺激，进而引起黄斑部的缺血变性，导致视力下降。因此在紫外线较强的天气时，应避免长时间的户外活动，如有必要可以选择戴墨镜出行，以减少紫外线对黄斑的损伤。

（2）戒烟限酒。长期吸烟会加重视网膜细胞的氧代谢负担，加速黄斑病变的进程；酒精对视网膜有较强的刺激作用，易引起黄斑的充血与炎症，进而加速黄斑病变过程，同时酒精会导致血管扩张，更容易引发原有病变部位的出血。

（3）水果及蔬菜含有大量的叶黄素，叶黄素具有较强的抗氧化作用，能够有效抑制眼睛中氧化自由基对视网膜感光细胞的损害。因此，多吃水果及蔬菜可以在一定程度上预防视网膜黄斑变性所引起的视力下降。

（4）糖尿病、高血压等慢性躯体原发病同样是黄斑病变重要的高危因素，因此勤锻炼、保持良好的生活习惯，积极控制自身原发病，同样有助于减缓和预防黄斑病变的发展。

102. 什么是视网膜?

视网膜就是位于人眼球壁最内层的一层膜状组织，薄而透明，视网膜内遍布丰富的神经与血管及大量的感光细胞，是视觉通路中重要的感受器。人眼是视觉信息的初级处理中心，如果我们把眼睛比喻成一架照相机，视网膜就相当于照相机的底

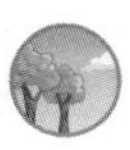

片，即光线通过物体反射进入眼内，经过屈光系统传导后，最终会在视网膜上成像。然后，视网膜上的感光细胞可以将光信号经处理转换成电信号，经视神经通路后传入大脑，大脑中的视觉中枢会对接收的信号进行处理，进而使人获得视觉感知。

103. 可怕的视网膜脱离

视网膜脱离是一种比较严重且常见的致盲性眼病。视网膜共分为10层，其中前9层统称为神经上皮层，是眼睛的感光层。在神经上皮层外为色素上皮层，两层之间存在着潜在的间隙。视网膜脱离是指因为某种原因导致的视网膜神经上皮层与色素上皮层的脱离，一般根据发病原因可以分为孔源性、牵拉性、渗出性3类。该病在发生前常有先兆症状，即眼球运动时眼前出现闪电一样的闪光感，视野内常有黑影飘动。当视网膜发生部分脱离时，脱离对侧的视野会出现固定的云雾状阴影；若视网膜全脱离，则可能出现视力急剧下降或光感完全丧失。

许多患者的视网膜脱离是循序渐进的过程，平时不痛不痒，甚至当视野完全缺损时才想起来去医院，因此，术后预后常常不甚理想。所以，如果发现有上述症状，一定要给予足够的重视，尽早就医，尽早手术，以期获得良好的预后效果。

104. 常见的“飞蚊症”

如果你在不经意视物时感觉到眼睛里出现了许许多多的“飘动小黑影”，尤其看白色的明亮背景时症状更明显，甚至有时随飘动伴有闪光感——那么极有可能你已经罹患了“飞蚊症”。

造成飞蚊症的主要原因是玻璃体液化和后脱离，对于仅有玻璃体后脱离的患者，无须进行任何治疗。但如果短时间内您感觉到“飞蚊”数量不断增加，视物或有遮挡，那么一定要予以重视——这很可能表明玻璃体正在急剧的退化，或有视网膜脱离的危险，此时应当立即前往医院，接受散瞳后眼底检查，千万不可大意！

105. 什么是高度近视？高度近视的眼睛会发生怎样的变化？

近视是指在调节放松的状态下，平行光线经眼球屈光系统后聚焦在视网膜之前，在视网膜上不能清晰成像，当近视度数大于600°时，称为高度近视。

正常情况下，眼轴会随着年龄的增长逐步发育。到8岁时眼轴发育为成年状态，8岁以后眼轴趋于稳定。然而，眼睛看近物时间太久，睫状肌会一直处于紧张状态，久而久之，会使睫状肌调节能力下降，眼轴代偿性地增长，进而导致近视。当近视表现为轻度或中度时，通常属于生理性的近视，除了会造成远视力下降以外，不会引起更多的病理性表现。但当近视表现为度数大于600°的高度近视时，其眼底多有病理性改变，故高度近视又称为变性型近视或病理性近视。

如果我们把眼睛比喻为气球，如果越胀越大，气球壁就会变薄轴，随着近视的不断增长，眼轴逐步变长，视网膜及巩膜也会越变越薄，视网膜变薄后发生裂孔及脱离的概率就会增加，严重的视网膜脱离患者会有失明的风险。

若有高度近视，这几件事不宜做！

虽然并不是每个高度近视的人会发生视网膜脱离，但是高度近视的人发生视网膜脱离的概率确实比眼睛正常的人高出许多。我们知道高度近视使眼轴变长，度数越高眼轴越长，眼轴变长后就会牵拉视网膜进而导致视网膜脱离患病率的增加。因此，高度近视较一般人群更应该警惕视网膜脱离的发生，避免进行下列存在视网膜脱离危险的活动：

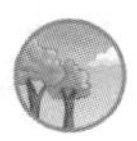

（1）高度近视的人不宜坐过山车，过山车高速运转，很容易使视网膜脱离。

（2）高度近视的人不宜熬夜及劳累，使眼睛长时间高负荷工作，本身容易出现多种并发症。

（3）高度近视的人不宜做剧烈运动，比如打篮球、蹦极、拳击、跳伞、滑雪等容易使视网膜脱离。

如果您患有高度近视，在日常小心谨慎的同时，更应定期去医院检查眼底，及时掌握自身的躯体变化，最大限度地避免意外的发生。

106. 甜蜜的陷阱——糖尿病性视网膜病变（DR）

随着人们生活水平的提高和饮食结构的改变，糖尿病的发生率不断提高。同时，糖尿病的并发症严重威胁着人们的健康，由糖尿病引起的并发症可以遍布全身，而在各器官中，眼睛可是个“重灾区”——糖尿病性视网膜病变已成为全世界导致视力缺失及失明的三大因素之一。

视网膜微血管病变是糖尿病性视网膜病变的基本病理过程，由于微血管细胞的损害进一步导致了微血管闭塞、无灌注区形成，也可以理解为血液循环的障碍，视网膜缺血缺氧的状态会导致大量新生血管的产生进而导致增殖性病变发生，简单地说就是糖尿病引起眼底微血管缺血、缺氧的一系列病变。这种新生的血管很容易破裂出血，导致视力急剧下降。病变晚期，常会合并牵拉性视网膜脱离。

在疾病的早期，糖尿病患者一般没有感觉，直到病情进展到波及了黄斑区或眼底大量的出血不能吸收，甚至视网膜脱离的时候，才后知后觉。而此时，往往视力已不可逆性地下降，严重者甚至致盲。

因此，眼科医生呼吁糖尿病患者在严格控制自身血糖的同时，更要定期检查眼底情况，争取做到早发现，早治疗，将糖尿病性视网膜病变防患于未然。

107. 糖尿病性视网膜病如何治疗？

临床上，有的糖尿病患者会提问，如果我得了糖尿病性视网膜病变，该如何治疗？

按照糖尿病性视网膜病变的发展阶段和严重程度，临床上分为非增殖型和增殖型。根据我国1984年全国眼底病学术会议制定的糖尿病性视网膜病变的分期标准，将糖尿病性视网膜病变的临床分期分为6期，分别为：

Ⅰ期：眼底表现为以后极部为中心的微血管瘤和小出血点。

Ⅱ期：出现黄白色硬性渗出及出血斑。

Ⅲ期：出现白色棉绒斑和出血斑。

Ⅳ期：眼底有新生血管生成或合并有玻璃体积血。

Ⅴ期：眼底有新生血管和纤维增殖形成。

Ⅵ期：眼底除了有新生血管和纤维增殖形成之外，还并发有牵拉性视网膜脱离。

其中前3期为非增殖期，后3期为增殖期，一旦眼底改变进入增殖期，视力将会随病程发展进行性下降，若不及时治疗，患者致盲的风险会急剧上升，且通常术后预后不佳。

糖尿病性视网膜病变的治疗应严格控制血糖、控制血压，定期检查眼底，根据DR所处阶段采取适当治疗。对于Ⅰ期、Ⅱ期糖网的患者，不必惊慌，可以定期3~6个月随诊检查眼底。而Ⅲ、Ⅳ期糖网的患者，根据造影情况可以尽快行视网膜激光光凝术，回退新生血管，预防及防止眼底出血的发生。如果发展至Ⅴ期、Ⅵ期，已经形成了陈旧性的玻璃体积血或合并视网膜脱离，那便千万不可再拖延，一定要去医院尽早手术了！

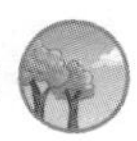

108. 眼底血管堵了——常见的视网膜静脉阻塞

视网膜静脉阻塞是眼科非常常见的一种眼底血管性疾病，主要表现为视力下降，眼前活动性黑影飘动，常见于老年人，多单眼发病，高血压、糖尿病、高脂血症、动脉硬化等自身基础原发病及长期大量抽烟喝酒等不良生活嗜好是其发病的主要危险因素。视网膜静脉阻塞是由于视网膜静脉回流受阻中断所导致的，视网膜的静脉负责将视网膜的血液运输出去，一旦发生阻塞，将造成上游微血管的压力增高、淤塞、循环不良，进而导致局部水肿及出血，病程一旦累及黄斑区，则很有可能出现视力的急剧下降。

109. 视网膜静脉阻塞有哪些种类?

视网膜静脉阻塞依据阻塞位置，可分为视网膜分支静脉阻塞和视网膜中央静脉阻塞。通常中央静脉阻塞更加严重，患者预后更差。根据临床以及预后可以分为缺血型视网膜静脉阻塞以及非缺血型视网膜静脉阻塞。缺血型视网膜静脉阻塞多伴有黄斑区的水肿，当发病3～4个月时，由于静脉阻塞导致视网膜长期处于缺血缺氧的状态，易使虹膜表面长出许多新生血管，这类血管对眼睛非常有害，当我们眼睛房角的部位长满遍布的新生血管后，患者常常会出现视力急剧下降、眼睛剧痛伴头痛等表现，如果病情拖延到这个阶段，眼压常常无法得到有效的控制，最终有走向失明，甚至眼球摘除的可能。

110. 视网膜静脉阻塞的并发症有哪些?

第一类为黄斑部的并发症和后遗症，包括黄斑区可见囊样的水肿、黄斑区网膜前可见一层增殖膜形成、黄斑瘢痕形成等。

第二类为新生血管及其并发症，新生血管比较活跃，发生在虹膜上，爬到了眼睛房水循环的房角，我们俗称的“下水道”，会引起新生血管性青光眼的改变；新生血管长在眼底的视网膜上，很容易破裂出血，从而形成玻璃体积血、视网膜增殖，最终造成牵拉性视网膜脱离。无论哪种情况，均可导致视力的急剧下降，如果不及时治疗，最终会造成不可逆性视力丧失，严重者最终眼球保不住！所以千万要重视！早发现早治疗是关键！

111. 视网膜静脉阻塞伴黄斑囊样水肿有哪些症状?

视网膜静脉阻塞伴黄斑水肿症状为突发无痛性视力下降，患者突然出现视力下降，并且没有痛感，部分患者可有视物遮挡感，即眼前有固定的黑影遮挡视野。合并黄斑水肿的患者可有轻度视物变形，主观感受为眼前的物体不直，犹如海浪一样弯曲不平。

112. 视网膜静脉阻塞合并黄斑水肿不规范治疗有哪些危害?

如果视网膜静脉阻塞合并黄斑水肿没能尽早治疗会有哪些危害？发现黄斑水肿和新生血管后，如果拖着不治疗，会有什么后果呢？

长期黄斑水肿和新生血管活跃增殖会使视网膜结构变得紊乱，后续用药虽然能消退水肿，但如果视网膜结构已经被破坏，视力很难再恢复。视网膜结构紊乱，就像被水浸湿的地板，如果不及时把它擦干，地板就会一直泡在水里，地板就会受潮逐渐失去原有的结构，即如果不能及时尽早治疗，造成的功能损害将是不可逆的。

113. 视网膜静脉阻塞合并黄斑水肿应当如何治疗?

治疗方法的选择应根据患者进行个体化定制，主要是针对

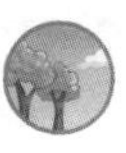

视网膜静脉阻塞的病因（如高血压、动脉硬化或炎症等）和并发症（如黄斑水肿、缺血、新生血管等）进行治疗。

目前，临床上普遍使用对抗血管内皮生长因子的针剂进行球内注射，该药物在提高视力、抑制新生血管、减轻黄斑水肿等各方面均有不错的疗效，且兼备经济性，是本病的一线治疗药物。

同时也有另一种激素类药物，具有强大的抗炎、抗新生血管生成和稳定视网膜屏障的作用，当抗血管内皮生长因子注射6次后疗效不佳，可作为另一种治疗选择。

除去药物治疗，激光光凝治疗也是本病的可选方案之一。利用激光的热效应，对视网膜进行光凝，使局部组织蛋白质变性凝固，能同时改善缺血和消退新生血管。对缺血型的任何类型的视网膜静脉阻塞均可联合应用激光光凝治疗，以控制和预防发生新生血管、玻璃体积血及最严重的新生血管性青光眼。该方法具有疗效确切、创伤小、恢复快的优点。

对于病情较重者，则需要手术治疗。手术通常采用玻璃体切割术，手术切除玻璃体后皮质，剥除黄斑前膜（必要时部分剥除内界膜），以达到消除黄斑水肿的目的，进而改善视力。对于晚期发生的难治型新生血管性青光眼的患者，联合应用药物治疗、激光光凝治疗与手术治疗可以达到更好的临床效果。

114. 视网膜脱离的分类

实际上，视网膜脱离根据发病原因可以分为孔源性视网膜脱离、牵拉性和渗出性3类。具体的脱离类型需要专科的医生进行检查才能确诊，有些类型的视网膜脱离比如孔源性视网膜脱离、牵拉性视网膜脱离需要手术治疗视网膜复位，才能有效地提升视力。而对于渗出性视网膜脱离的患者，通常不需要手术治疗，也不必紧张，通常只针对原发病进行保守治疗。如果您及家人发现眼前有黑影遮挡伴视力下降，并且眼前常有一闪闪的光感出现，好像烟花一样，那可能有视网膜脱离的风险，提示您尽快到医院就诊。

115. 如何尽早发现新生儿眼疾?

每位家长都希望自己的孩子拥有一双又大又圆又漂亮的眼睛，可是，有些先天性眼疾还是会找上宝宝，如果我们尽早发现尽早治疗，可以最大限度地挽救宝宝的视力。

那么如何尽早发现宝宝的眼疾呢？一般新生儿眼睛就有感光功能，2个月可以注视物体并追视物体。3个月可以出现手眼协调，会用手去抓物体。到了6个月的时候，能够分辨熟人和陌生人。1周岁时可以注视3米远的物体，能够区别物体形状，开始喜欢色彩和图画。

家长要随时注意宝宝生长发育期间的视力变化，如在相应的阶段达不到上述的视力标准，就应该引起重视，尽早去医院检查。

116. 新生儿眼底检查到底有多重要?

新生儿期，是视力发育的关键时期，这个时期宝宝的视觉器官正常接收光线刺激，使宝宝的视功能不断成熟和完善。而许多眼疾会影响或干扰光刺激，从而影响宝宝的视觉发育。比如先天性上睑下垂、先天性白内障、斜视等。

有些先天性的疾病，比如先天性青光眼、早产儿视网膜病变等，如果发现或治疗不及时可能会导致失眠，这将给全家都带来遗憾。另外，视网膜母细胞瘤等均需要早发现早治疗。

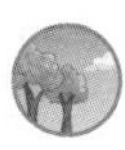

117. 小儿眼底筛查什么时候更合适？会不会对新生儿有伤害？

早产儿和足月儿均需要做筛查，但筛查时间不同。足月的宝宝一般在出生7天内进行第一次筛查，如果错过这个时间，也可在出生42天内进行筛查。尤其对于父母有眼疾或家族遗传病史或母亲是高危妊娠的孕妇，宝宝应该尽早做眼底筛查。

早产宝宝一般在出生后4～6周，或矫正胎龄31～32周时进行眼底筛查。需要进行多次检查，家长们必须严格遵照医嘱，按时给宝宝复查眼底。

眼底筛查时宝宝不会有痛苦的感觉，检查前半个小时，医生会先用药使宝宝瞳孔散大，在宝宝眼睛表面滴上一滴表面麻醉药，随后放置开睑器，并在暗室内使用眼底照相机检查视网膜，记录视网膜的病变情况，所以眼底筛查是不会对宝宝眼睛有伤害的。

118. 隐形的视力杀手——视神经炎

有的人可能会有这样一种表现：觉得视力下降了、转眼球时有疼痛感，看红色的东西时，总觉得不那么红了。这到底是怎么回事呢？原来是得了视神经炎。

什么是视神经？我们可以形象地把眼球比喻为一架照相机，角膜是镜片，用来采光；晶状体是镜头，用来聚焦；视网膜是胶片，用来成像。但这样人是不是就能看清东西了呢？当然不能！

原来眼球是要通过视神经把接收到的图像信息传到大脑里我们才能感受到。在这里，视神经起着枢纽的作用，它像电线一样联系着眼睛和大脑，电线如果坏了的话，图像就传输不过去的。而目前这个电线还不能置换。视神经如果产生了炎症，就导致投射在我们视网膜上的影像不能传递到大脑，因此视神经至关重要。

119. 什么原因能够引起视神经炎？

视神经炎的病因非常复杂，各种细菌、病毒的感染，自身免疫系统的紊乱都可以导致它的发生。而且，视神经炎多发于年轻人，常常会在感冒或是劳累后出现。发病后，视力会急剧下降，还伴有眼痛、眼球转动痛、患眼红绿色觉下降，看东西颜色没有以前鲜艳，觉得一切都是灰蒙蒙的，视野中央还可能出现一个“大黑点”，往哪里看，哪里就被挡住。不过，绝大多数的患者经过积极的治疗，视功能会有不同程度的提升，甚至恢复到发病以前的水平。

120. 视神经炎的预防很重要

虽然视神经炎很可怕，但是我们可以通过尽力改变自身的不良习惯去预防。维生素B_1缺乏是视神经炎的重要诱因。所以，我们可以多吃富含维生素B_1的食物，比如豌豆、瘦猪肉、芹菜、玉米等。减少电子产品的时间，适度用眼。如果自觉眼睛不适，一定及时去医院进行检查。

121. 视网膜脱离的原因

视网膜脱离是常见的眼底病，正常人的发病率大概在1%，而近视的人发病率会更高，近视度数越深其周边部视网膜也更容易出现问题，也就更容易发生视网膜脱离。

临床上有些患者会问，为什么会视网膜脱离？我们可以用一个例子打比方，视网膜就像一件衣服，有的衣服质量非常的好，很结实。而有的衣服，皱皱巴巴，甚至有漏洞。因此我们可以理解为比较菲薄的视网膜容易出现脱离的情况。大部分的

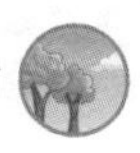

视网膜脱离的原因是玻璃体混浊牵拉或后脱离的过程中，把周边部有变性的视网膜拉破了，这时眼球里的水会通过形成的裂孔跑到视网膜下，从而引起视网膜脱离，这时会发生视力突然下降伴有眼前黑影遮挡。有少部分的原因是外伤导致的视网膜脱离，不管是什么原因造成的视网膜脱离，重要的是尽早手术治疗！

122. 孔源性视网膜脱离可以预防吗？如果发现了视网膜的脱离，可以拖一拖吗？

首先要避免眼睛受到外伤以及尽量不要揉眼，因为使劲地揉眼也会导致眼睛受到轻微的外伤。避免跳水、拳击等危险性大的活动。对于高度近视、无晶状体眼、有眼部外伤史、有视网膜周边部变性区等的高危人群需定期检查眼底。

孔源性视网膜脱离后只能手术治疗，越早手术，恢复越好。比如刚开始只有部分视网膜脱离还没有累及黄斑区，这个时候做手术就能恢复绝大部分的视力；如果这个时候耽误了，很快病区进展，累及到黄斑区，视力就会急剧下降并导致永远的视物变形。如果不手术，病区就会越来越严重。假如放任不管，大概率最终会失明、眼球变小、眼球萎缩等。这个很好理解，打个比好，比如骨头断了，很快去接好，效果就会比较好；而如果拖了几个月甚至几年，那么效果就会差很多很多。

123. 高血压是如何影响眼底的？

我们的视网膜上有视网膜动脉和静脉，他们就像是两兄弟一样。长期患高血压的患者，动脉会逐渐增厚，我们可以想象，由于原来动脉比较软现在变得比较硬，动脉“哥哥”每天挤压着静脉“弟弟”，渐渐地静脉承受不住如此巨大的压力，变得越来越扁，甚至被压断，导致视网膜静脉阻塞，从而微血管的压力增高、淤塞、循环不良，引起黄斑水肿、眼底出血、新生血管性青光眼等，患者甚至可能失明。

124. 高血压患者如何避免眼底受损？哪些人应该警惕高血压引起的眼底病变？

高血压患者，应定期测量血压，根据每次的血压测量结果对血压情况进行控制，可以减小眼底病的发病率，每年应该进行1～2次的眼底检查，如果发现眼底有病变应该尽早治疗。另外高血压患者日常需要注意饮食，保持充足睡眠，适当运动，养成良好的生活习惯。

对于老年性高血压患者、长期吸烟人群、妊娠期高血压的孕妇等，应该特别警惕高血压引起的眼底问题。所有的高血压患者，出现视物模糊的情况时，也应该及时做眼底检查。

125. 眼底检查是什么？

在所有的眼病里，眼底病总是“气氛”最紧张的那一块，无论是糖网病变还是黄斑变性，高危且复杂的眼底病都能分分钟伤害我们的视功能，说是让人闻风丧胆也不为过。然而，相比于眼球前段的检查，同样重要的眼底检查却不太被大家关注到，也就是说，我们恰恰忽略了“早发现、早治疗”眼底病的重要手段。眼底由视网膜、视神经盘、视神经纤维以及视网膜后的脉络膜等构成，由于它们都位于眼球眼后节的底部，所以称为眼底。也正因为这样，在眼底发生的疾病，很多都无法用肉眼来发现，这个时候就必须提到眼底检查了。检眼镜、OCT、眼底照相是常规的眼底检查，特殊的疾病还得有OCTA、FFA和ICGA等。

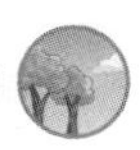

126. 哪些人群应该定期做眼底检查?

由于眼底疾病相对更高的致盲风险，以及早期可能无明显症状的特点，定期进行专业的眼底检查，才可以帮我们早发现早治疗，保住视功能。

当然，每个人现实情况有异，大家可以在自认为有必要的时候进行检查，但有一部分人群，我们始终都建议其定期做详细眼底检查，那就是眼底病高危人群，比如糖尿病、高血压等全身疾病的患者，可以通过眼底检查观察血管的病变情况。另外，高度近视人群由于更易产生眼底病变，也建议定期进行眼底检查。

127. 眼底打激光治疗是怎么回事?

眼睛就像一台照相机，有镜头也有底片，底片也就是我们常说的眼底视网膜，有些眼底病是需要进行激光治疗的。眼底激光的学术用语是视网膜激光光凝术，它是利用激光的热效应，在视网膜上形成密集的光凝点，光凝可以封闭渗漏点，减少视网膜水肿、也可以封闭血管闭塞区及无灌注区，有效地控制视网膜的代谢，防止视网膜出血，阻止或者延缓视网膜遭到进一步损害。对于眼底血管性病变，包括最常见的糖尿病性视网膜病变、缺血型的视网膜静脉阻塞、静脉周围炎、视网膜变性区、视网膜裂孔等都需要进行眼底激光治疗。眼底激光可以准确地针对眼球的不同组织发挥作用，疗效确切，对人体无伤害，对正常的眼组织无损害，不需要住院，不影响工作、生活、学习，眼底激光是一种安全有效的治疗眼底病的眼科技术。

128. 关注小儿眼底病，守护儿童眼健康

在2018年的研究中发现，有接近20万的新生儿筛查中，发

现有9%以上的新生儿，检查出眼睛是有异常的。对于刚刚出生的婴儿，自己没有表达的能力，父母很容易就忽视了小朋友的眼病，这也直接影响了儿童的视功能，甚至影响儿童的一生。

那么我们就要提高筛查意识，早发现早治疗。同时父母要注意孩子的视物行为和表现，比如可以平时在和孩子玩耍时多多观察。对于家中有宠物的情况，一定要重视宠物的清洁卫生和疫苗接种，避免让小朋友过分亲密接触宠物，以免感染寄生物，让我们一起重视和保护小朋友的眼健康！

（徐　丽　翟　睿）

第四节　儿童青少年近视防控

近年来，我国近视患病率居高不下，呈现高发、低龄化趋势，严重影响儿童青少年身心健康。教育部和国家卫生健康委员会等八部门非常重视儿童青少年近视问题，要求学校、家长和医疗卫生部门一起行动，积极有效控制儿童近视发展。所以，近视防控知识的科学普及就显得尤为重要。许多家长对近视防

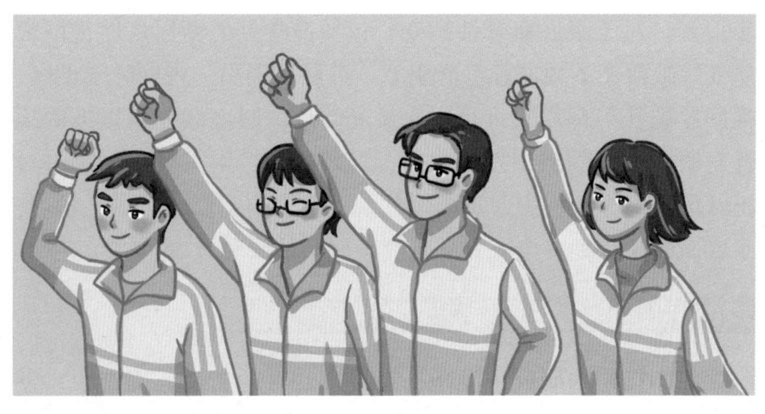

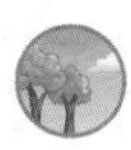

控在认识上存在诸多误区，比如散瞳对眼睛有伤害、近视了戴眼镜度数会越戴越大、戴了就摘不下来等错误认知。卫生工作者也需要及时更新理念，把近视防控的新知识、新技术及时传播开来，让大家对近视防控有一个正确的认识，帮助更多的儿童青少年有效地控制近视发展，从而减少高度近视的发生率。本章节我们用通俗易懂的语言讲解了如何给儿童建立屈光档案、怎样科学用眼预防近视，以及儿童青少年近视了到底该不该配镜、配什么眼镜、眼镜应该如何佩戴，还有在什么情况下需要做视觉训练，希望我们的讲解能给大家在近视防控方面带来一定的帮助。

129. 人的眼睛的结构是怎样的？眼睛是如何生长发育的？

我们的眼球结构精密复杂，内部有很多个部件，这些部件就好比是一台照相机，位于黑眼球表面的角膜如同镜头的镜片，中间的瞳孔如同控制进入眼睛光线量的光圈，它后面的晶状体如同调整物像清晰度的调焦器，内层的视网膜如同感光的底片。当外面的光线进入眼睛时，会发生折射现象，最后形成焦点聚焦在视网膜上，于是，我们就可以把物体的细节都看得清清楚楚。为了把远处和近处的事物看清楚，眼睛需要不断调节。眼内的睫状肌通过收缩或者舒张使“凸透镜”（晶状体）变凸增厚或者变扁平，好让不同距离的物体聚焦点正好落在视网膜上面，这样眼睛就能看清物体，这个过程有点像照相机的自动变焦。

出生时，人的眼睛尚未发育成熟，仍需要后天不断完善。出生时眼睛处于远视状态，随着生长发育，眼球逐渐由小向大增长，眼轴逐渐增长，眼屈光度数从远视逐渐趋向于正视，这个过程我们称为“正视化”。孩童3～4岁时，视力已经发育到0.6左右，教会小朋友认识视力表，就可以开始第一次的眼部检查啦。孩童到6周岁左右，视力基本发育到1.0，就可以查出眼部屈光的问题啦。0～6岁是预防近视的关键期。如果因为外在因素导致正视化的过程受到负面干预，引起眼轴增长过快就会加速正视化的过程，接着又从“正视眼”发展成了“近视眼”。成年18岁以后，眼轴发育也基本停止了，这时候近视度数就不再明显变化了。20～30周岁的青年期，这段时间眼睛度数比较稳定。青年期后的中年期，眼睛就迎来了晶状体弹性降低，大约在40岁的时候，每个人都会出现“老花”。这就是从出生到老年，很多人几乎都会经过远视、正视、近视、老视的过程。

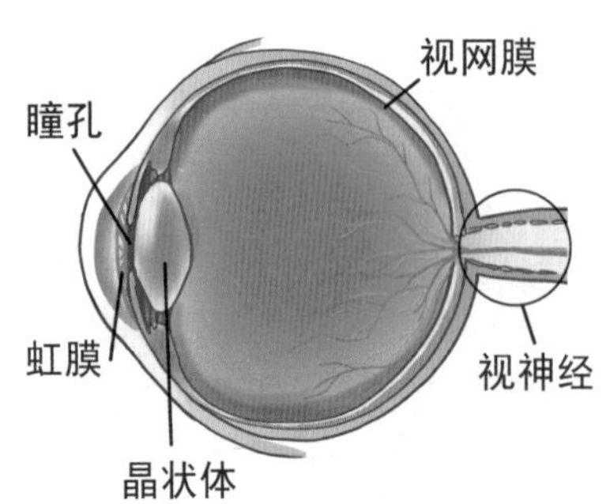

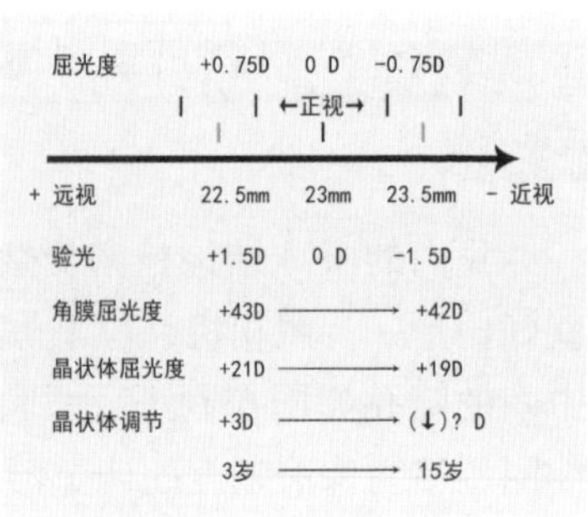

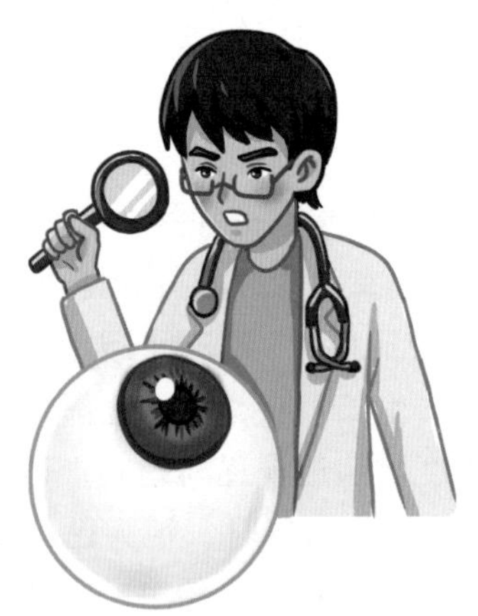

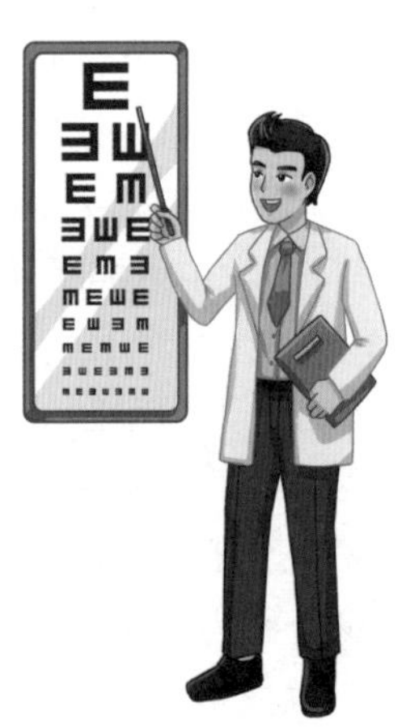

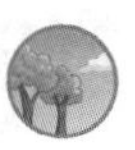

130. 什么是眼睛的远视储备？远视储备多少合适？

新生儿眼球较小，眼轴长度并未达到成人水平。此时新生儿的双眼处于远视状态，这是生理性远视，也称为“远视储备”。而后，随着生长发育，眼睛的远视度数逐渐降低而趋于正视。随着现代生活方式的改变，儿童青少年近距离用眼时间变长、负荷变重，长此以往导致孩子“远视储备”的过早消耗，最终导致近视等问题出现。远视储备是“对抗”发展为近视的缓冲区，所以为孩子保留合适的远视储备非常重要。

幼儿阶段的“远视储备”非常宝贵，此时开始保护视力，预防近视，就可以为小学阶段不近视争取空间。小学阶段课业负担尚轻，也是绝好的护眼时期。这两个阶段抓好了，后面阶段即使学习压力加大，再发生近视的概率也会大大降低。由此可见，对现在的孩子来说，预防近视，幼儿阶段才是源头，小学阶段是关键。处于这两个阶段的孩子，可塑性还很强，生活还没有形成固定的模式，家长若加以协助和引导，那么一生不近视，完全是有可能的。

当然，并不是远视储备量越高越好，绝大多数3岁儿童通常

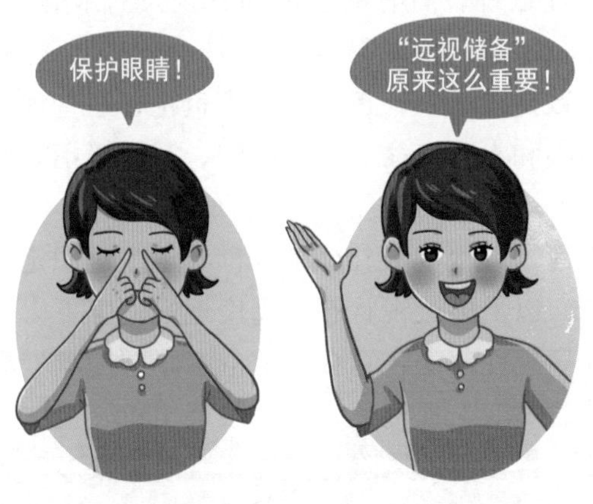

有200° ~ 300°的远视，为生理性远视，是正常的远视储备，能起到避免或延缓未来发生近视的风险。若此时远视已不足100°，则提示其未来发生近视的风险极高。之后随着年纪增加，眼睛发育长大，远视降低。到10 ~ 12岁时，眼睛逐渐发育为正视眼。但也有一部分孩子天生有高度远视，会影响视力的发育，需要及早发现，干预治疗。要在2 ~ 3岁时就到专业医疗机构建立儿童屈光发育档案。

131. 近视的表现是怎样的？近视会对孩子造成哪些影响？

近视一般是由于眼轴增长导致的看远模糊，近视的眼球形态发生了改变，无法通过药物或者仪器训练使近视消失的，所以近视是不可逆的。近视的形成不是突然性的，当孩子出现看远处物体需要靠近、上课看黑板不清楚，看电视的时候喜欢往前凑，经常揉眼睛、眨眼睛、眯眼睛看东西、歪头斜眼看东西、皱眉、拉扯眼角，户外时常有畏光感等，有以上表现时需要引起注意了，有可能近视了，需要到专业的眼科医院进行规范化的检查。

低度近视虽然不可怕，但影响也很大。低度近视算不上眼病，但早发性近视，对有的孩子却有较大的影响。心理影响，有的孩子比较敏感，怕戴眼镜不好看，被取笑；也有的孩子总担心近视度数持续增长，造成了心理负担，这些情况容易影响孩子的自信心和人际交往。生活影响，戴眼镜不方便，活动受限制。

高度近视是近视度数在600°（世界卫生组织定义500°以上为高度近视）以上的近视状态。高度近视危害更大，会带来一系列眼球的病理性改变，它会严重危害眼睛健康！高度近视眼发生眼底黄斑病变、视网膜裂孔、眼底出血、视网膜脱落、继发性白内障、青光眼的风险也要比正常眼高很多。高度近视易

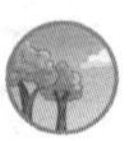

受伤，进行跳水、蹦极、篮球、拳击这种比较剧烈的运动项目要格外慎重。高度近视即便成人后做近视激光手术，也不能改变眼轴过长带来的眼底并发症的问题。因此，预防近视的发生度数过高、过快增长尤为重要。高危患者应注意坚持定期检查，配合医生进行积极治疗。

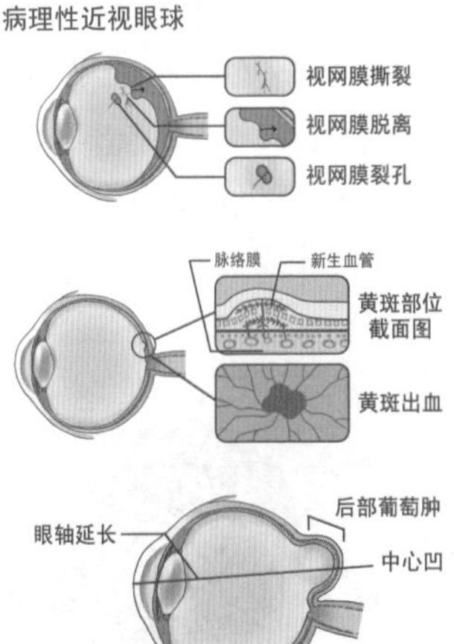

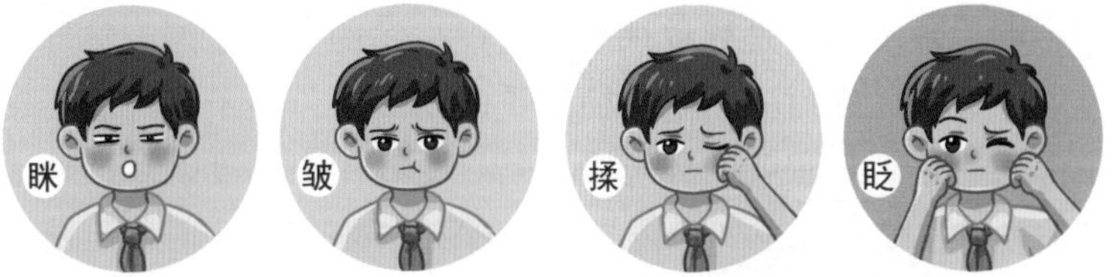

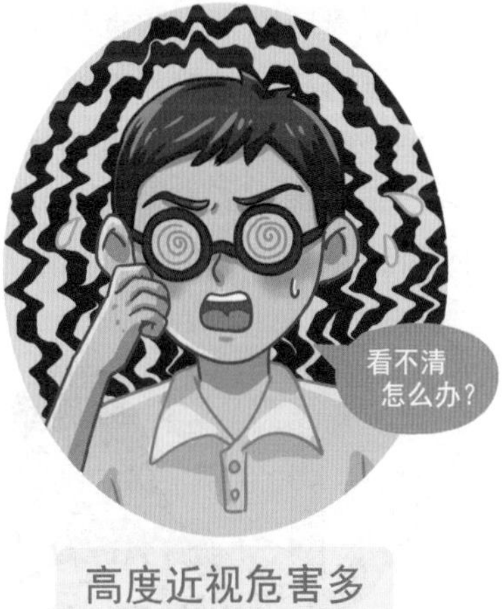

132. 是什么原因导致孩子近视了？

近视的原因主要有先天遗传因素和后天环境因素。近视会受到遗传因素的影响，不同类型的近视，遗传概率不同。单纯性近视一般是由于后天过早、过多近距离用眼或不良的用眼习惯造成，这种近视的遗传概率较小，而病理性近视遗传的风险则相对较大。父母单方近视的孩子，发生近视的概率是父母没有近视的孩子的2倍多，父母双方都是近视的孩子，发生近视的概率约是父母没有近视的孩子的5倍，但不代表孩子一定会近视。

近视的发生除了遗传因素的作用，还会受到后天环境因素的影响，环境因素是导致现阶段近视高发的主要原因。父母双方均不近视，在后天用眼负荷过重的情况下，孩子也可能会发生近视。近视最主要的环境因素是近距离用眼过度以及户外活动的减少。学龄儿童如果每日持续阅读时间超过2小时，近视发病概率增加2倍多。如果眼睛接受足够的阳光的话，可以抵消高强度近距离用眼带来的近视风险。有研究发现，即使父母都是近视，每周10小时的户外暴露就能有效地预防近视。如果不能保证足够的户外活动时间，无止境地接触手机、平板电脑等，无异于开启损害眼睛的模式。因此，要养成良好的用眼习惯，预防和延缓近视的发生发展。

强光刺激
不良的用眼习惯
遗传
营养不良
疾病
环境
正常
重病
风险
疾病
近视的发展过程
正常视力
用眼过度
假性近视
错过治疗
混合近视
放弃治疗
真性近视
任其发展
高度近视

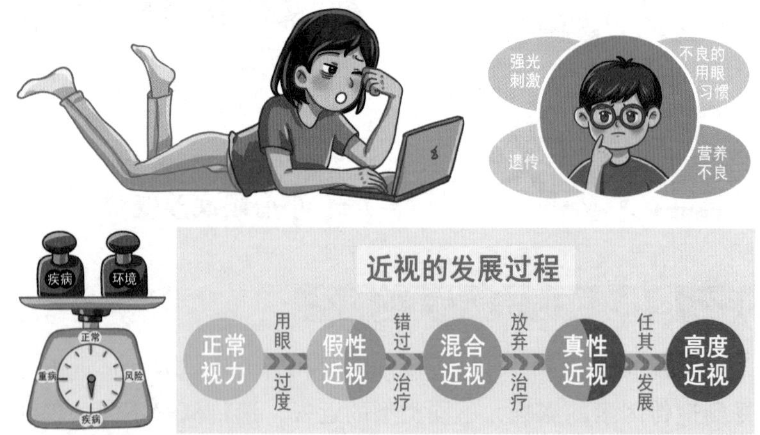

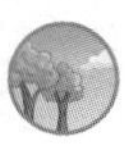

133. 户外阳光是如何保护孩子眼睛不患近视的?

“户外阳光下活动”一直是近几年国际眼科学界预防近视方面的热门话题。科学研究发现，充足的户外活动能够推迟近视发生。预防近视最有效的是“户外活动”，有效成分是“户外”，而非“活动”。每天在户外多待40分钟，近视发病率就可以降低9%。阳光能促进身体产生更多的多巴胺，这种物质可以抑制眼轴的增长，从而控制近视。户外的大部分物体都离得很远，即使不去看它，它也会在视网膜上形成保护性离焦，让眼球更自然发育而非过度生长。

近年来，专家们已达成共识，“户外活动时长”是预防近视发生、发展的独立保护因素，其保护作用与光照强度有关，因为太阳光的光照强度比室内光照强度高数十倍。所以，预防近视不能“宅”在家。每天户外光照至少2小时，一周户外光照不少于10小时，能有效预防青少年近视。户外活动时间不要求是持续的，可以是间断性的、累加的。但每天户外活动时间一定要达到2小时以上，才会起到很好的预防近视的作用。对尚未近视的孩子来说，充分的户外活动，可以很有效地预防近视。但若每天户外活动不到半小时，则几乎很少起到预防近视的作用。对已经近视的孩子而言，虽然控制近视作用有些减弱，但足够的户外活动时间，也意味着室内近距离用眼的减少，因此依然

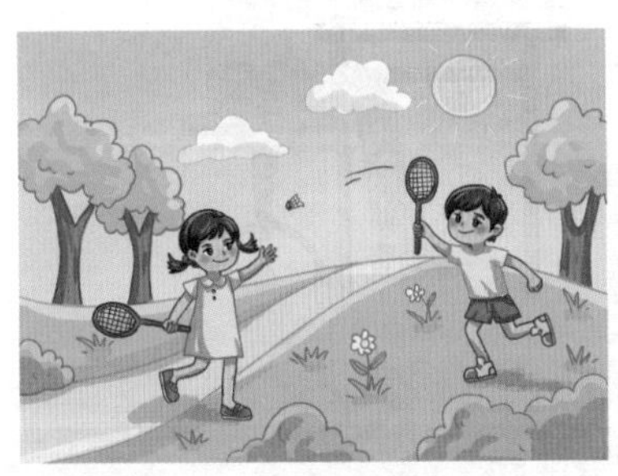

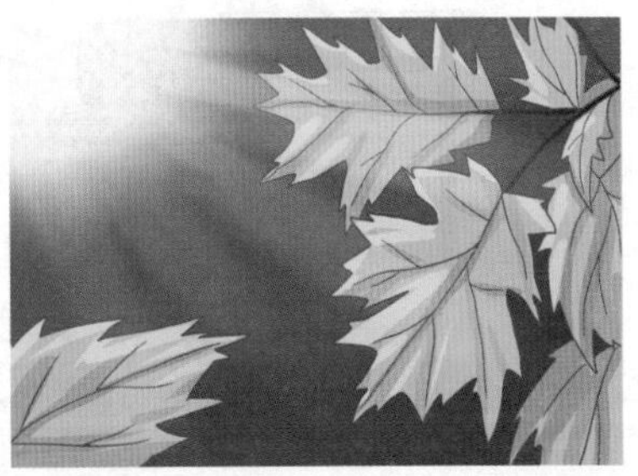

是值得提倡的。

134. 如何科学合理地用眼来防控近视?

从一开始，小朋友们就要养成正确的学习和用眼习惯，养成好习惯终身受益。阅读距离太近、持续时间太长、阅读姿势不良以及光照不良等，都会大大增加近视的患病风险。

合理的用眼模式1：持续长时间近距离用眼非常有害。合理的用眼行为模式应该是看远及看近交替进行，读书的时候要中间歇一会儿。遵循“3010”法则，即用眼30～40分钟后让眼睛休息10分钟看远；还有20：20：20法则，看近20分钟、看6米远处物体20秒；建议看电子产品每20～30分钟休息一次眼睛。

合理的用眼模式2：阅读写字的距离越近，近视的风险越大，阅读距离至少要大于30厘米。好的坐姿是肩平腰直挺前胸，做到“三个一”(胸离桌边一拳远，眼离书本一尺远，手离笔尖一寸远)。使用可调节高度和角度的书桌。不要躺着看书，不要边走边看书，不要在晃动的车厢内看书，不要在暗光下看书。

合理的用眼模式3：良好的用眼环境也很重要，学习阅读要

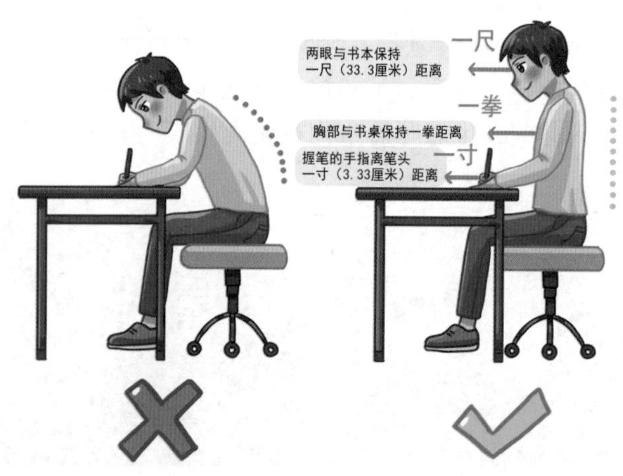

背景光线
有足够的光线
坐在窗户边，随时有机会远眺
设置闹钟持续用眼，超过20分钟就要远眺休息片刻，眨眼润目（电子产品不超过20分钟）
距离书本为33厘米，视线下垂10°～20°
坐姿端正
胸部与书桌保持一定距离
座椅高度可升降，随时调整与身高匹配

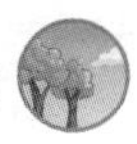

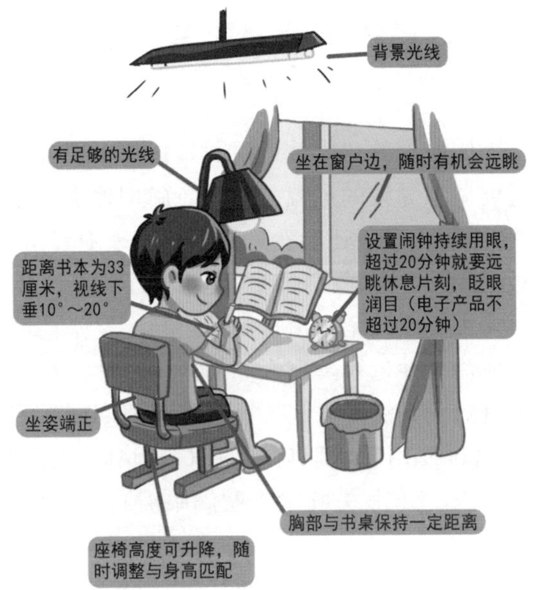

在明亮的环境下，白天尽量采用自然光线投射，照度均匀，书桌面照度不小于500勒克斯，使用接近自然光的护眼灯。晚上读书写字时，整个房间要保持足够的亮度。书桌不要对墙摆放，放在窗前或桌前有空旷视野的地方。写字时书桌最好抬起15°左右。阅读时候不要过度低头，把书拿起来斜放在桌面上或者使用阅读架阅读都是很好的用眼习惯。

合理的用眼模式4：上网课如何防控近视呢？第一是选择电子产品越大越好，优先选择投影及电视，其次是电脑，最好不要使用手机和平板。第二是观看距离越远越好，投影及电视至少在3米远，电脑至少50厘米远。第三是观看时间，小学生一节课20分钟，一天累计2.5小时，中学生一节课30分钟，一天累计4小时。第四是课间要休息，最好是看远。第五是要进行适当的户外运动。

135. 如何判断是真的近视了还是“假性近视”？近视可以恢复吗？

生活中人们所说的“假性近视”是指由于用眼过度，睫状肌痉挛、过度调节导致的远视力下降，确切地讲是一种“调节性近视”。孩子刚上学时还能看见黑板，后来随着功课的增多，渐渐看黑板模糊了，这时孩子有可能出现了近视。需要注意的是儿童有可能由于眼睛紧张出现假性近视，但是也可能由于眼球过度发育成为真性近视。那么如何区分真性近视和“假性近视”呢？最有效的方法是去医院进行睫状肌麻痹后的验光，即散瞳验光。通过使用睫状肌麻痹剂（如1%阿托眼膏或凝胶、1%环喷托酯滴眼液和复方托吡卡胺滴眼液），比较用药前后的

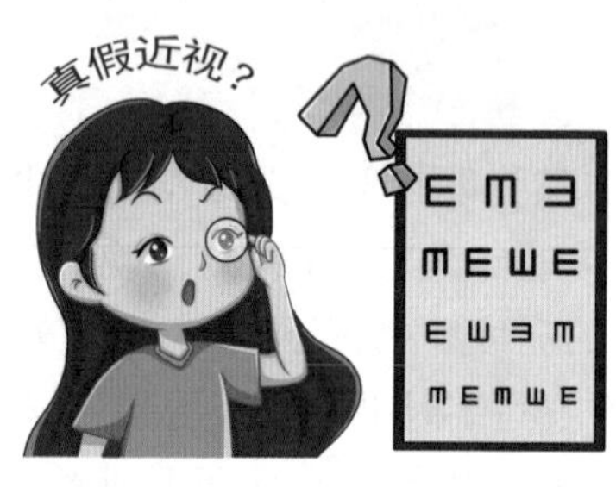

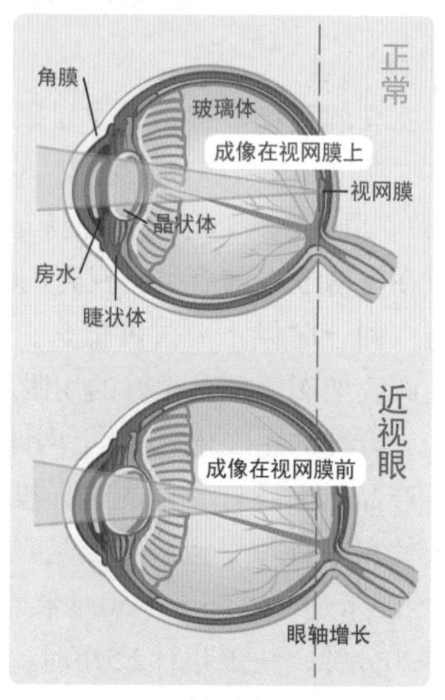

正常与近视眼球对比

假性近视：

是由于长时间近距离视物，使睫状肌过度紧张，晶状体曲率增加，以致物体聚焦在视网膜前。

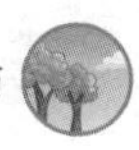

屈光度数，可以判断孩子是真性近视还是“假性近视”。

真性近视和假性近视的区别在于假性近视是因为眼睛调节紧张，导致光线聚焦在视网膜前面，看不清楚。当眼睛放松后，光线又重新聚焦在视网膜上，视力提高至正常。而真性近视一般是因为眼轴变长，即使眼睛放松，光线仍聚焦在视网膜前面，看不清楚远处物体。如果长时间的假性近视，不进行治疗或直接戴上近视眼镜，假性近视就会变成真性近视了。所以近视一定要到正规医院检查，判断是真性近视还是假性近视，不要盲目配镜，并定期检查眼轴变化，尽早预防近视发生和干预近视度数加深。需要注意的是，我们不能把缓解睫状肌痉挛而降低假性近视度数，等同于真性近视可以治疗、度数可以恢复。

一听到孩子近视了，很多家长会非常着急，看到市场上涌现出的五花八门可以治疗近视的产品，便“乱投医”，甚至求助偏方。从近视的原理来说，如果您的孩子已经确诊了近视，那么在目前医疗技术条件下，近视是不可逆的！近视不能治愈。大多数孩子为轴性近视，即以眼轴增长为特点的近视，就像孩子的身高不会变矮一样，眼轴变长了也不会再缩短。家长了解了这些知识，就不会盲目地相信各种“治愈近视”的虚假宣传。

136. 儿童为什么要散瞳验光？散瞳验光对眼睛有危害吗？

人眼在看远时睫状肌放松，悬韧带紧张，晶状体扁平，看近时，睫状肌紧张悬韧带松弛，晶状体由扁平变凸起，这种由看远过渡到看近导致的晶状体屈光力增强的这一过程称为调节。人眼通过调节让我们能看清不同距离的物体，儿童调节力很强，验光时的度数就会上下波动，就需要使用睫状肌麻痹剂让睫状肌松弛下来。其次因为儿童青少年年龄小，检查时配合程度欠佳，眼睛调节常处于紧张状态。所以，散瞳可以使睫状肌麻痹使得眼睛调节放松下来，从而检查出最真实的客观的屈光状态程度，是国际公认的诊断近视的“金标准”。一般来说12岁以下，尤其是初次验光，伴有斜弱视和较高散光的儿童，建议散瞳验光。已经确诊为近视需要配镜的儿童，一般也需要散瞳验光。

临床上常用的睫状肌麻痹药物有1%阿托品眼膏或凝胶（“慢散”）、1%盐酸环喷托酯滴眼液和复方托吡卡胺滴眼液（“快散”）。1%阿托品眼用凝胶的睫状肌麻痹效果最强，持续时间久，适用于7岁以下的近视儿童，尤其是远视和斜弱视的患儿。1%盐酸环喷托酯滴眼液的睫状肌麻痹效果仅次于1%阿

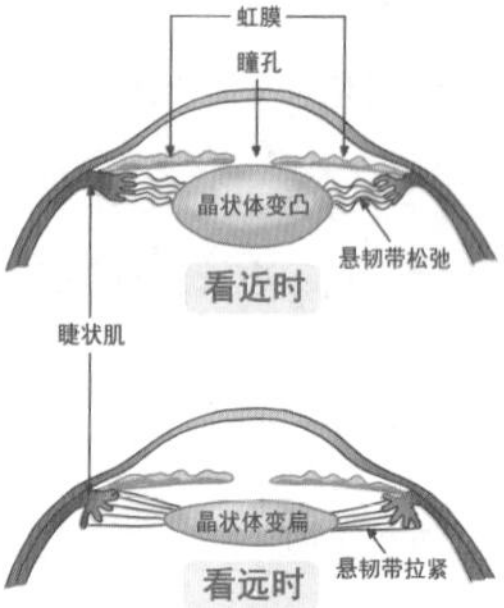

虹膜
瞳孔
晶状体变凸
悬韧带松弛
看近时
睫状肌
晶状体变扁
悬韧带拉紧
看远时

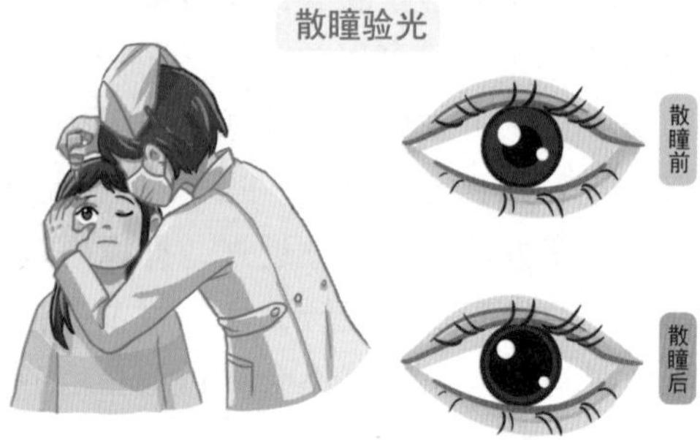

散瞳验光

散瞳前

散瞳后

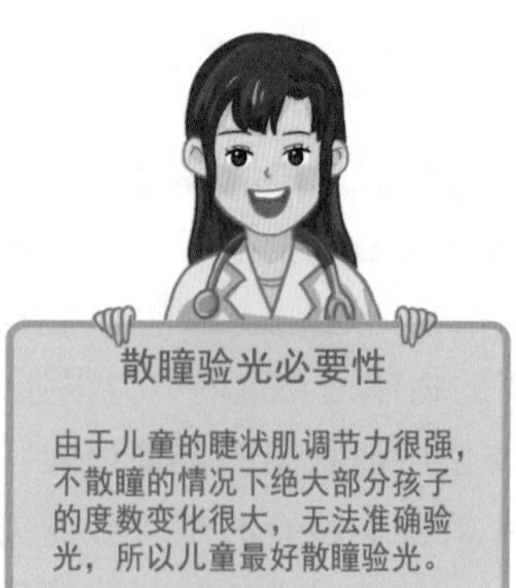

要先散瞳，让眼睛放松下来才能验光哦！

散瞳验光必要性

由于儿童的睫状肌调节力很强，不散瞳的情况下绝大部分孩子的度数变化很大，无法准确验光，所以儿童最好散瞳验光。

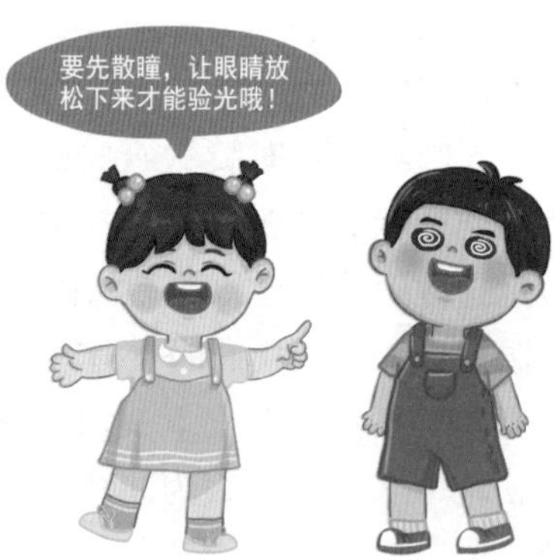

 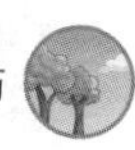

托品眼用凝胶，且作用时间较短，可考虑作为不能接受1%阿托品眼用凝胶时的替代，以及用于7～12岁近视儿童的散瞳验光。复方托吡卡胺滴眼液持续时间短，作用强度在三者中最弱，适用于12～40岁人群，临床上也可用于7～12岁近视儿童的散瞳验光。需要注意的是，麻痹睫状肌后的验光结果可让医生对眼在调节放松状态下的屈光不正情况有初步了解，但并不一定就可以据此开具最合适的矫正处方，最后的矫正处方一定是在权衡双眼的屈光情况、主觉验光情况、双眼平衡、斜视及视功能情况及患者的具体视觉要求后确定。

散瞳期间因为瞳孔散大会出现畏光，户外光线较强时可佩戴太阳镜及遮阳帽防护。散瞳期间还会因为睫状肌麻痹出现视近模糊，行走时需要谨慎避免碰撞。使用散瞳剂，眼睛有时会出现轻微的刺痛感，极个别孩子会出现眼睛红、口干等症状，但这些症状不会持续很久，多喝水就可以了。散瞳验光对眼睛没有伤害，家长大可以放心。

137. 屈光发育档案是什么？为什么预防近视需要建立屈光发育档案？

儿童从学龄前开始，应定期到医院检查，检查内容包括裸眼视力、矫正视力、屈光程度、眼轴长度、角膜曲率、眼底等。其中散瞳验光与眼轴检查很重要，能准确客观反映孩子的屈光程度及其变化趋势，有助于及早预警近视的风险，同时也有助于排查发育过程中可能存在的其他眼部异常。完整的屈光发育档案，便于医生和家长早期发现孩子的视力异常，进行早期干预，降低发生近视的风险。

建议3周岁开始做检查，建立屈光档案是非常有必要的。这样做的最大意义首先在于防治弱视，3～5岁发现弱视，一般可以治好，过了7岁治疗效果就会下降。另一作用就是建立起一套近视防控系统。从远视储备、遗传、眼球发育、生活方式等各方面进行“近视风险性评估”，防患于未然。根据近视风险性评估结果来制订个体化近视防控方案，包括改善生活方式、视功能训练、药物治疗、制订个体化近视控制方案、有针对性地进行医学干预，及视力监测随诊等。

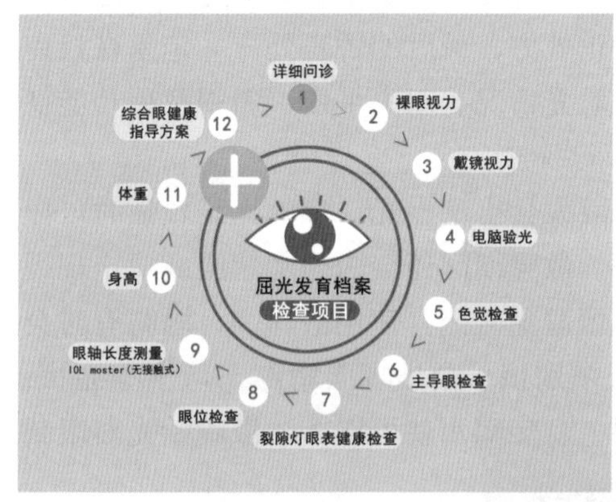

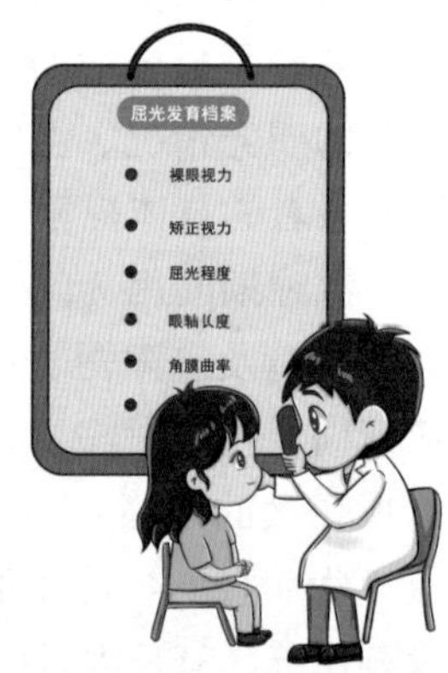

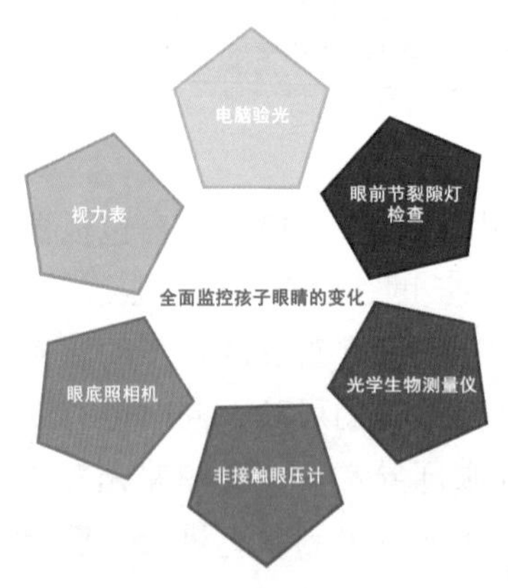

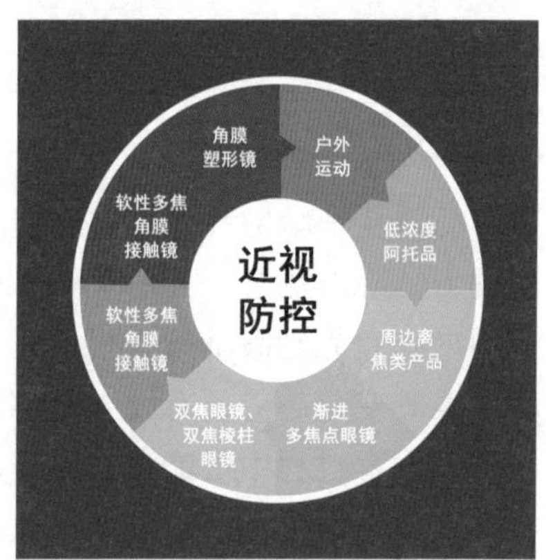

138. 普通验光和医学验光有什么区别?

普通验光的主要目的是矫正视力，仅是让配镜者看清物体，

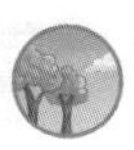

往往只通过电脑验光仪加上插片验光得出屈光度数后配镜，操作方法和步骤都相对简单。我们的眼睛结构非常复杂，医学验光是根据患者的眼部检查、屈光状态、眼位、调节力、视功能、年龄、职业、用眼习惯等十几项诊断指标而给出的科学处方，直接关系到所配眼镜的准确性和舒适性，它需要丰富的医学、视光学知识，产生的效果不仅是看清物体，还对眼睛起到治疗和保健作用，让眼睛享受清晰和舒适的视觉感受。

两者包含项目的区别。普通验光包含基础两项，电脑验光、视力检查，有些包含小朋友的检影验光（散瞳验光），普通验光的目的是让屈光不正的人，测出屈光度数后，通过试戴镜片、矫正配镜，能看清物体。医学验光的检查流程除了基础三项、检影验光外，还包含综合验光、双眼同时视、立体视、眼位检查、融像功能、AC/A、调节功能、集合近点、主导眼检查、双眼平衡等，通过更精密详细的数据，制定更合适的视力解决方案。验光配镜的目的不但看得清晰，而且感觉舒适、佩戴持久，提供较高的视觉质量。

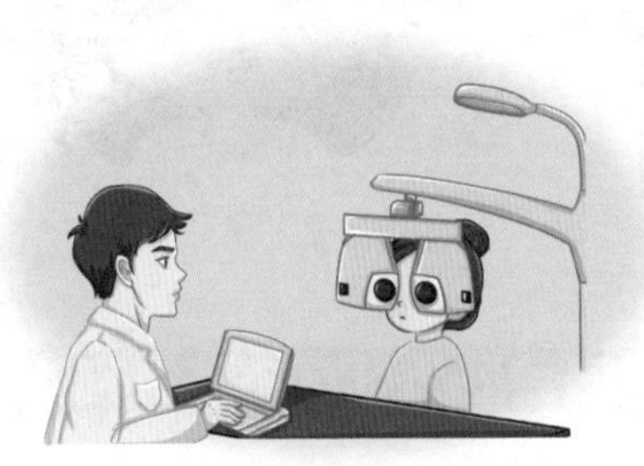
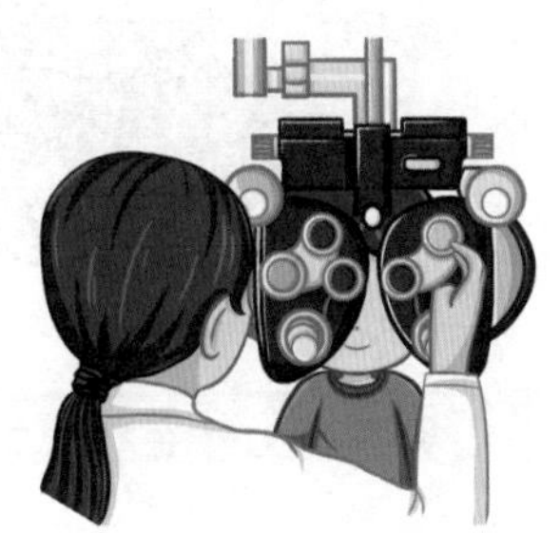

139. 电脑验光与人工验光有什么区别?

电脑验光的优点是快、简单、方便，但是电脑无法对不同环境、不同患者做出不同反应，如果患者检测时姿势不对、眨眼、不注视目标等，都有可能使测得的结果不准确，而且人的视觉除了与视力有关，还与人的心理素质有关。所以，电脑验光有一定的局限性，只能把它作为参考，还需要验光师进行人工医学验光，再经患者试戴镜片合适后，才能出具验光处方配镜，所以提醒近视患者，不要单纯相信电脑验光。

人工验光的优点是它具有一定的准确性和可靠性，需要有丰富的视光基础作指导，缺点是人工验光比较费时。一个有经验的验光师，必须熟练地掌握这种技能，尤其对一些复杂的眼病或疑难验光，还需要凭借丰富的临床经验才能给予合适的配镜处方以达到最佳效果，要成为一名有经验、技术娴熟的验光师，是需要多年的临床实践和不断的经验总结才能做到的。

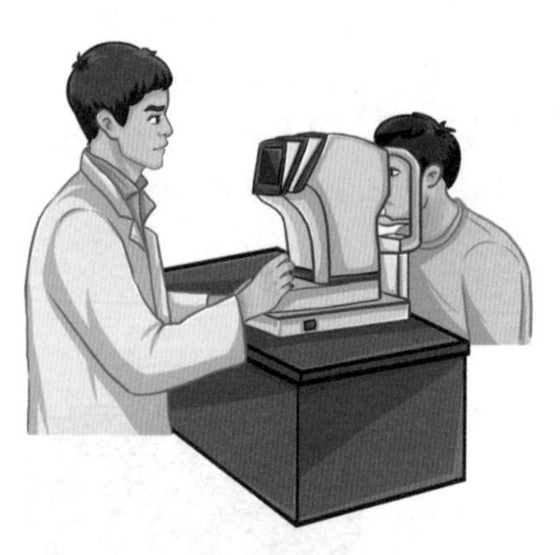

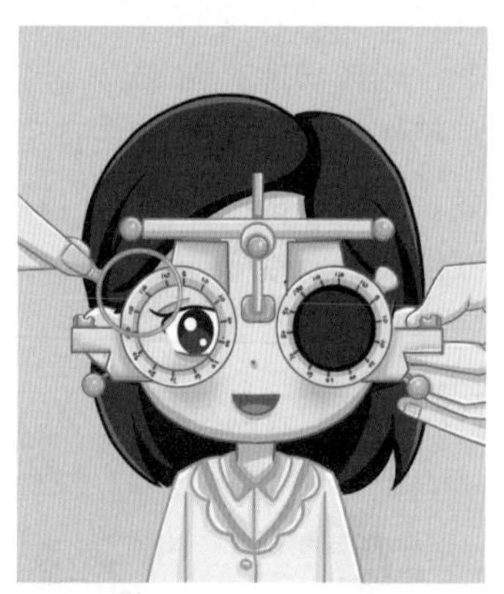

140. 怎样给孩子配合适的眼镜？为什么不能戴别人的眼镜？

通过医学验光并试戴后，得到了准确的配镜处方，那么就可以配镜了。但要想配一副合适的框架眼镜，除了度数外，正确科学地选择眼镜架和眼镜片也很重要，有些人对配镜不重视，随便在商店或摊贩处购买眼镜，或戴别人的眼镜，这些做法都

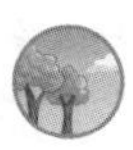

是不对的。配合适的眼镜，首先要选好眼镜架，眼镜架因材料、工艺、品牌、款式的不同，其价格和美观程度也不同，制作眼镜架的材料也有很多，可以根据孩子的脸型、肤色选择适合孩子的框架样式及颜色。中小学生适合选择合成树脂架或金属架。其次要充分满足镜片的光学要求，加工时，镜片光学中心必须与瞳孔中心一致，否则镜片出现三棱镜效应，会干扰视功能，戴镜后出现头晕、目眩、视物变形、眼睛酸胀、易疲劳等。因此，需要在医院或能保证加工质量的正规眼镜店配镜。

不同的人由于屈光状态不同，眼镜的度数也不相同，如果随便借戴别人的眼镜，由于屈光度数不同，平行光线进入眼内后自然不能在视网膜上清晰成像，因而仍看不清物体，偶尔有人勉强能看清，那可能是加强了调节的缘故，多不能持久，时间稍长就会感到眼睛不适，这样不仅不能提高视力，还会加重视疲劳，使近视度数增加。如果两人的眼睛验光后屈光度数一样，是不是就能借用别人的眼镜呢？答案不是。还需要注意瞳距是否一样，镜片光学中心是屈光力最大部分，它与瞳孔区相对应，也就是说2个镜片的光学中心距离应与瞳孔距离一样，如果两人瞳孔距离不一样，即使度数一样也不能借用，否则时间一久照样会出现视疲劳。而且有散光的人，即便散光度一样，

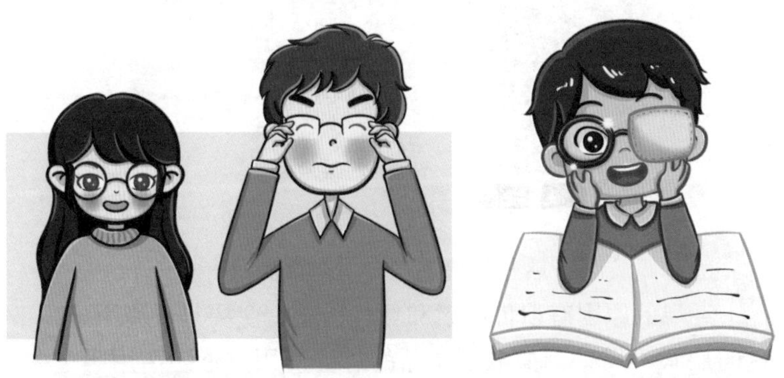

每人散光轴向不一样，也不能借戴。因此有屈光不正时，不管属于哪一种类型，都应该经过医学验光，配适合自己的眼镜，千万不要借戴别人的眼镜。

141. 儿童配镜的常见误区

（1）近视配镜时度数低些才好吗？

很多家长都有一个误区，认为近视配镜比实际度数低点，那样近视就不会长得太快，就能控制近视。但实际长期佩戴欠矫的眼镜，一是会让眼睛处于相对模糊疲倦状态，二是长期的欠矫眼镜会导致儿童视功能异常，与足矫配镜比较起来更容易加速近视增长，近视配镜原则是获得清晰矫正视力的最低近视度数（MPMVA），而不是牺牲最佳矫正视力、人为降低度数欠矫配镜。不同的人，最佳矫正视力也是不一样的，不能所有人都认定是以5.0（小数记录法1.0）为矫正目标。因此，儿童青少年近视配镜要在专业医疗机构听取专业人员医嘱，不能家长自主决定。

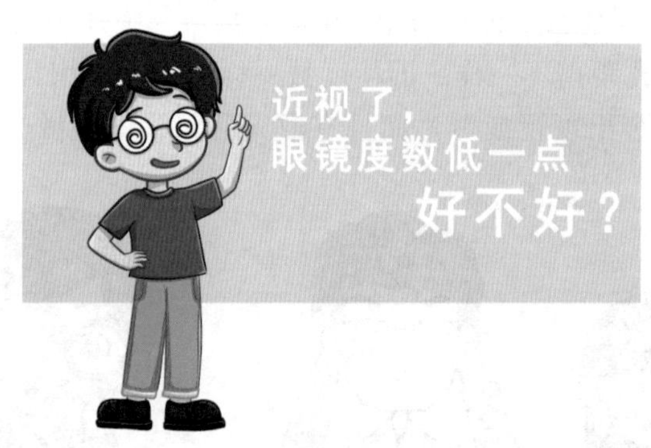

（2）佩戴眼镜后近视度数会越来越高吗？

近视的原因有遗传因素和环境因素，主要是环境因素，不良的用眼习惯，例如电子产品的过度使用，近距离用眼过多、

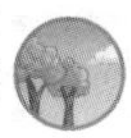

时间过久，坐姿及握笔姿势不正确，户外活动时间不足，这些都是导致度数加深的主要原因。戴镜并不会导致近视加深，但如果是不合适的眼镜对近视控制是不利的，反而根据孩子视功能情况佩戴合适的功能性眼镜，可以有效控制近视进展。因此，近视了应该及时到医院就诊，听取专业医生建议，科学规范地验光配镜，不仅能帮助患者看清东西，还能减轻视疲劳、改善双眼视功能，有效控制近视进展。

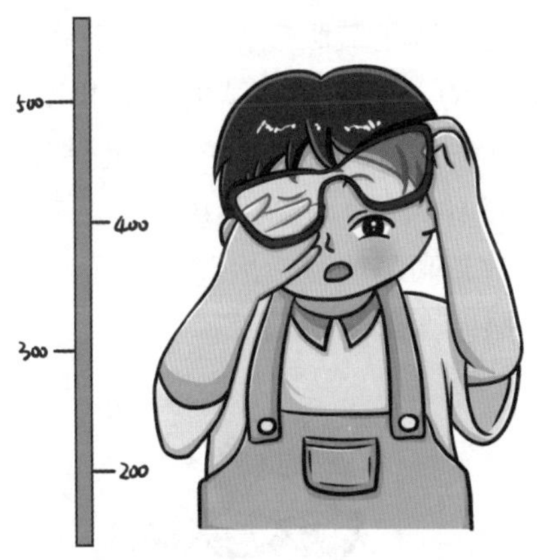

（3）孩子近视不需要防控，长大后可以通过激光手术治疗近视吗?

很多家长认为孩子近视后，长大了做个激光手术就可以“治疗”近视。其实不然，近视眼手术是针对近视基本稳定、眼部条件适合的近视成年人，原理是如同在眼睛里面植入了一个永远不能取出的“隐形眼镜”，这样术后就不用佩戴框架眼镜或隐形眼镜。但近视导致的眼轴延长及近视可能伴发的眼底病变的风险是无法改变，也无法逆转的。所以，近视眼手术并非真正彻底治愈近视，还是需要从小做好近视防控。

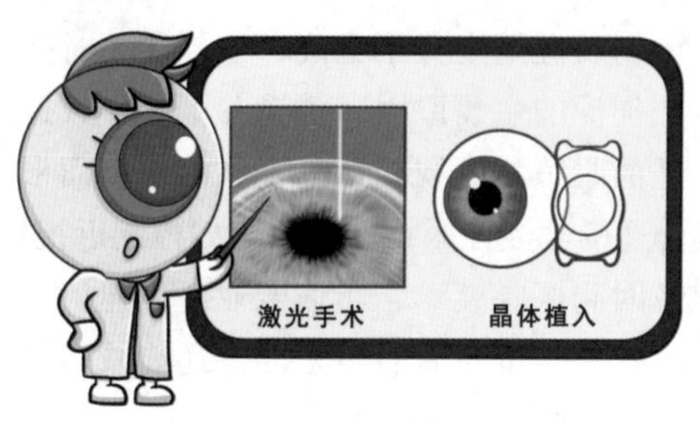

（4）戴眼镜眼睛会变形吗？

很多家长不愿意孩子戴眼镜，觉得戴眼镜会导致眼睛变形，其实不是眼镜造成的，眼轴是眼睛的前后长度，会随着近视的进展不断增长，有些表现为向前突出，有些表现为向后突出，这些都并非戴眼镜导致的。近视眼镜片是凹透镜，有一定缩小物像的作用，度数越高越明显，因此，在看习惯戴镜的样子后，摘镜后会有一种眼睛变形的错觉。

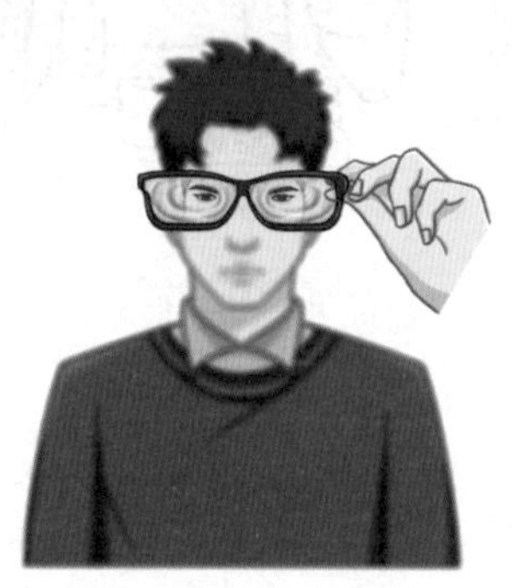

（5）只要戴镜看得清就好，不需要定期检查和更换眼镜吗？

看得清、看得持久、看得舒适，才是人们渴望拥有的理想的视觉质量。因此，看得清楚只是其中一个指标，很多时候很多不同度数的镜片都会让人暂时感觉是看得清，而看得持久且舒适这两大指标则需要非常准确的个性化的合适度数的镜片才

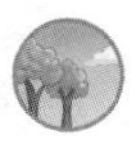

能实现，而这就依赖于专业的验光检查。人眼的屈光状态会随不同年龄状态而呈现动态变化，因此需要定期检查，如青少年可半年检查一次，成年人可一年检查一次。另外，镜片由于老化、表面镀膜磨损等会影响到视觉质量，而镜架也会变形而导致矫正偏差。因此，要重视定期验光检查更换眼镜。

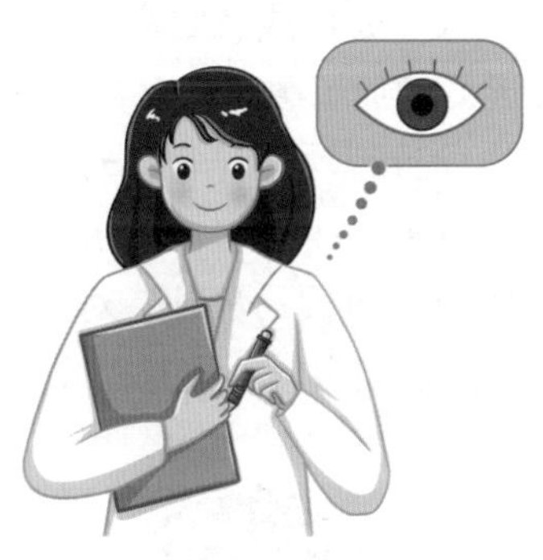

（6）有了验光结果就可以随便配镜吗？

临床上经常能遇到很多患者在医院验光，然后准备网上或者眼镜市场配镜，这其实是不可取的。验光结果只能说明矫正视力是否达到标准，而对于配镜度数，验光师是会根据患者的眼位、视功能情况及用眼习惯给出不同的处方，让患者拥有一个清晰、舒适、持久的眼镜。所以，配镜还是需要到专业医疗机构听取专业人员意见，不能随意验配。

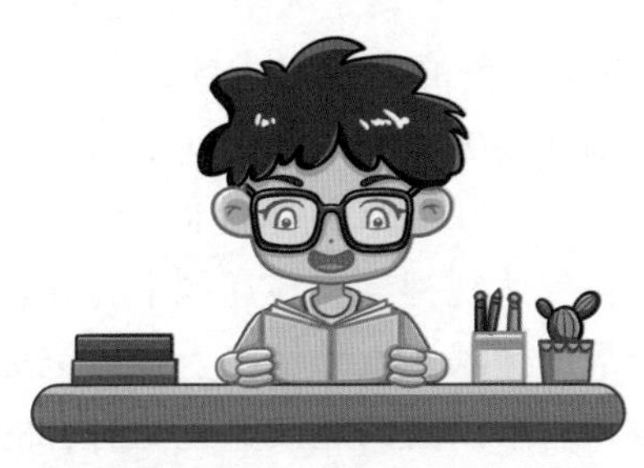

（7）眼镜看不清时戴，能看清就不用戴，不用全天戴镜吗？

有些家长认为，孩子近视了，眼镜就上课看不清黑板时戴，其余时间都可以不戴，这个其实要根据患者近视的度数、视功能情况而定。如果近视小于150°的儿童，其眼位、视功能、看近处的坐姿都是正常的，这个时候可以采取看远处戴，看近处摘下来，那么当近视大于150°或者更高，看近时如果不戴，就会使眼睛离书本过近，增加了眼睛的负担，加重视疲劳的症状。长时间近视不戴镜会导致视功能异常，对于集合过度内斜视的人，看远需要戴镜，看近为了减轻内斜可以不戴镜，而对于有外斜视的人，就需要全天佩戴。另外，对于现在比较流行的用来控制近视发展的离焦框架眼镜，也是需要全天佩戴。

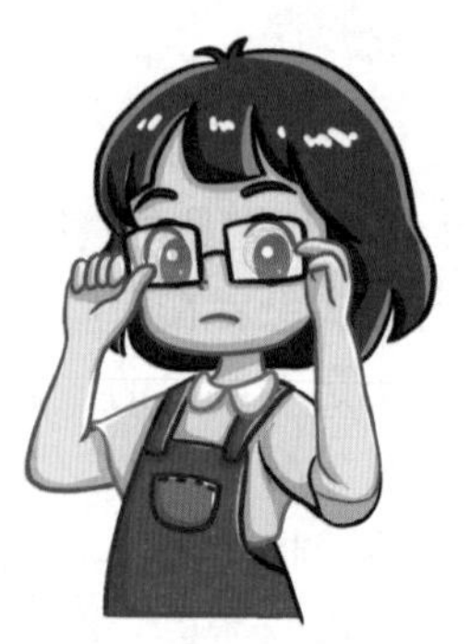

（8）防蓝光眼镜能控制近视吗？

我们常说的自然光，也就是太阳光，是由红、橙、黄、绿、蓝、靛、紫7种不同颜色的光线组成的，其中“蓝”就是指蓝光，它的波长范围在380～500纳米之间，蓝光对眼睛的影响有利有弊。波长范围在480～500纳米之间的长波蓝光是有利的，它可以通过视网膜到达视神经，传递到下丘脑合成褪黑素和血清素，可以起到帮助睡眠、改善情绪、提高记忆力等作用。波长范围在400～440纳米以内的短波蓝光是有害的，它会降低睡

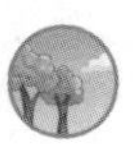

眠质量，甚至对视网膜造成光损伤。只有蓝光照射的强度和时间都达到一定程度时才会对人眼造成伤害，蓝光损伤需要照度超过1500勒克斯，直接照射视网膜细胞持续3小时以上，才会出现细胞活力下降和凋亡。

对于电子设备发出的蓝光是否需要防护目前还存在争议，室内电子设备产生的蓝光强度比室外自然光中的蓝光强度弱了几百倍，没有证据表明电子设备发出的蓝光会对眼睛造成伤害，因此，并不建议正常人去使用防蓝光眼镜。防蓝光镜片主要适用人群是长时间室内数码产品使用者和有黄斑病变累积风险的人群，儿童本身就会限制数码产品的使用时间，所以儿童正常不必要配防蓝光镜片。

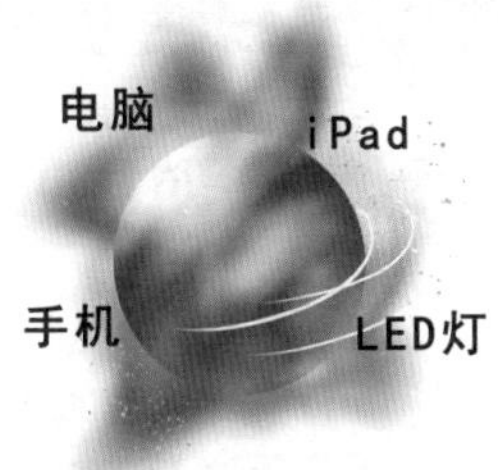

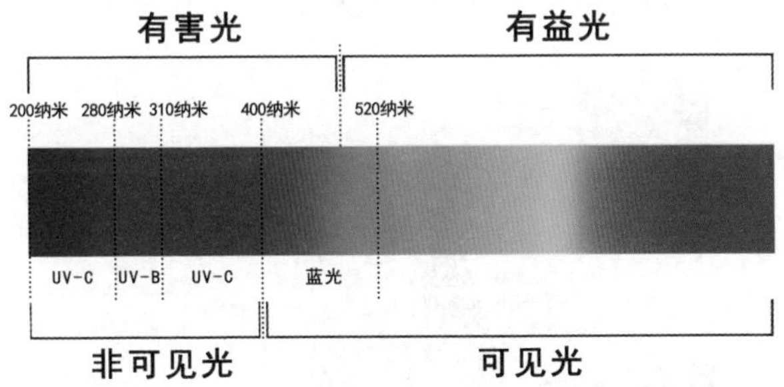

（9）一旦戴眼镜，就很难摘下来吗？

很多家长都会有这样的想法，孩子近视了千万不能戴眼镜，因为眼镜一戴就再也摘不掉了。实际上，青少年近视绝大部分是轴性近视，也就是眼轴长度超过正常发育长度，导致远处物体聚焦在视网膜前面，从而看到模糊物象，如果近视不佩戴眼镜，反而会导致眼睛调节不足，视物不清，造成近视进展，眼轴变长。很多人在近视戴镜后就不愿意摘下来，这主要是因为眼镜有助于获得清晰物象，戴镜后难摘的现象纯属患者需要，无须担心。

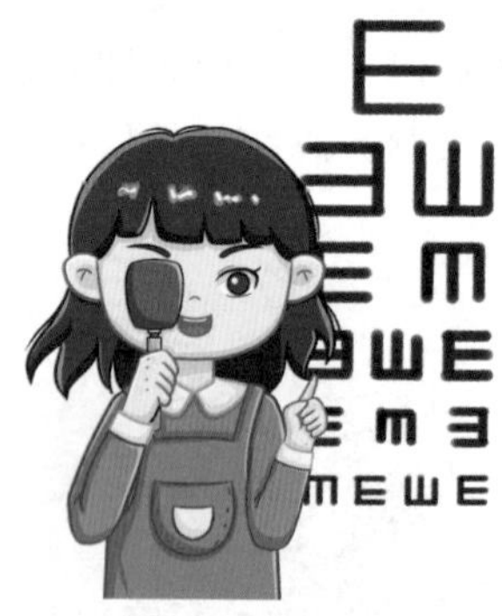

（10）眼镜只要没坏，可以一直戴吗？

很多人认为配眼镜选质量好的，不容易坏，佩戴时间可以更久。但人眼的屈光度是不断变化的，一般成人需1～2年检查1

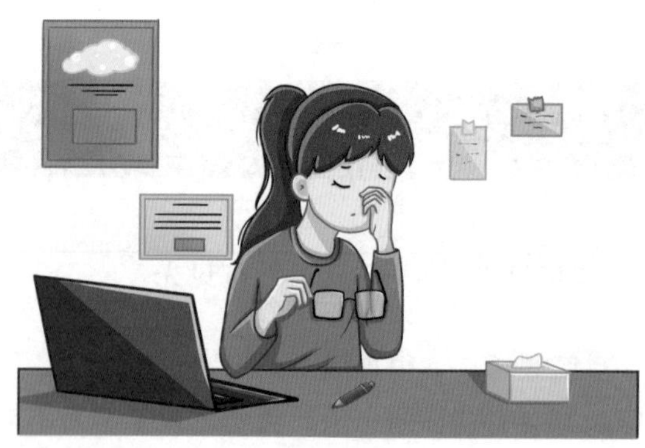

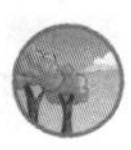

次，而学生处于生长发育期，每年至少检查2次眼睛，并根据医嘱及时换眼镜，同时眼镜也是有使用寿命的，需要定期更换，一般一副眼镜的使用寿命为2年。

142. 双眼度数差距大应怎样配镜？

两眼的屈光状态在性质或程度上有显著差异，差距250°以上称为屈光参差。对于屈光参差者的配镜比较困难。因为如果双眼都要完全矫正，虽然每只眼的视力都可能较好，但由于双眼的度数相差过多，使双眼视网膜上的物象大小差别太大，大脑难以融合成单一的像，而感到非常不适。特别是当眼球出现偏斜时，不同力量的镜片所产生三棱镜效应不同，影响更大，可发生复视。因此，屈光参差的配镜很难有统一的原则可循，要因人而异，但以下几点可供配镜时参考。

（1）12岁以下儿童：尽可能争取双眼全部矫正。在儿童时期，即使相差4.00D以上，也比较易于接受。当然必须经过充分试戴，只有在患儿无不良感觉时，才能开眼镜处方。对于视力较差，屈光度数较高的眼，要给予特殊的锻炼，可适当遮盖视力较好的眼，迫使视力较差的眼注视，以防形成弱视。

（2）成人：如果双眼度数相差在4.00D以内，且有双眼单视功能，应长期戴全部矫正的眼镜。如全部矫正后，戴镜不能适应，则应在保证低度数眼的视力能达到最清晰程度的前提下，对另一眼做适当的低度矫正，使它既能保留一定程度的有用视力，又不至于对低度数眼产生干扰。

（3）成人已形成弱视者：双眼均应戴矫正眼镜，以适应为宜。如戴眼镜后感觉不舒服时，可到医院复查，更换镜片度数，在自觉舒适的前提下，以接近应戴的度数为好。

（4）老年人：应着重矫正屈光度数较小的一眼，度数较大的一眼可给予低度矫正。双眼可交替注视的老年人，如无视疲劳症状可不予矫正。

（5）双眼屈光度数相差太大，无法用普通镜片矫正时，可戴角膜接触镜。

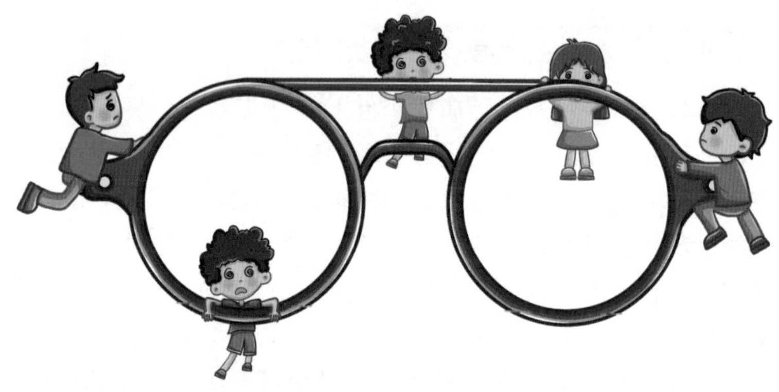

143. 近视儿童功能性眼镜如何选择？

近年来，一些新型特殊不同镜片区域离焦设计的光学镜片开始逐渐应用于孩子的近视矫正与控制。市面上主流的近视防控镜片大致可分为4种：渐进多焦点镜片、周边离焦镜片、双光镜加棱镜片、多点近视离焦镜片。

（1）渐进多焦点镜片：其主要原理是减少近视时调节滞后的量，及其导致的远视性离焦。适用于高调节滞后，内隐斜或AC/A高的近视患者控制效果比较好。镜片分4个区域，远、中、近及象散区，初戴者需要一个适应过程。

（2）周边离焦镜片：原理是在周边视网膜形成近视离焦信号，就是把周边视网膜物象移到视网膜前方，理论上可以控制近视，但临床实践效果并不理想。因为框架眼镜的离焦量更靠近周边，那么我们的眼睛会转动，镜片不会随着眼睛转动，所以，在视网膜上不能形成有效的近视离焦量，近视控制效果弱。适用于大多数人群。镜片外观与常规单焦框架眼镜无差别，患

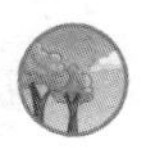

儿佩戴时依从性较好。

（3）双光镜加棱镜片：分为视远区和视近区，在渐进镜的基础上，在视近区加入底向内的棱镜，这样会使看近眼位等于我们看远处时放松的状态。其适用于有外隐斜的近视人群，但需要注意两个问题，一是看近处时是否真正用到视近区，二是视远区与视近区度数匹配要精准。

（4）多点近视离焦镜片：它是在瞳孔中心区域始终形成近视性离焦，中心的微透镜和透镜间隙间会形成一部分清晰的视觉，另一部分形成有效的离焦，离焦的部分是为了有效控制近视。但有些敏感的孩子有时会出现视近模糊的状态，需要一定时间适应，适用于大多数人群。

需要提醒的是，功能性眼镜在配镜之前需要检查视功能以及眼位等情况，需要在专业医生的指导下进行验配。

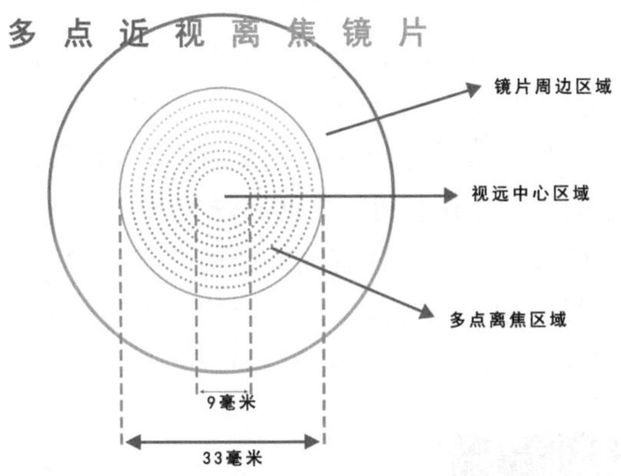

144. 什么是角膜塑形镜？角膜塑形镜控制近视的原理是什么？

角膜塑形镜是控制青少年近视发展的有效光学手段之一，是一种特殊逆几何设计、超高透氧、可暂时对角膜起到塑形作用的角膜接触镜。通过夜间佩戴，可重塑角膜形态，镜片在角膜表面产生负压，使角膜中央逐渐变平坦，周边变陡峭。通过塑形后的眼睛看东西，中央的物象落到视网膜上，从而暂时性降低近视屈光度数，使白天获得良好的裸眼视力，长期佩戴可减缓青少年近视度数的加深。一旦停止塑形后，角膜形态又会缓慢地回到最初的状态。

角膜塑形镜控制近视进展的作用机制尚未确定，有许多理论尝试解释这一机制，其中，“周边屈光理论”是被较多人认可的一种可能机制。针对灵长类动物的研究发现，周边视网膜的信号在眼轴增长中的调控作用要比中央视网膜的信号更重要，近视性的周边离焦会延缓眼球向近视方向发育，而远视性的周边离焦促进眼球向近视发育。角膜塑形镜通过特殊的反几何设计，使得角膜上皮细胞从中央向旁周边移行，同时中央区角膜上皮在正压力下压缩，曲率降低；中周边区的角膜上皮在负压吸引下膨胀，曲率增大。角膜前表面曲率的这些变化会在眼底形成不同的焦平面。研究证明，塑形后的角膜产生了周边视网膜的近视性离焦，而周边近视性离焦可能在调节人眼屈光发育中起到一定的引领作用，可以控制眼轴的增长。

佩戴角膜塑形镜是一种有效的近视控制手段，不是根治近视的手段，其控制效果受诸多因素影响，未来仍需要更多的基础研究和临床研究阐明其控制近视的机制，并结合不同佩戴者

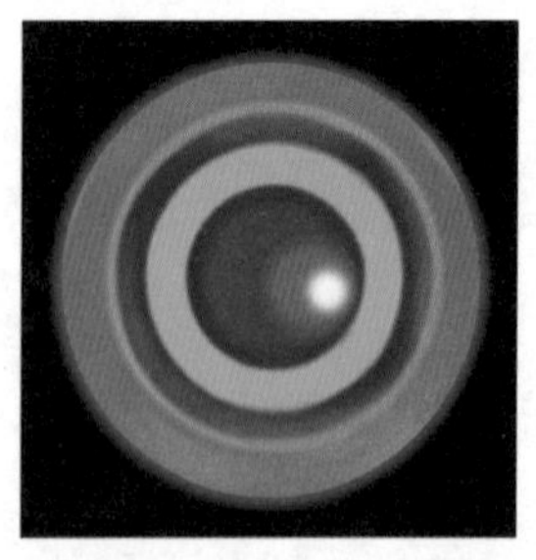

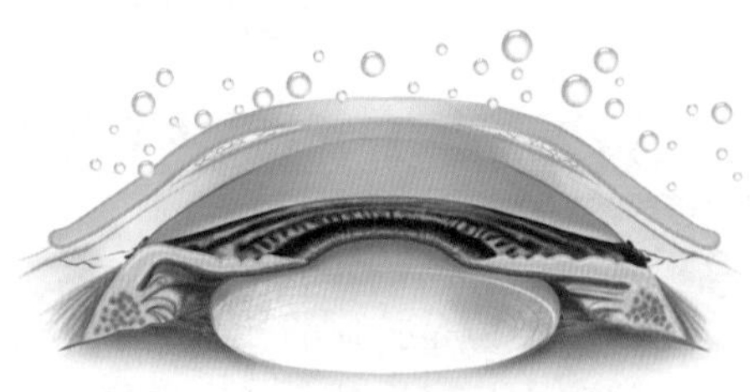

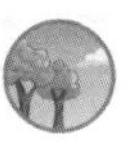

的眼部参数特征，设计更优化的个性化矫正方案，提升近视防控效果。

145. 长期佩戴角膜塑形镜安全性如何？

角膜塑形镜佩戴后关心的三大问题，安全、近视度数以及视力，安全性是最主要问题。验配角膜塑形镜是一项医疗行为，需要“量眼定制”，需要在正规的医疗机构，接受专业人员的验配检查，使用合格的镜片，做到规范护理，严格定期复查。

目前大量的临床研究结果表明，长期佩戴角膜塑形镜对眼表没有明显的损伤，是安全可靠的。有文献报道连续佩戴7年的观察结果显示：角膜中央及旁周边厚度均无统计学意义上的改变，角膜内皮细胞密度及形态均无明显改变，角膜塑形未破坏角膜微型结构。角膜微生物感染是最危险的并发症，随着人们对塑形镜的认识，微生物感染的警惕性和重视度的提高，感染发生率逐年降低。角膜塑形镜长期使用后角膜厚度没有明显变薄，所以不影响未来做近视屈光手术。

同时，角膜塑形镜属于一种特殊的角膜接触镜，和角膜直接接触，验配不当，使用不规范，也会增加角膜损伤和感染的风险。所以，国家市场监督管理总局将角膜塑形镜列为三类医疗器械并进行重点监管，对角膜塑形镜的注册、从业人员的培训与资格认证、戴镜的操作与定期的随访等做出了严格的规定。

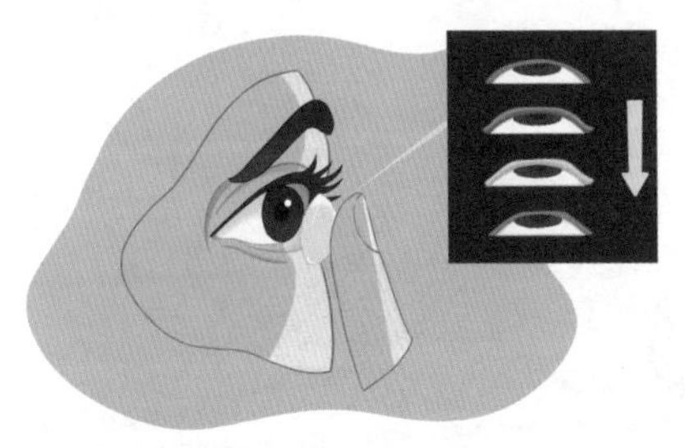

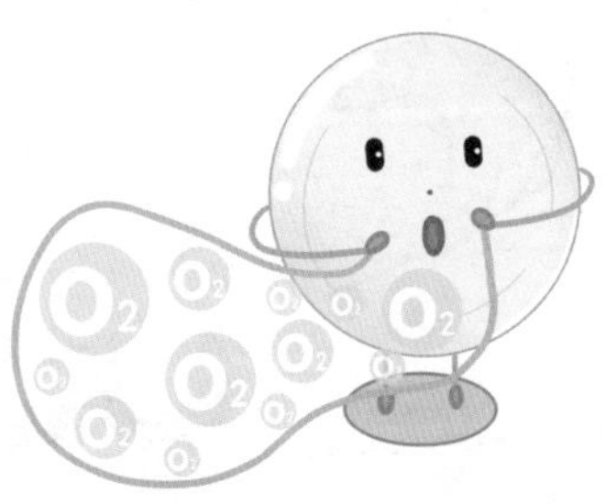

因此，我们需要严格把控适应证，通过规范检查为佩戴者选择合适的镜片，并对佩戴者进行宣教和定期随访，从而保障角膜塑形镜的安全使用。只要做好以上规范，角膜塑形镜是一种安全的近视防控方法工具。

146. 儿童可以佩戴隐形眼镜吗？离焦软镜（我们常说的多焦软镜）控制近视效果如何？

儿童一般情况下不需要佩戴隐形眼镜，但在一些特殊情况下，如近视发展速度过快，一般眼镜和视觉训练无法控制，在医生指导下可以佩戴特殊类型隐形眼镜，如角膜塑形镜或者多焦软镜，这些隐形眼镜透气性好，在合理使用范围内对儿童眼睛是安全的。年龄小并不是隐形眼镜禁忌，卫生习惯、定期随访才是保证安全的重要环节。

近期的临床研究发现，多焦点设计的软性隐形眼镜（简称多焦软镜）能有效控制儿童青少年近视的增长，它的近视控制效果受戴镜时长、镜片设计、佩戴者年龄、屈光度等因素的影响。根据研究结果建议，将多焦软镜应用于儿童青少年近视控制，应采取日戴日抛的佩戴方式，既简化了护理流程，又能有效降低感染性角膜炎的发病概率，从而保证有效性和安全性。

多焦软镜的近视控制作用可能和周边视网膜形成近视性离

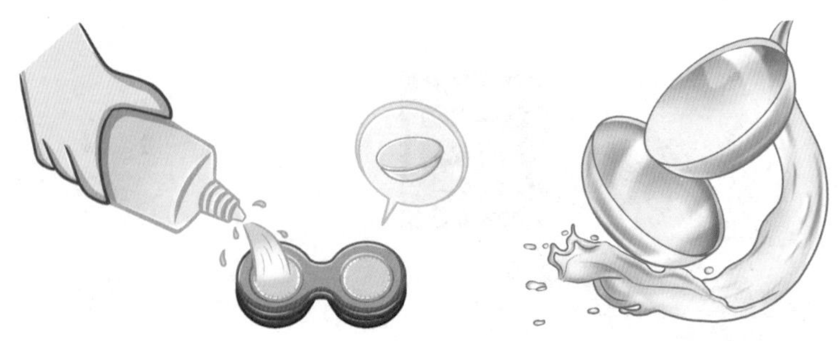

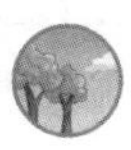

焦有关，这个理论在各种光学矫正设计中得到应用，也包括了多焦软镜的设计。相较于角膜塑形镜，多焦软镜舒适度更强、适应更快、护理更简单，且摘镜后不存在屈光度回退问题。但尽管有以上诸多优点，验配多焦软镜进行近视控制时，必须到具有医疗资质的专业机构进行细致检查，严控适应证，选择合适镜片，配镜后接受规范的宣教，学习正确使用镜片并定期随访复查，从而保证这一手段在儿童青少年近视控制中的有效性和安全性。

147. 低浓度阿托品控制近视的原理及效果如何？

阿托品的睫状肌麻痹作用是阿托品与睫状肌M1受体相结合后产生的，那么近视控制也是依赖于相同的作用机制吗？目前很多实验包括动物实验在内的研究已经证明两者机制完全不一样，目前对于阿托品控制近视的具体机制方面尚没有形成统一的共识，猜测阿托品对于近视控制在于巩膜重塑的机制上。

阿托品控制近视效果有剂量依赖性，浓度越高控制效果越好，但同时浓度越高副作用也越大，目前研究一致认为0.01%阿托品滴眼液控制近视进展是有效的，其副作用最小，停药后近视反弹不明显，具有良好的耐受性。

2019年近视管理白皮书中，文中首先定义了低浓度阿托品的浓度，将0.01%阿托品作为推荐的使用剂量。2022年中华医学会眼科学组牵头制定了低浓度阿托品滴眼液在儿童青少年近视防控中的应用专家共识，认为0.01%阿托品滴眼液是现阶段延缓儿童青少年近视进展的合理浓

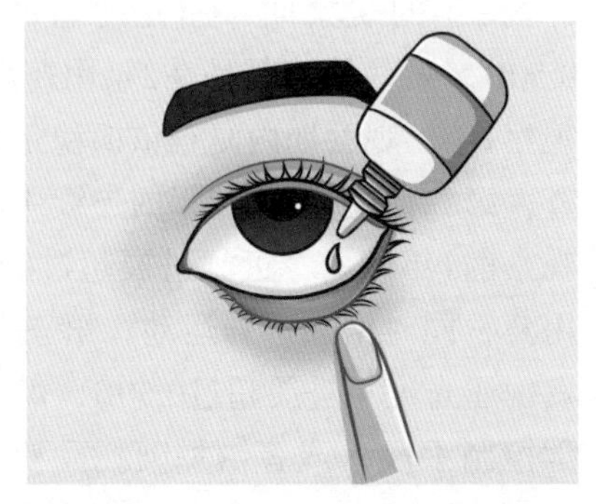

度，在药物使用和管理上有了更明确的指导意见。

148. 低浓度阿托品长期使用安全吗?

阿托品使用后的不良反应发生率与浓度有关，阿托品的使用浓度越高，不良反应发生率越高，目前国际已经形成统一共识0.01%阿托品滴眼液安全系数高，用药后反弹及不良反应发生率低。由于目前阿托品的临床观察最多也就是长达5年的观察，更长期使用后的安全性问题还并未可知！

长期使用低浓度阿托品滴眼液可能会引起一些不良反应：瞳孔放大、畏光和视近模糊、眼压变化、停药后反弹、视网膜和视神经的光损伤、过敏问题、对睑板腺和泪液的影响等，但这些反应会随着浓度的降低而相应减弱。使用低浓度阿托品后，如果出现了畏光的现象，我们需要给孩子进行科学的防护，比如佩戴遮阳帽或太阳镜等。使用低浓度阿托品滴眼液后出现看近模糊，说明孩子有可能出现调节不足的情况，因此，在使用低浓度阿托品滴眼液期间，一定要监测调节功能。必要时进行视觉训练，从根本改善调节功能。

149. 低浓度阿托品的使用策略

阿托品使用分为两个阶段，指的是连续2年的用药期，以及停药1年的观察期。屈光度稳定指的是屈光度年增长不超过0.50D，第一种情况是在2年用药期内，复查稳定，停药后继续观察1年，观察期内复查依旧稳定者，可以直接停药继续定期复查；第二种情况是在2年的连续用药期内，复查稳定，但在停药观察的1年期内，近视进展超过0.50D，这种情况需要重新恢复用药，同时增加户外运动；第三种情况，用药期尚未结束，即发现屈光度年进展超过0.50D，需要立即更改治疗策略，联合光学控制手段，或者增加阿托品使用浓度，提升至0.05%，同时

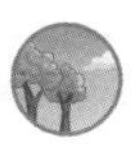

增加户外活动。

推荐使用期间每3个月进行1次复查，除了眼部常规健康检查以及屈光度检测外，还需要检查调节功能、眼位及眼压等，同时关注使用期间是否有眼部不适症状；通过屈光度测量及眼轴测量跟踪近视增长速度，判断近视控制效果。

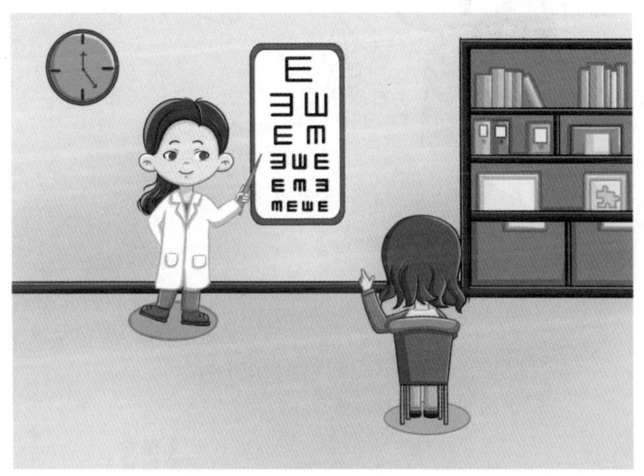

150. 什么是视功能？

视功能是双眼视觉才有的功能，双眼会带来更大的视野范围，更好的视敏度和立体视觉。视功能主要包括调节、集合、眼动和视认知。调节是距离切换时远近对焦的能力，调节异常带来的影响是模糊。如调节不足时看近对焦力量不够导致看近模糊，调节过度时看远无法放松导致看远模糊。集合是双眼看近内转的能力，集合功能异常，双眼的像无法融合到一起，就会出现复视、重影等症状。眼动功能主要包括注视、追随、扫视。注视是眼睛盯着物体看的能力，扫视是眼睛从一个物体看到另一个物体的能力，追随是眼睛跟着物体运动的能力。眼动

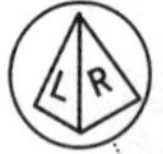

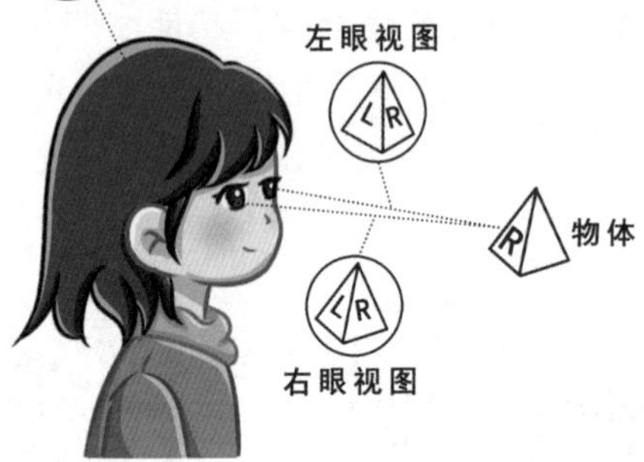

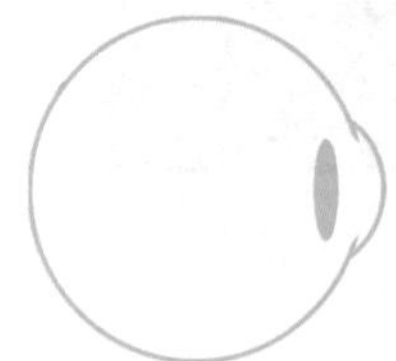

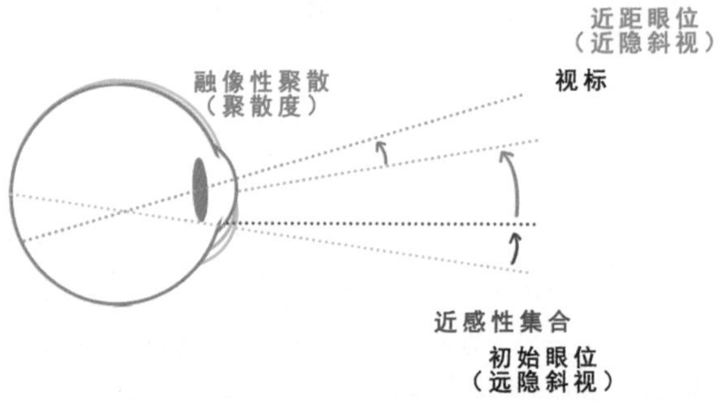

近感性集合　　调节性集合　　融像性聚散

初始静息眼位（远隐斜视度）→ 近感眼位 → 近距眼位（近隐斜视度）→ 目标眼位

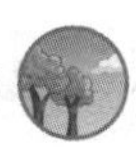

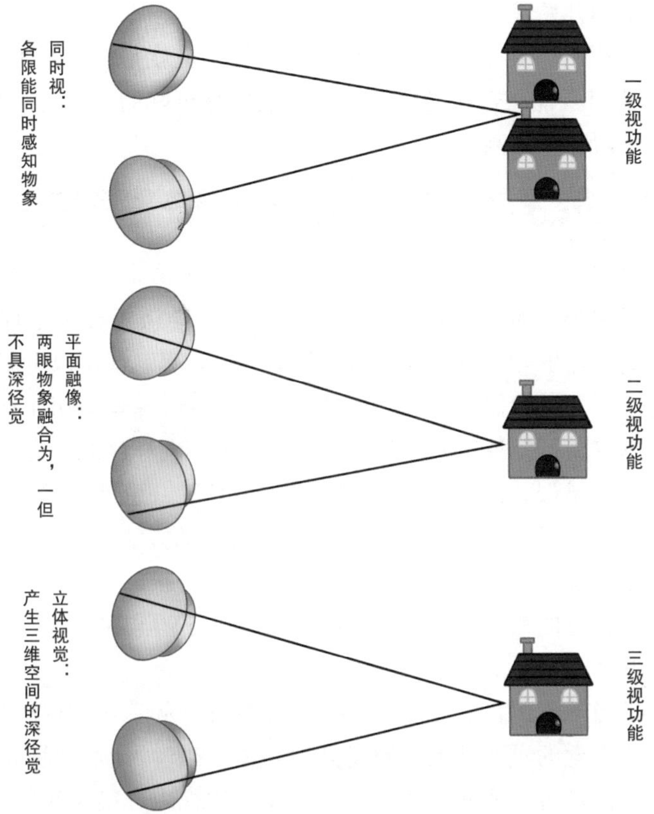

同时视：各限能同时感知物象

一级视功能

平面融像：两眼物象融合为一，但不具深径觉

二级视功能

立体视觉：产生三维空间的深径觉

三级视功能

功能异常主要表现为阅读障碍，阅读时丢字、落字、串行、阅读速度慢等。视认知是大脑对视觉信息的处理，手眼脑协调一致的能力。视认知能力好的孩子往往有更好的理解能力、抓住重点的能力。

视觉发育金字塔是我们的视觉发育的过程。一个孩子从出生起，要有正常的眼解剖结构，才能逐渐发育到正常视力，也就是形成正常的视觉通路，而视力也是家长最关心的。但是好的视力并不完全等于有好的视觉功能。到了3岁左右，调节、集合、眼动开始发育，只有这些都发育正常才能保证清晰、舒适、持久地用眼。到了第三级，视认知功能，也就是大脑对视觉信息的处理。视认知功能好的孩子往往拥有更好的专注力、理解力，学习效率更高。

151. 为什么我是“小马虎”？学习成绩不好，也要找找眼睛的问题

很多孩子都有马虎的毛病，家长往往会认为孩子不仔细，不认真。殊不知，有一种“马虎”不是“认真”就可以克服的。研究表明，当我们阅读和书写时，如果出现眼球运动功能异常，特别是追随、扫视功能异常时，就会出现不同程度的读写问题，比如抄写错误，阅读时丢字、落字、串行等，也就是我们经常说的“马虎现象”，而解决这个问题最有效的方法是进行针对性的视觉训练。视觉训练可以显著改善孩子的眼球运动功能，从而提高读写的效率和精准度，孩子读得快了看得准了，“马虎”问题自然就减少了。

我们学习的信息获取有80%来自眼睛。从学习知识的角度来说，视觉的重要性大大超过其他知觉。当学习时，我们的眼睛至少得具备下面两个能力：一是清晰的视力，确保我们看得

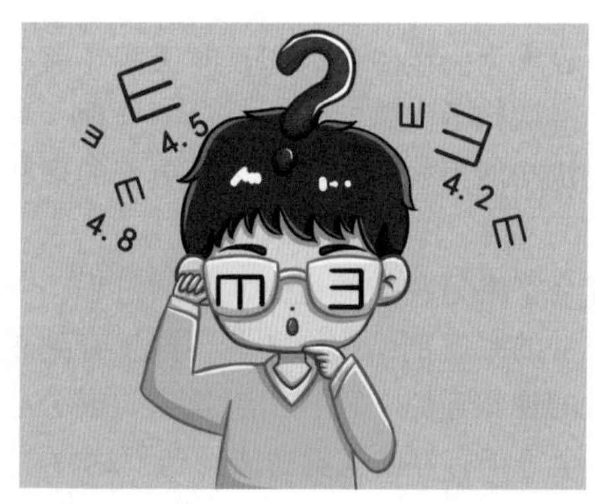

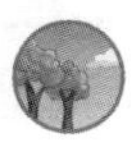

清楚；二是良好的双眼视觉功能，确保我们看得舒适、持久。这些是高效学习的基础。由此可见，学习能力与眼睛功能密切相关。如果孩子在学习时经常出现以下问题，比如注意力不集中、读写速度慢、学习效率低，甚至常常感觉眼睛疲劳、困乏、头痛等，并且因此造成学习成绩不理想，那么在排除大脑等组织器官疾病的同时，应该考虑到眼睛视功能的问题。

152. 视觉训练可以治疗近视吗?

视觉训练主要针对的是“假性近视”（短时间内因用眼过度导致眼睛调节紧张与视力下降的状态）及一些双眼视功能的异常。科学的训练方法可以缓解眼睛调节紧张，改善双眼视功能，缓解视疲劳，有助于延缓这些人群的近视进展，但无法逆转近视。控制近视关键在于准确的光学矫正控制、养成好的用眼习惯及多进行户外活动。

目前，训练目的大体分为两种：一种是提升视力，一种是改善视功能的训练。

第一种是提升视力，改善大脑对模糊的适应能力。事实上模糊适应确实存在，提升视力训练正是利用了这一原理，使得屈光不正的眼睛裸眼看得更清晰。但是实际近视度数是不会因此而降低的，只是适应了这样模糊看东西的感觉。这种训练是有很多缺点的，会使大脑的敏感性下降，不能很好地运用调节。而且，要想让眼睛长期适应这个模糊状态，那么你的大脑就需要不断适应，而且这种适应不是无限的，一旦模糊识别能力达到极限，视力下降明显，已经是形成中高度近视，不利于近视防控。

第二种是改善视功能的训练，也就是视觉训练，是通过光学、心理物理学等方法，训练双眼调节、集合功能，眼球运动功能以及视认知。重在训练大脑和眼睛之间的协调性。调节功能异常，调节不足和调节滞后可以使近视增长过快，视觉训练改善调节功能可以有助于近视防控。

视觉训练不单单应用工具，个性化的训练方案很重要。针对视功能异常制订个性化的训练方案，完整的训练计划，根据训练及复查情况随时调整训练方案。视觉训练是一个长期坚持的过程，需要训练室训练和家庭训练相结合，才能保证最佳的训练效果。

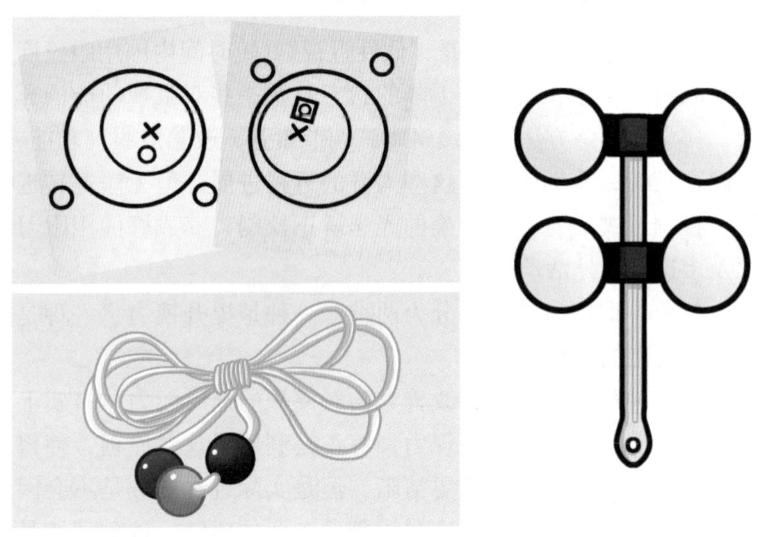

（范丽英　秦晶晶　郑　铀　王治骞　朱　琳）

第五节　近视眼手术

最新研究数据显示，目前我国近视人数已经达到6亿。在这种环境下，越来越多的人在寻找摘掉眼镜的方法，厚重的眼镜不仅给近视患者的日常生活带来诸多不便，还会影响一些人对特殊职业的选择和对美的追求。因此，近视眼手术的发展给人

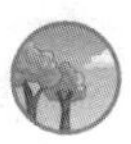

们带来了福音，近视屈光手术在我国始于1993年，随着飞秒技术的出现，角膜屈光手术变得更加安全微创，也成了越来越多人的选择。

153. 近视眼手术有哪些类型?

近视眼手术目前为止主要分为三大类：激光角膜屈光手术、眼内屈光手术和巩膜屈光手术。

激光角膜屈光手术即利用激光技术消融角膜组织改变其形态来达到矫正近视、散光或者远视的目的。根据消融的部位不同，分为表层手术及板层手术。表层手术即作用于角膜前弹力层和基质层的手术，是指单纯依靠准分子激光可以完成手术的经上皮准分子激光屈光性角膜切削术（tPRK）、准分子激光上皮瓣下角膜磨镶术（LASEK）及准分子激光屈光性角膜切削术（PRK）等术式；板层手术即作用于角膜基质层的手术，是指借助于飞秒激光和准分子激光完成手术的术式，包括飞秒激光辅助下准分子激光原位角膜磨镶术（FS-LASIK）和飞秒激光小切口基质透镜取出术（SMILE）等术式。

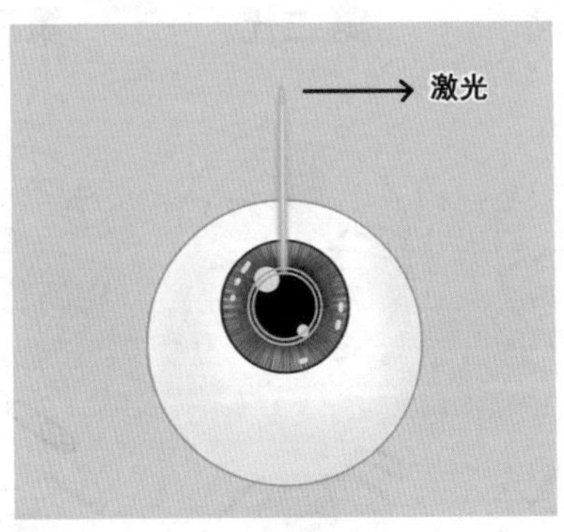

激光角膜屈光手术的主流术式包括PRK、FS-LASIK和SMILE。

PRK全称为准分子激光角膜表面切削术，通过直接用激光去除包括上皮的角膜表面来达到矫正视力的效果，还有随之衍生的术式tPRK。因为这类手术直接去除了角膜上皮，所以，在愈合的过程中会有短期内持续的疼痛和不适，术后至少需要佩戴绷带镜3~5天直至上皮完整愈合。这类手术还会出现角膜上皮下混浊即医生常提到的haze，它在角膜激光表层手术术后发生的概率会大一些，一旦出现需要根据情况调整激素的用量和频次。但我们知道如果长期使用激素会造成眼压的升高，所以，这类手术术后还需要监测眼压以防一些高眼压症、青光眼、白内障等的发生。

FS-LASIK全称为飞秒激光辅助的准分子激光原位角膜磨镶术，简称为半飞秒手术，是在原来LASIK的基础上，用更先进的飞秒激光来替代机械刀进行制瓣，这样准确性和可预测性均有了很大的提升，它相比PRK的优势在于保留了角膜上皮，并且操作更简单安全，角膜的组织结构被很好地保留，这也是屈光手术的革命性进步！但半飞秒手术也是有并发症的发生的，

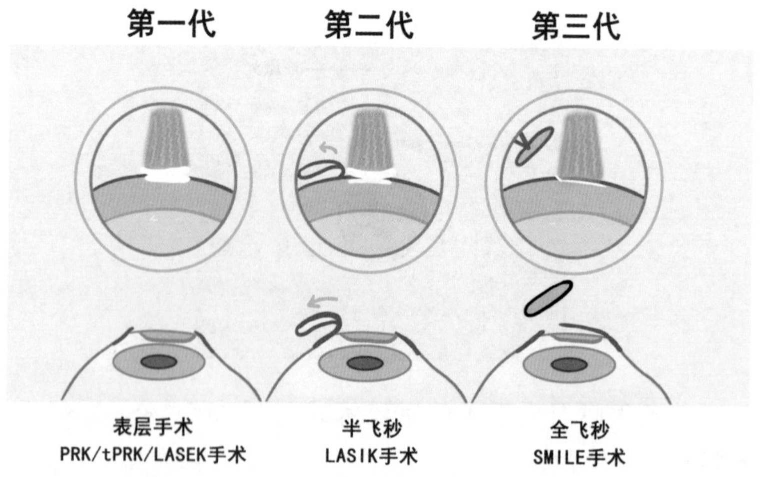

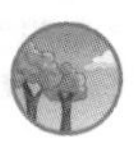

主要都是与角膜瓣相关，因为是通过制作一个大切口的角膜瓣并在瓣下用激光治疗。所以，如果以后患者进行一个对抗性很强的活动及潜水、跳伞等极限行为时，就可能会出现一个角膜瓣的偏移，严重的话会出现角膜瓣游离甚至破碎的情况。

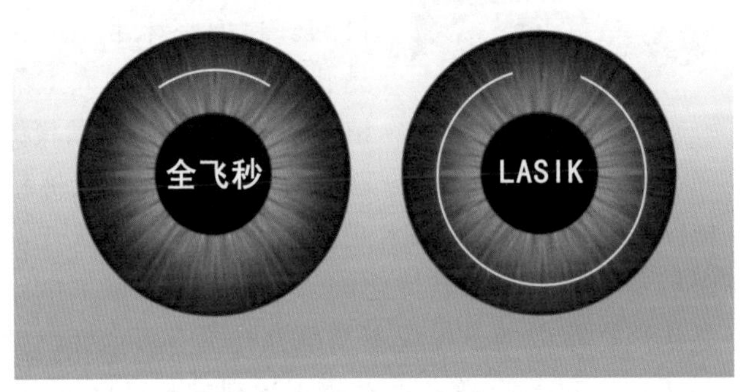

SMILE全称为飞秒激光小切口角膜基质透镜取出术，简称为全飞秒手术，它是屈光手术史上最令人兴奋的一个飞跃！它与半飞秒手术最大的区别同时也是最大的优势在于不需要用激光或者机械刀制作角膜瓣，直接用飞秒激光制作一个完整的透镜，再通过一个2毫米的微创小切口将透镜去除。整个过程一步完成，大大节约了手术时间，并且因为没有角膜瓣的风险，完全不用担心患者在手术之后因为揉眼等行为引起的角膜瓣移位、皱褶等问题。对于患者来说，由于角膜只有一个2毫米小创口，对角膜神经的损伤是所有术式中最小的，所以，术后眼干、眼涩等症状也会大大缓解。这种术式非常适合一些喜欢运动尤其是极限运动的年轻人，对于常坐办公室的上班族来说也是最好的选择，甚至很多没法请假的朋友们也可以在术后第二天轻轻松松地去工作。自从开展全飞秒手术之后，全飞秒SMILE便成了绝大部分近视患者的选择，不仅手术时间短，而且更安全更

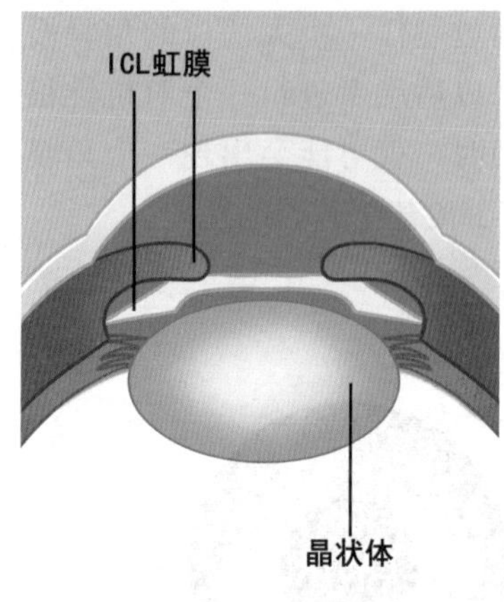

放心，远期的视觉效果也更好，这是一个让患者和医生都能微笑的手术！

眼内屈光手术是在眼内植入一枚具有不同屈光度的人工晶状体以达到矫正屈光不正的目的。目前临床常用的包括有晶状体眼的后房型人工晶状体植入手术（ICL）和晶状体摘除联合多焦点人工晶状体植入手术等。ICL是最近比较流行的术式。ICL的原理是将人工晶状体植入到眼后房、虹膜与晶状体之间，这种手术和前面的手术不一样，是作用在眼内的，不仅不切削并且具有可逆性，针对人群主要是无法通过角膜激光手术矫正近视的超高度近视人群。虽然听起来很好，既不破坏角膜又无须缝合，但是也有相应的风险的。ICL植入之后，可能会占据眼内空间，影响房水的流动，有些患者会引起眼压升高的现象，甚至引发青光眼，或者由于术中操作、术后愈合，以及用药等因素影响，严重者会引发眼内感染，或者一旦植入ICL后跟自身的晶状体有一些接触，容易产生异物感，引起自身晶状体发生混浊，导致白内障。所以，术前是会严格检查前房深度判断患者的眼睛是否适合放入ICL，术后也会监测眼压和眼睛情况的。

巩膜屈光手术估计大家听得比较少一些，这种一般是针对病理性近视的患者，该手术包括后巩膜加固术、巩膜扩张术及目前在临床前期研究的巩膜交联术等，主要术式为后巩膜加固术。病理性近视的患者一般表现为每年眼轴进行性增长，并且度数也随之每年增加，尤以青少年高度近视眼球轴长超过26毫米、近视屈光度每年加深发展超过1.00D者有重要意义。病理性

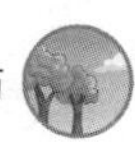

近视是引起低视力、盲的最根本原因，亚洲国家人群发病率甚至达到了12%～27%。这种患者急需一些手段来延缓眼轴的进展，不然这种情况持续发展的结果就是病理性近视的眼底并发症接二连三地出现，豹纹状眼底、后巩膜葡萄肿、视网膜萎缩，严重者甚至会出现黄斑裂孔、视网膜脱离等。后巩膜加固术可以通过加固材料来机械性加强后极部巩膜，从而阻止眼球扩张眼轴延长而阻断近视的进展，同时也促进了巩膜新生血管的形成，加强眼部的血液循环，从而达到控制近视度数发展的目的。但这个手术也有一定风险，由于材料算异体，容易被身体本身排斥甚至出现自身免疫性炎症。另外，在后巩膜加固的部位风险也容易造成视网膜脱离、出血和感染等。

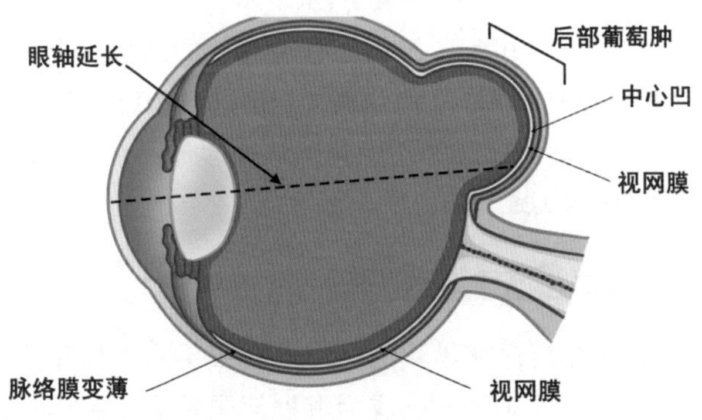

154. 近视眼手术从什么时候开始开展的?

角膜屈光手术最早在1896年的荷兰曾被首次提出，并在1939年的日本真正在角膜上实施手术以治疗近视。后于1963年出现了角膜磨镶术，是现在常见的准分子激光原位角膜磨镶术（LASIK）的基础。早期的放射状角膜切开手术开展于1973年的苏联，这就是角膜屈光手术的开端，之后1983年准分子激光用于角膜切削的研究取得了良好的临床效果，此后全世界便掀起了准分子激光角膜表面切削术（PRK）矫正屈光不正的热潮。1990年，Pallikaris将以往的角膜磨镶术和准分子激光角膜切削术结合起来，形成了广为流传的一种屈光不正矫治术即LASIK。之后随着科技的发展，飞秒激光横空出世并应用在了屈光手术中，先是在LASIK术中被应用于制作角膜瓣，后又出现应用飞秒激光扫描形成角膜基质透镜并取出的术式，称为飞秒激光小切口角膜基质透镜取出术（SMILE）。全飞秒SMILE手术的核心技术还于2018年一举夺得诺贝尔奖。科技带来了福音，飞点扫描、眼球跟踪、波前像差等指导手术的技术相继研究成功，不断更新的技术给患者的术后视觉质量和效果带来了大大的提升，使眩光重影等并发症得到了最大限度的解决。

我国最早是在1987年开展了RK手术，准分子激光手术则于1993年进入我国，并至今为止已有近30年的历史。全飞秒手术则是在2010年5月和7月分别开展了FLEx和SMILE手术。晶状体手术ICL的历史则是在2006年于我国认证通过，在此之前也已经有了严格的临床实践。

155. 近视眼手术有风险吗?

任何手术都会存在风险的，但近视眼手术发展至今，技术已经很成熟，在近30年来已成为继框架眼镜和角膜塑形镜之后又一个安全有效的屈光矫治方法，并且随着科技的发展和技术的进步，屈光矫正的手术范围从角膜扩展到了巩膜，为各种不同类型的屈光不正患者提供了多种手术方式的选择。并且，近视眼手术对眼部条件有着严格的要求，手术术前需要经过视力、裂隙灯、眼压、电脑验光、综合验光仪、角膜地形图、角膜厚度、泪液功能、生物力学、波前像差、散瞳、眼底检查等多项术前检查项目，这也要求医疗机构检查设备齐全、医疗经验丰富，对患者眼部条件进行严格把控以达到术后最好的治疗效果。

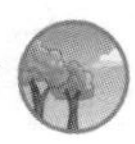

近视眼手术争议较大也是很正常的，因为近视眼手术是一个美容手术，不做手术戴着眼镜对大多数患者也没有影响。但是选择做近视手术，那么我们追求的就是更好的视力状态。那么近视眼手术在最早的时候，比如用准分子激光手术的时候用的是角膜刀，那么相应的角膜刀就会有一定的风险，出现了术后的一些并发症，那么有些人就认为近视眼手术是不安全的，这是不正确的想法。随着技术的发展，现在有了半飞秒手术和全飞秒手术，整个手术过程已经不需要使用角膜刀，尤其是全飞秒也不再使用准分子，手术使用的是微创小切口，实际上是很安全的，手术效果也是非常理想的。

值得强调的是，近视屈光手术只能做掉目前眼睛存在的度数，并不会让近视“痊愈”，只是不需要再戴眼镜了而已。我们常说高度近视的患者一定要每年定期检查眼底，就是担心出现近视的眼底并发症，而这些隐患并没有因为做了手术而消除。

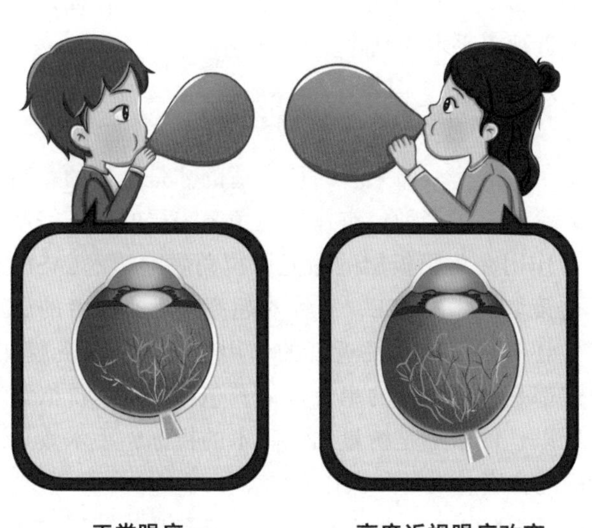

正常眼底　　　　高度近视眼底改变

比如角膜激光手术我们只是改变了角膜的形态，相当于去除了一个凸透镜来达到无须戴镜的效果，但眼底的隐患依旧存在。所以，近视的小伙伴们一定不要忘记这一点，定期检查还是有必要的！在医院经常能遇到想做近视眼手术，却在术前检查的过程中发现了视网膜有小裂孔的年轻人，这都是由于高度近视眼轴伸长，眼底的视网膜也随之被拉伸造成的裂孔，这也说明了眼底检查的重要性。

总的来说，任何手术都存在风险，为了保证手术的安全性，我们建议患者在考虑近视眼手术的时候，一定要选择有资质、设备先进、医生经验丰富的医院，进行详细的咨询和检查，选择最适合自己的手术方式。术前一定要对相关手术的过程和后续有所了解，这样上手术台的时候才不会紧张。并且在手术台上的时候，患者一定要尽力配合医生，不和医生对着干，在需要注视的时候好好配合设备和术者。在手术结束后，也一定要遵循医嘱，按时按量用药，定期复查随访，这样便可以最大限度地降低近视眼手术的风险。

156. 近视眼手术是不是越贵的越好？

不是。从治疗方面来看，最合适的才是最好的。治疗近视眼的屈光手术有很多种，有作用在角膜表层的激光表层角膜切削术，有作用在角膜板层的激光原位角膜磨镶术LASIK和小切口基质透镜取出术SMILE，有针对超高度近视患者的屈光晶状体手术，还有延缓病理性近视的作用在巩膜的后巩膜加固术。每种术式都是针对不同的患者群体，包括设备、价格等都不尽相同。所以，价格不是衡量屈光手术的指标，手术效果还是要看患者的配合度、设备和操作者的水平等。

针对近视眼手术，所有的患者参数都必须被包含在手术内考虑，年龄和职业甚至户外运动爱好等因素都是设计手术方案

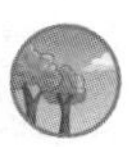

必须考虑的。针对青少年的近视眼手术更具有特殊性，特别想要报考公安、武警等这些需要涉及未来的格斗、运动及训练等，就要考虑到设计手术的时候要不要做瓣？如果不做瓣的话，又是选切口小的SMILE全飞秒还是选择准分子激光手术LASEK呢？

有一位有体检需求的年轻小伙子小李和他的父母来到了医院。他的近视度数不大，只有200°，但他和家里人听到全飞秒手术的费用之后，都犹豫了。医生看小李和家人们犹豫不决的样子，继续介绍道："因为日后参军你会经历一些对抗性的活动，所以不建议一些有角膜瓣移位风险的手术，比如半飞秒。如果觉得价钱是个问题的话，你们也可以考虑一下LASEK。"听到LASEK的价钱之后，小李妈妈急忙说道："医生快给我们介绍一下吧！"

"LASEK全称为准分子激光上皮下角膜磨镶术，不同于全飞秒和半飞秒的是，它术后完全恢复需要时间比较长，而且术后

表层手术PRK/LASEK/tPRK手术

1st 第一代
近视激光矫正手术

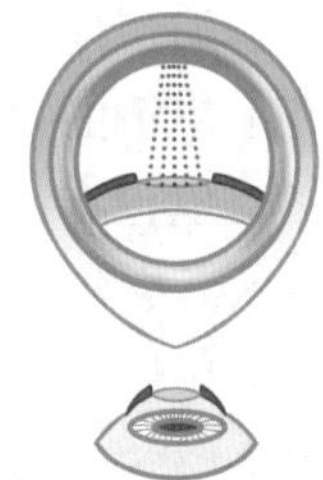

手术步骤

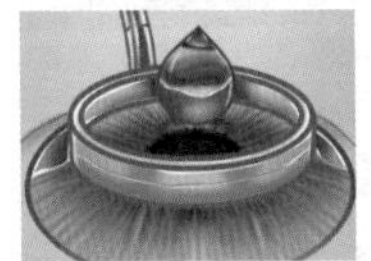

第一步
酒精浸泡上皮

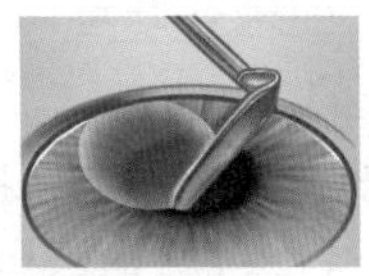

第二步
上皮铲掀开上皮

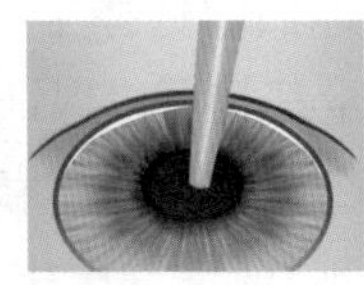

第三步
准分子激光消融

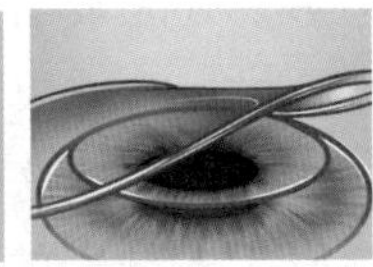

第四步
放置绷带镜

一段时间内需要佩戴绷带镜。它的优势是不需要制作角膜瓣，是利用稀释到安全浓度的酒精来松解角膜上皮层与前弹力层的连接处，然后在上皮下进行激光治疗，治疗后再将角膜上皮复位。原来的上皮瓣在术后两周内脱落，由新长出的上皮取代，这个过程会有一些不适包括疼痛、怕光、流泪、眼干等，术后的这一段时间内也是需要休息的。”

小李又问道：“医生，我一个同学在其他医院做了SMART，听他说术后也戴了一段时间的绷带镜，它比这个手术贵一点，那么效果会更好吗？”“SMART又称tPRK，全称为经上皮准分子激光屈光性角膜切削术。术后也需要佩戴一段时间的绷带镜，但是原理与这个不同，价格也有所区别。”医生继续讲解道，“确实这两种术式都属于激光表层角膜屈光手术，也就是指以机械、化学或激光的方式去除角膜上皮，或者机械制作角膜上皮瓣后，在角膜前弹力层表面及其下角膜基质进行激光切削。它们都适用于低中度近视、有对抗性较强的运动员、武警等特殊职业需求的。区别就是tPRK直接利用准分子激光同时去除了角膜上皮、前弹力层和角膜基质层以改变角膜形态，达到屈光不正的目的。LASEK因为有上皮瓣的存在，所以，术后的角膜反应会轻一点，没有那么疼，但也有酒精本身一个角膜组织毒性的问题。两者如果要比较术后恢复的话，tPRK治疗低中度近视的效果相对于LASEK术后上皮恢复一般会更快一点，效果更好一点，并且两者相比tPRK的术式也会更新一点。当然说到新，SMILE肯定在技术上是最新的，也是最安全术后效果最好的，但最后还是要看你们的选择了，如果好好遵循医嘱配合我们手术，术后视觉质量都是可以保证的。”

听到医生这么说，小李和家属渐渐反应过来：“啊，原来近视眼手术越贵的越好呀！”医生急忙反驳道：“不是这样的。如果你这么认为的话，那眼内屈光人工晶状体植入术ICL很贵，它

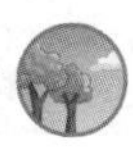

就是最好的吗？也不是！每一个手术都有相应的适应证，比如ICL它只适合超高度近视及角膜厚度很薄没有办法做角膜激光手术的患者，它虽然也能达到术后摘镜的效果，通过在眼内植入一片人工晶状体来矫正。但它属于内眼手术，跟我们在角膜表面做文章的风险程度也不一样！并且我们是根据你近视度数的大小和角膜的厚度综合来考虑你适合哪些术式。我们对每一个患者都会为他个性化地选择手术，不是最贵的就是最好的。"

医生继续说道："因为考虑到你们对价钱的顾虑，所以，我又介绍后面几种术式，但其实现阶段最主流的就是全飞秒SMILE和半飞秒LASIK了，既然你们家孩子的眼睛条件都符合这几种手术，所以，我认为我也有必要都给你介绍一下。"

后来，小李考虑到各方面因素后，最后还是决定做了全飞秒手术，术后第二天就能看清而且没有角膜表层手术术后的强烈不适，他非常满意，最后也成功参军，做了一名光荣的军人。

157. 近视眼手术多大年龄可以做？

通常情况下，做近视眼手术要求年龄需要达到18周岁。

因为年龄达到18周岁眼球才会发育成熟，如果在眼球还没有发育成熟的状态下去做手术，是会影响到术后的手术效果的。并且年满18周岁可以保证其本人是有想主动摘掉眼镜的愿望，并且具有成熟的身心素质，对手术的效果具有合理的期望。光是年龄达到18周岁也不够，还要保证屈光度在两年内相对稳定并且变化不能超过50°，在医院进行一系列术前检查并且没有问题后才可以进行近视眼手术。

小王同学今年已经高三了，他有一个十分热血的梦想，那就是加入绿色军营，成为建筑祖国壁垒的一员。然而，一副厚厚的眼镜却阻碍了他追逐梦想的脚步，当他准备提前研究一下入伍的标准时，惊讶地发现有裸眼视力的要求！也就是说，戴着眼镜的他就与此无缘了！他着急地四方咨询，了解到提前半年以上接受角膜激光手术就可以，并且激光近视眼手术已经获得国家军检认可之后，忐忑地跟父母踏入了医院的大门。

“近视眼手术真的能达到我想要的视力吗？我们孩子有军检的需求，可一定要保证他能过呀！”这是小王同学和他的父母见到医生后便焦急地提出了一连串问题，迫切地看着医生想寻求解答。医生见状笑了笑，开始用语言安抚对方：“你们不要着急，既然你们特地提前这么早就来，那肯定是有备而来，首先我们需要给你家孩子做一个初步的检查，看他是否符合角膜激光手术的要求，如果达到要求了呢，就需要做进一步全面的术前检查，并定好手术日期，手术日当天再来接受我们的手术就可以了。至于你们提的问题，首先我们患者的视力基本在术后3个月到1年就趋于稳定了，大部分在术后一周便能达到术前矫正的最佳视力。如果军检是在半年之后，那么如果孩子严格遵循医嘱注意用眼，问题是不大的。”看到孩子和家长稍微放心下来，医生又抓紧补了一句：“当然还是要做完检查，根据每个人的检查结果给你设计不同的方案，所以你们家可以好好考虑一下，需不需要做近视眼手术的术前检查。”“那先检查一下吧！”小王同学的妈妈率先发了话，并看向小王，看着他点了点头。看着孩子稚嫩的脸庞，医生又问了一句：“你家孩子满18岁了吗？”“他马上就满18岁了，还有一个月，怎么了医生？”妈妈紧

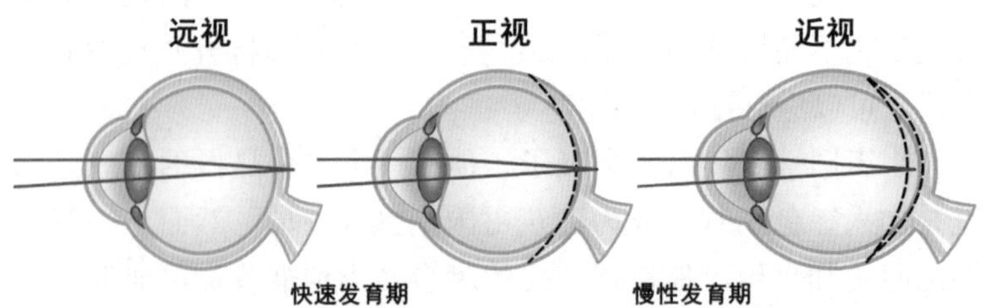

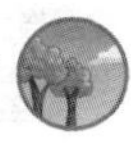

张地问道。医生思考了一下继续问道："是这样的，理论上我们要求接受近视眼手术的患者至少要年满18周岁……""但是再等时间就来不及了，他就不满足军检的条件了呀！"家属越发着急起来，小王同学也坐不住了。医生见状急忙继续说道："如果是具有择业硬性要求必须现阶段做手术的话，其实最关键的还是要看你的屈光度是否稳定。告诉我，孩子这两年度数有进展吗，比如说眼镜不够用了之类的？"见妈妈看向自己，小王想了想说道："我这两年没换过眼镜，感觉……看东西还行，没啥变化。"医生向他和家属再三确定此事以及手术意愿后，说道："那就先做一下检查吧。"

初步检查的过程都很顺利，听见医生说他的眼睛可以考虑激光角膜手术，小王悬着的心终于放下了一半。"听我说哈，你家孩子目前可以考虑这几种术式，他的角膜都是够条件的。"医生指着宣传册上的图说道。"目前主流的角膜激光手术就是全飞秒和半飞秒，既然你们家孩子条件都够，而且以后是要当兵的，那么全飞秒我更推荐你，因为它创口是更小的，愈合更快而且日后没有一个瓣移位的风险。"医生一边说一边掀开半飞秒上面的图，"你看半飞秒它会有一个角膜瓣的风险，日后如果孩子碰撞中眼睛受伤了，瓣就容易移位，而且也不适合做极限运动。当然，两者价格也会有所差别，具体还是根据你们家里的自身条件选择就行。""那视力呢？我们最关心的就是这个了！这两个都能达到军检标准吗？"小王妈妈焦急地问道。医生继续说道："视力的话这两个手术是没有很大区别的，术后的视觉质量都是可以保证的，这个你可以放心，你看刚刚检查的时候孩子戴镜能看到多少行，我们术后稳定的时候基本就是那个效果，有时候甚至会比术前矫正的还好呢。"小王爸爸沉默两秒，大手一挥："给我儿子选最好的那个就行！就那个什么，全飞秒就得了！咱最快哪天能做上，今天能不？"医生急忙说道："今天孩子需要散瞳看眼底的，最快也是明天能做手术，如果你家考虑好了的话就可以定了。”小王同学也终于放下心来，和家里人商量好后决定第二天接受全飞秒手术。

整个手术都很顺利，小王之后回忆说，刚进手术室的时候还挺紧张，主刀医生的柔声细语让我紧张的情绪缓和了很多，躺在手术台上的时候，医生会给点麻药，所以也没什么痛感。本来还有点担心自己会眨眼，但医生会帮我撑住我的眼皮，我坚持注视了一会儿小绿灯，医生说最重要的部分就完成了，然后我感到有东西在我的眼球上动了一会儿，一个眼睛就做完了，特别快。医生还夸我配合得好呢！说这话的时候，小王的眼睛亮亮的。

第二天，小王同学按时来到医院复查，发现自己不戴眼镜也能看得很清楚，真是开心极了。医生检查后说你的视力很好，已经到4.9了，这1周别看近处，包括手机和电脑，一周复查的时候你的视力还有可能会更好！小王听到这话更开心了，谢过医生后和爸妈走出了医院。半年之后，小王同学凭借5.0的优秀视力成功入伍，并在回医院复查的时候将这个喜讯分享给了他的医生。

158. 我现在45岁，还可以做近视眼手术吗?

从手术的安全性方面来讲，45岁也是可以做近视眼手术的。我们做近视眼手术的人群现在也从刚性需求的18～19岁，延长到50岁。但是需要强调的是，随着年龄增加的一个老视的问题。老视是一种生理现象，既不是病理状态也不属于屈光不正，大多出现在45岁前后，随着年龄增长和眼部调节能力（调节幅度）逐渐下降随之出现看近处物体困难的症状，以至在近距离看物体的时候，需要在戴近视眼镜的基础上附加凸透镜才可具有清晰的近视力。如果是非近视的人群，在40岁之前，是可以直接

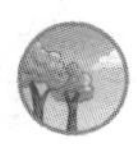

看清近处的物体的，但是在这个年龄段之后呢，随着年龄增加，看近也是需要佩戴相应的阅读眼镜。因此，如果你45岁还想做手术，就要想清楚是否想通过近视眼手术成为一个正视眼。简单来说，不管是否近视，人到了一定年龄都会发生老花眼的现象，这与近视没有必然联系。

正视眼的老视（调节无力）

▲远物/平行光

无调节（放松），晶状体扁。

老花调节无力，晶状体凸不起来。
（这么弱的折光力不能搞定发散光）

近物/发散光▲

看远清
看近不清

并且在术前，我们还需要了解患者的眼睛包括全身的一个健康状况。如果存在严重影响视力的白内障、青光眼、严重的角膜疾病、眼部活动性炎症病变等都是不能考虑近视眼手术的。并且随着人们生活质量的提高，血糖偏高的人越来越多，如果眼底出现了糖尿病相关的视网膜病变，也是不太建议做近视眼手术的，如果眼底还没有病变，是可以在严格控制血糖后考虑手术的。年纪较大的人群一般也有血压偏高的情况，如果确实有高血压，也是建议控制好血压再考虑近视眼手术。虽然近视眼手术的一些术式创口很小不会出血，但也会考虑到患者的眼部包括全身的安全问题。

159. 做近视眼手术需要做哪些准备？

冬天眼镜会上雾，一进到温暖的室内便什么都看不清，而且平时需要透过一个薄薄的镜片看东西，我们能看到的视野其实和正常眼相比小了很多。眼镜给我们的生活带来了诸多的不便，很多朋友便有了想来做近视眼手术的想法。如果有想来医院咨询近视眼手术和做术前检查的话，一定要做好以下的准备。

首先，如果平时有佩戴隐形眼镜的习惯，那么来医院之前一定要提前摘掉，然后才可以做术前检查。比如说普通的隐形眼镜至少需要摘掉1周，角膜塑形镜需要摘掉3个月，才可以做近视眼手术。值得强调的是，很多朋友认为就戴了一会儿隐形所以不需要说，但如果不说的话会影响到手术的评估和对你本人个性化的设计手术。我们有角膜地形图引导的个性化手术、波前像差引导的个性化手术等，这些检查数值都会因为角膜形态的波动而产生很大的变化，最后会造成手术的欠矫正或过矫正。所以一定要记得如实说哦！

因为术前检查项目中还有散瞳检查眼底一项，所以请来做检查的朋友不要自己开车，因为散瞳后4～6小时看东西会有一些眩光，看近处的小字会看不太清，这是由于散瞳眼药水把瞳孔散大后，更多的光便射入眼睛里，所以会造成这一现象，这都是正常的并且是可逆的，不用担心。

其次，如果检查完毕符合手术条件之后，会在术前依据医嘱使用一些抗生素类眼药水以及人工泪液眼药水等，一定要按照医嘱按时使用。手术的前一天请洗头洗澡，剪指甲，做好个人卫生并保持充分睡眠以准备第二天的手术。

手术当天一定不要化妆，也不要使用香水。激光类的仪器十分精细，所以对手术室的空气湿度、温度要求都非常高，不

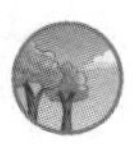

能有其他的气体。如果有假睫毛要记得提前卸除，以保持眼部的清洁，不然很容易出现术后的感染。因为手术室温度较低，当天记得穿长裤和宽松衣服。不要穿领口紧的套头衫，更不要穿连帽衫，因为需要患者平躺在手术台上，要保证头的位置从始至终都是平的，如果穿帽衫的话，会导致头的位置不够平整继而影响手术。还有如果术前突然感冒、咳嗽、发热或者其他身体不适，一定要及时告知医生以便合理安排手术，不然也会影响术后的效果。

160. 近视眼手术的流程是什么样的?

近视眼手术的流程如下：来医院的第一天进行术前检查，检查一般需要1~2小时，若符合近视眼手术的条件，便可以与医生约手术日，激光类手术最快可以第二天就手术。预约手术后，激光类手术需要进行一些注视训练，要记得练习以利于手术的配合。第二天手术结束后，如果是激光类手术可以戴上眼罩回家休息，如果是做的ICL手术需在医院观察一段时间。第三天来医院复查，检查无异常后便可以离开。复查时间一般为术后第一天、一周、一个月、三个月、半年和一年。其中术后一天、一周和一个月的时候复查更重要，一般不要缺席，因为在术后一段时间内患者都需要使用激素类眼药水，所以，复查的时候需要观察眼压值的变化。

161. 散光能通过近视眼手术矫正吗?

经常有患者来问，既然是近视眼手术，那散光可以矫正吗?在这里有散光的朋友大可放心，因为近视眼手术可是集近视、远视、散光都能矫正的全能型选手。在接受手术前，大部分朋友都是通过戴眼镜同时矫正近视和散光的，那么做近视眼手术也是一样的。

既然近视眼镜是在眼睛之前戴了一个凹透镜，那么近视眼手术就是相当于在角膜利用激光取出一个凸透镜或者在前房放入一个凹透镜ICL，效果都是能同时矫正近视和散光的。做完近视眼手术之后，不需要佩戴眼镜的视觉效果会比戴眼镜更加自然舒适，视野也会更加宽阔，尤其是一些高度近视加高度散光的朋友，佩戴普通框架眼镜时会诉苦看东西比较晕，有时会因为像差大看东西变形，看久了还容易疲劳头晕，那么从生活质量出发，其实这类朋友是更适合激光矫正的。

需要说明的是，角膜激光手术能做到的最大散光度数是600°，如果度数更大或者角膜不够厚的话就需要考虑其他术式了。

还有一些朋友因为只有散光度数而纠结要不要来做近视眼手术。要知道，无论是近视还是散光都统称为屈光不正，都会对视力产生影响。即使近视度数非常低，散光超过了75°就会或多或少地影响视力。只要散光度数大到影响了视力和生活质量，就可以考虑近视眼手术矫正，医生会为你个性化地设计手术以达到最好的术后效果。

162. 为什么很多眼科医生都不做近视眼手术？

这个问题是很多患者来了医院之后想问的，但大家没看到的是，其实也有很多不戴眼镜的医护人员，不要以为他们就不近视哦！其实大家如果符合激光角膜手术条件的，大部分都会选择去做近视眼手术的。毕竟是否做近视眼手术也是个人的一个选择，有人喜欢更美观，摘了眼镜美美出门，有人会因为价格犹豫不决，还有人终日在工作和科研两头奔跑，每天用眼强度非常大，想做个近视眼手术休息一段时间的时候都没有，自然最后也就没有选择做近视眼手术。而且从手术条件来说，也不是每个人都可以做，需要符合很多条件，比如年龄在18～50

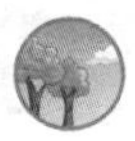

岁；近两年近视度数稳定；无眼部疾病、心理疾病或者自身免疫性疾病；并且自身有摘镜的意愿。到医院还要进行进一步的检查，看自己的眼睛条件够不够做手术。有很多朋友知道全飞秒是目前屈光手术最先进的术式，来咨询的时候就表示只想做这个，最后有的却因为检查角膜不够厚，没法做全飞秒只能作罢。

小张同学本身就是个医学研究生，她从小学就开始近视，到大学已经到了800°，由于从小就被小朋友们嘲笑戴眼镜的自己仿佛“熊猫眼”，让她很难过。在她听说了长大可以去做近视眼手术这样一件事之后，便暗暗下定决心长大一定要去做近视眼手术。直到她成了一名眼科研究生，真正踏入近视诊疗中心，去深入地了解近视屈光手术的分类和参与近视激光手术相关的课题研究之后，逐渐熟悉了相关的内容。她主动去做了检查，当得知自己的角膜厚度可以做SMILE全飞秒手术时，她开心极了。因为全飞秒手术虽然在角膜激光手术中价格较高，但创口是最小的，并且恢复时间很快，创口1周便可以长好。手术很顺利，术后第二天她发现自己就已经不需要佩戴眼镜就看清很多远处的东西了，也没有丝毫不适，她非常满意，她身边同样在眼科实习的同学们和老师们也不乏做过近视眼手术的。但她还是想告诉大家，要充分考虑好自己的个人情况，切勿盲从，选择专业的医院和医生进行咨询了解再选择最合适的手术。

163. 近视眼手术做完还会反弹吗?

这也是很多朋友来医院咨询后会问的问题。“做了近视眼手术以后还会不会又戴眼镜了?”其实近视眼手术有严格的手术适应证，比如说需要患者的屈光度在稳定的状态下连续两年验光度数变化不超过50°，我们才考虑给患者做近视激光手术。所以做完手术之后，如果你术前的屈光度已经稳定了的情况下，是不会再戴眼镜的。但有些朋友因为择业的需求，比如说要当兵或者专业报考硬性需求，那么刚18周岁就选择做近视激光手术，如果屈光度数还没稳定的话，随着年龄的增长尤其是轴性近视，眼轴继续增长的同时就会出现小度数的近视。临床上我们可以观察到，眼轴每增长1毫米，近视度数就会增加300°。所以有一些病理性近视和轴性近视的，我们是不建议患者选择近视激光手术的。只要选择好适合自己的手术，并且术前的屈光度是稳定的，那么做完近视眼手术是不会再近视的。

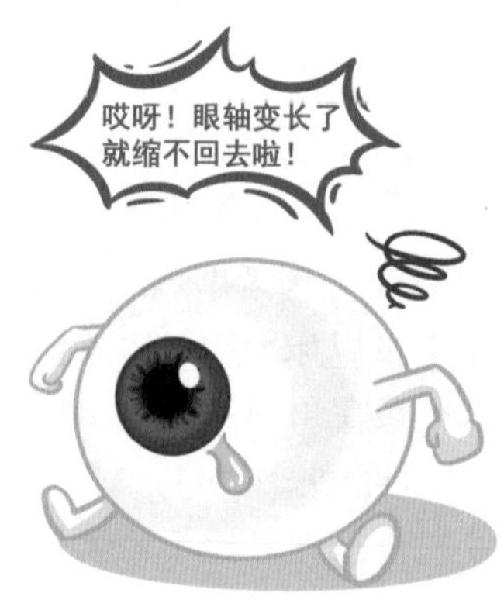

164. 做完近视眼手术多久可以使用计算机？

至少1周以后。因为我们在做角膜激光手术的过程中会冲洗眼睛，角膜会有一些水肿，所以，术后看近处的时候会有一点雾蒙蒙、白茫茫的感觉，看近处不清晰，这都是正常的。随着术后点眼药水和慢慢恢复，在术后1周的时候水肿就会消失，症状会缓解很多。所以，我们要求患者在1周之内不能看手机、计算机和其他所有近处的东西，多往5米以外的远方看。有一些患者术后明明看近处不清晰，还要使劲去看，这样会造成视力疲劳，影响手术效果的。

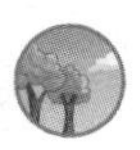

165. 近视眼手术会引发干眼症吗？

其实这种情况往往只出现在近视眼手术的早期，因为我们做近视激光手术需要表面麻药，点几滴表麻眼药水就可以手术了，那么麻药的效果结束后，有些患者就会有一些干涩的感觉，也会有一些患者感觉眼睛比较敏感，畏光怕光，也有患者说我怕风，实际上都是术后早期的一些症状，随着术后的恢复和用药慢慢都会消失。有很多不敏感的患者术后第一天这些症状就消除了，其他敏感的患者也会在术后1个月左右慢慢恢复，所以不用太担心。

还有一些朋友担心本来眼睛就干，是不是不适合做手术呢？其实，全面的术前检查里包括对干眼的检查，如果你真的是重度干眼患者，理论上也是角膜激光手术的绝对禁忌证，是不能手术的。所以全面检查之后，干眼不重的情况下也是可以考虑，并且术前需要点人工泪液眼药水，术后也会点一段时间缓解干眼和疲劳的眼药水，所以，不用对这一点过于紧张。

166. 长期佩戴隐形眼镜可以做近视眼手术吗？

长期佩戴隐形眼镜或者角膜塑形镜的朋友是可以做近视眼手术的，但是需要来医院进行严格的检查。因为长时间佩戴隐形眼镜会造成眼球的缺氧，在眼睛缺氧的情况下角膜缘就会出现新生血管，角膜的形态也不稳定，首先是隐形眼镜停戴1周、角膜塑形镜停戴3个月才可以接受手术。并且如果想做角膜激光手术，要检查一下角膜的厚度，如果角膜厚度在手术切削完后不足280微米，那么也是不能手术的。

167. 做完近视眼手术后还有什么注意事项？

做完近视眼手术后的注意事项如下：

第一条，就是刚刚提到过的，术后不要立即去看手机、电脑等近距离的电子产品，这是由于角膜还处于水肿状态没有完全恢复，所以，术后短期内要尽量减少近距离的工作和学习，少使用电子产品。如果近距离用眼40分钟后，要休息10～15分钟远眺，多看远处对术后视力的恢复有好处。

还有很多朋友会问什么时候可以看电影，首先，电影是一项需要长时间用眼的娱乐项目，观看一场电影基本需要120分钟左右。术后早期，最重要的就是控制用眼强度，用眼时间过长会导致眼睛疲劳、干涩。另外，电影院等密闭场所，细菌等微生物含量高，术后1个月内尽量避免这类场所。那么，多久可以去影院看电影呢？一般建议您术后1个月，这时候我们眼睛基本恢复，对暗环境也逐渐适应。

第二条，一定要注意不要让水、洗发露、洗面奶、化妆品等进入眼睛里，全飞秒手术创口需要1周长好，而半飞秒需要1个月才能长好。在这段创口愈合的时间内，一定要保证眼睛的干净清洁，不要让任何眼药水以外的东西进入眼睛里，防止术后感染。

很多热爱运动的朋友会问什么时候可以运动。一般的户外活动、健身都可以，在术后创口愈合的短时间内要避免汗水流入眼睛，运动时可以戴止汗带哦，但一定要避免可能撞击到眼睛的运动。游泳、潜水，在术后3个月内要避免。

一些爱美的朋友想问术后什么时候可以画眼妆，戴美瞳。一般眼妆和美瞳需要术后3个月以上。但其实美瞳片层间掺杂色素，站在医学卫生角度，为了角膜健康、防止感染，并不太建议大家戴美瞳。

第三条，需要强调的是半飞秒手术因为有一个角膜瓣的存在，所以1个月以内都不可以上手揉眼睛，这会造成一个角膜瓣的褶皱继而影响术后视觉质量。

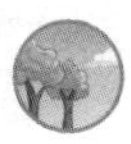

第四条，就是按照医嘱按时按量点眼药水，点药前要充分清洗双手，点药的方式是，头部抬高，睁眼，眼睛向上看，轻轻扒开下眼睑将一滴眼药水滴至结膜囊内。每次只点一滴就可以，因为我们人眼的结膜囊只能容纳一滴眼药水，尤其是激素类眼药水，要注意不要多点，就算觉得自己没点进去也要停下来。很多朋友会问："点完眼药水就感觉眼药水流出来了，这需要补点吗?"答案是不需要的，因为我们的结膜囊大约能容纳的液体量是7微升，而一滴眼药水通常有20～30微升，所以点一滴眼药水就足够了，流出来也不需要补点。两种眼药水之间间隔5分钟以上。

还有的朋友会问什么时候可以开车，这并没有特殊标准。建议先在副驾驶先感受一下，自己的眼睛状态是否已经适应。但夜路还是要小心驾驶，因为刚做完手术很多患者会表示夜里看东西视力会差一点、会有眩光重影的症状，这是由于高阶像差引起的，一般3个月便会消失，有一些患者1个月症状就会缓解很多，但夜晚开车还是要小心驾驶。

最后，注意清淡饮食，1个月内不吸烟不喝酒，按时休息，及时复查，放平心态。每个人术后恢复的快慢都不一样，最后视力稳定是在1年左右，在1年内都要注意尽量减少用眼，不让自己的眼睛超负荷工作，不时记得给它放个假。

168. 放晶状体的近视眼手术和激光近视眼手术哪个好?

角膜激光近视眼手术是在角膜上做，角膜是我们人眼"黑眼仁"最外层的部分，角膜激光手术就是在眼球的最外层做手术，原理就是去除一块角膜组织，也就是"做减法"。那么另一个放晶状体的近视眼手术即眼内的人工晶状体植入手术呢，就是我们常说的ICL手术，手术医生会把一个人工晶状体安装到眼内来矫正近视和散光，其实就是在“做加法”。这种放晶状体的手术其实已经属于内眼手术，那么相应地就会有一些内眼手术的风险，比如术后感染、术后眼压升高，所以，风险相对角膜手术而言是会更高一点的。

但其实这两种术式就目前来说，在全国范围内大家都在广泛地开展，所以，安全性都是可以得到保障的。

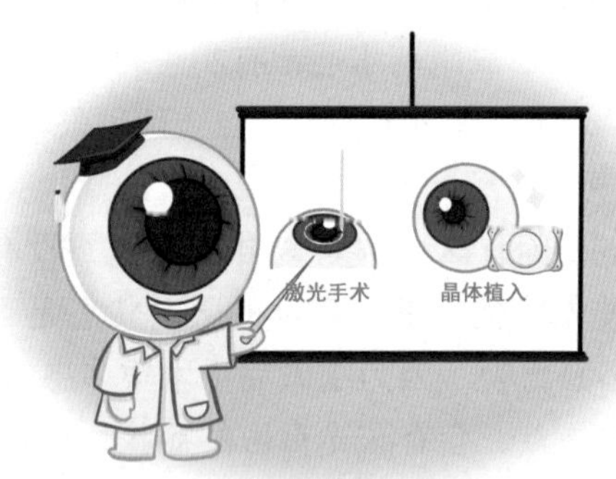

169. 为什么近视眼手术不能在检查当天就做呢?

关于做近视眼手术，很多朋友也都会有这样的一个疑问，近视眼手术都是10多分钟就完事了，但术前检查却时间那么久，那么多检查究竟有没有必要呢？为什么不能检查当天就做手术呢?

首先，近视眼手术的术前检查包括裸眼视力、最佳矫正视力、验光、角膜地形图、眼轴、角膜厚度、眼表、散瞳验光及眼底检查等，严格的术前检查非常重要，为了最大限度保障手术安全和效果，很多近视诊疗中心的近视眼术前检查高达20余项。检查时间一般在1～2小时，根据检查结果医生现场可以判断是否符合近视眼手术条件，如果符合条件就可以确定嘱患者遵医嘱滴术前眼药水的日期，因为检查当天已经散瞳了，所以

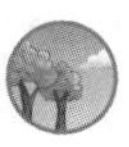

是不可以接受近视眼手术的。术前检查的目的首先是确认能否手术，排除潜在圆锥角膜，严重干眼，以及角膜厚度不够等手术禁忌证；然后就是提供准确的手术数据，如角膜曲率、度数、散光轴向，角膜地形图或波前像差等；再者，专业的术前检查还能筛查其他眼病，特别是眼底疾病，如眼底出血，视网膜裂孔及脱离等。很多近视患者来做术前检查，却意外发现自己眼底已经出现了一些病变，只是因为没有症状，所以也不会想到去做检查，能在近视眼手术的术前检查时发现并及时处理也是一件幸运的事情。总之，完善的严格的术前检查是确保手术安全和效果的前提。此外，我们会根据术前检查结果来确定就诊人是否适合进行近视眼手术以及适合进行哪种术式。

并且，按照国家近视眼手术的规范标准，为了避免眼表细菌在术中引起感染，要求患者在术前点药1～3天，如果点药时间或次数不够，可能有感染的风险，而当天手术达不到规定用药量，因此，不建议当天检查当天手术。另外，术前检查和散瞳都需要足够的休息时间让眼睛恢复到自然状态，才能确保数据的准确性，以便医生设计出完美的手术方案。

目前，高考军检是需要提前半年做角膜激光手术，对于要考军校的学生和心急家长来说，可以提前预约术前检查和手术，为术后恢复预留更多时间。

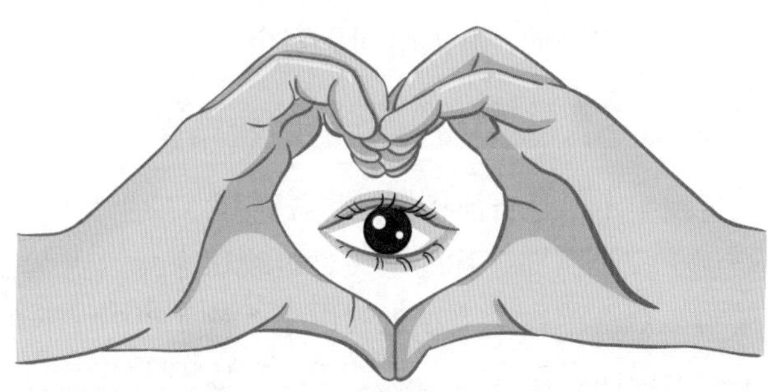

170. 做近视眼手术会影响正常生活吗？

其实这也是很多朋友来咨询时会问的问题。“我只能请几天假，这个手术需要至少1周才能上班吗？”“术后多久才能看东西？要一直蒙眼睛吗？”“手术当天我没人陪可以一个人来吗，影响我回家吗？”这些问题让我们一个一个来解读。

首先，其实近视眼手术的恢复是比较快的，一般恢复快的手术，不影响工作、生活和学习，所以只要有1～2天的假期即可，不用请长假。术后要注意减少不必要的近距离用眼，如果必须要用眼的话记得不时远眺，对恢复效果更好。

虽然我们说每个人术后视力恢复情况都不一样，但其实大部分做近视眼手术的患者在术后一天的时候视力都能达到1.0，可以正常生活和工作，尤其是全飞秒患者的术后满意度非常的高，它“简单、微创”的特点让我们越来越多的近视朋友享受到了高科技成果，轻松摘镜，微笑生活。术后是不需要蒙眼睛的，但为了保护刚手术完的眼睛不进灰尘、不被压迫，我们会在手术结束的时候给飞秒手术的患者戴上眼罩来保护眼睛，第二天早上再摘掉，并在晚上睡觉的时候佩戴，防止眼睛无意识的时候受伤。

手术当天其实是建议有人陪同的，因为刚手术结束的时候患者会戴上眼罩，由于角膜水肿和眼罩的关系是看不太清的，会有一点雾蒙蒙的感觉，有人陪同更安全。

171. 全飞秒手术真的几分钟就能结束吗？

激光近视眼手术是目前摘镜的最佳选择，特别是以“精准、高效、微创、安全”而著称的全飞秒近视眼手术，更是在近视人群中圈粉无数。但做全飞秒近视眼手术疼不疼？多长时间能完成？术后需要注意什么？一直是广大近视眼朋友关注的焦点。

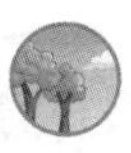

全飞秒手术是一种无痛手术，手术部位在角膜上，因角膜上无血管，表面有丰富的神经末梢，只要通过表面麻醉剂滴眼就能完全麻醉角膜表面的神经末梢。因此，术中患者没有一点知觉和疼痛感。而且全飞秒手术时间是所有手术方式中最短的，单眼只需2～3分钟，手术更微创，恢复更快，做完手术就可以回家，无须住院，更不会影响正常生活和工作的用眼。

172. 因为某些原因不能及时复查怎么办?

做完了近视眼手术后，因为某些原因打乱了术后复查计划和护理计划的小伙伴，无法及时到院复查，这如何是好?

（1）规范滴用眼药水，并注意眼药水的使用环境。

请一定严格按照术后须知的要求滴用眼药水。“疫情非常时期”请在相对独立的空间使用眼药水，并且妥善管理好自己的眼药水，避免他人接触造成交叉感染。使用频次上，激素滴眼液要按照医嘱逐渐减量；人工泪液可以根据眼干情况使用3～6次。

（2）在佩戴口罩的同时减少到人员密集的场所。

术后，各位小伙伴应尽可能避免外出，如果实在需要外出，请在戴好口罩的同时，避免到人员密集的场所，避免外部病菌与眼部的接触及飞沫传播，减少接触病毒。

（3）请注意饮食。

在这段时间请尽量少吃辛辣及含酒精等刺激性食物，如火锅、烧烤食品等。不吸烟，不饮酒。

（4）避免手与眼部的直接接触。

请不要用手揉眼，避免手和眼部的直接接触，同时避免做眼部按摩。

（5）避免过度用眼，适度休息。

术后短期内少看书、看报、用电脑，避免长时间近距离过度用眼。居家期间，务必减少不必要的电子产品尤其手机使用时间；如需居家办公，最好看20分钟屏幕，站在窗边望向6米远处20秒，即20：20：20用眼规律。

（6）避免进行对抗性运动

1个月内避免对抗性强、眼部易受伤的运动。

（夏丽坤　王雪晴）

第六节　弱视、斜视

弱视、斜视是儿童常见眼病，如果在视觉发育期内能及早发现，及时采取合适的治疗手段是可以恢复视力和视功能的。一旦错过视觉发育的关键期和敏感期，可能会导致终生视力低下和双眼视功能异常。儿童尤其是婴幼儿多不能表述视力异常，家长在生活中应注意观察孩子眼外观和看东西时有无异常表现，如发现异常应及早就医，早期发现视力异常对儿童眼病的诊断和治疗至关重要。

173. 什么是弱视？

弱视是一种常见的与视觉发育相关的儿童眼病，患病率为2%～4%。弱视是指在视觉发育期内由于异常视觉经验引起的单眼或双眼视力发育障碍，导致单眼或双眼最佳矫正视力低于相应年龄的正常视力。异常视觉经验包括：单眼性斜视；未配镜矫正的双眼高度远视或散光；两眼远视或散光度数相差较大；先天性白内障、上睑下垂等形觉剥夺性因素。简单地说，弱视是排除了眼部器质性改变，同时有导致弱视的相关因素，单眼或双眼戴眼镜后的最佳视力低于相应年龄的正常视力。不能仅凭视力低于1.0即诊断儿童弱视。诊断儿童弱视时，一定要首先

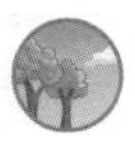

进行系统检查，排除眼部其他病变，同时明确形成弱视的原因，并参考相应年龄的视力正常值下限。年龄在3~5岁儿童视力的正常值下限为0.5，6岁及以上儿童视力的正常值下限为0.7。

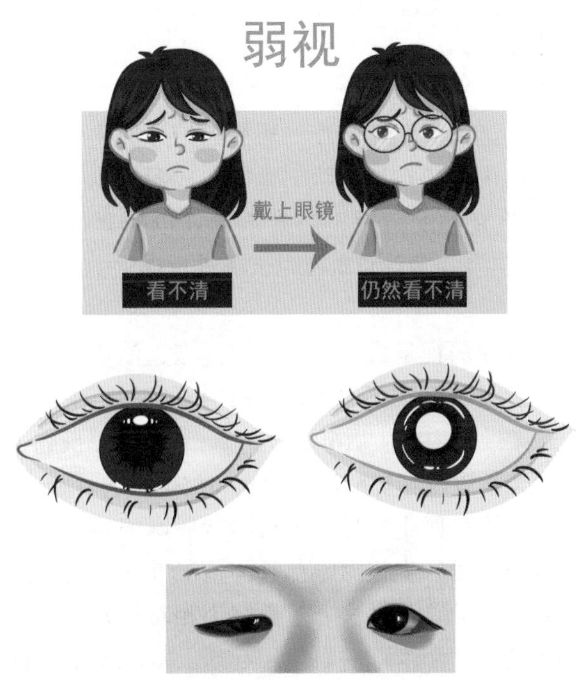

174. 弱视可以治愈吗？

在视觉发育期内的儿童弱视，如果能及早发现，及早采取合适的治疗手段是可以治愈的。视觉功能的发育存在关键期，在关键期内视觉神经系统具有高度的可塑性。人类包括视觉系统在内的中枢神经系统是由数以亿计的神经细胞组成的极其复杂的神经网络，神经网络之间的联系并不是生来不变的，而是在内、外界环境因素的刺激下，不断地改造和完善。在视觉发育期内，如果弱视眼能够及时接受更多的视觉刺激，最佳矫正视力会逐渐提升至正常。0～3岁为视觉发育的关键期，12岁之前为视觉发育的敏感期。如果错过视觉发育的关键期和敏感期，弱视治疗会非常困难。因此，弱视应早发现、早诊断、早干预、早治疗，以保护和促进儿童视功能的正常发育。

175. 如何治疗弱视？

弱视一旦确诊应立即治疗。弱视的治疗原则包括：①及时治疗先天性白内障、重度上睑下垂等造成形觉剥夺性弱视的疾病。②准确验光和配镜矫正屈光不正（包括远视、近视、散光）。③单眼弱视者遮盖非弱视眼。④进行视觉训练，恢复正常视觉功能。

形觉剥夺性弱视是最严重的弱视类型，治疗困难，治疗效果差。对于危及视觉发育的先天性白内障应尽早手术，单眼混浊严重的先天性白内障生后6周就可考虑行白内障摘除手术，并在术后进行光学矫正。规范进行验光和配镜是弱视治疗的基础，儿童应在专业眼科医生指导下进行睫状肌麻痹验光，也就是常说的散瞳验光，由医生根据眼部具体情况准确配镜。遮盖治疗是单眼弱视治疗的首选方法，遮盖视力相对较好眼，强迫弱视眼注视，让这只“懒惰”的眼使用起来。双眼弱视儿童，若双眼视力无差别、无眼位偏斜，不需要遮盖。

176. 弱视视觉训练的方法有哪些？

弱视视觉训练是为了让弱视眼接受更多的视觉刺激，主要包括精细目力训练、红光和光栅刺激、脱抑制训练、双眼视功能训练和手眼协调的训练等。对于年龄较小、视力较低的儿童可以进行穿珠子、穿卡片、描画等精细目力训练方法。闪烁红光和光栅可以刺激兴奋视觉系统的神经细胞，提高弱视眼视力。弱视视觉训练是一个长期的过程，治疗效果与儿童对训练的兴

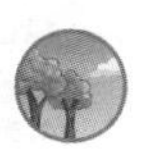

趣和配合程度密切相关。选择儿童感兴趣的训练方法至关重要。计算机多媒体训练软件通过游戏整合了多种训练方法，形式多样、趣味性强，儿童依从性高。弱视视觉训练初期以提高视力为主，待双眼视力基本平衡时应加入双眼视功能训练。

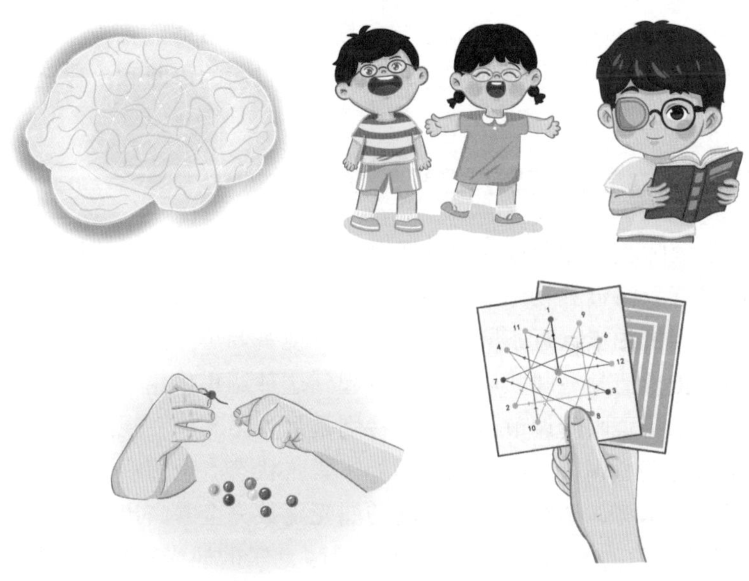

177. 如何早期发现婴幼儿视觉异常？

婴幼儿无法表述主观视觉感受，家长在生活中应注意观察孩子眼外观和看东西时有无异常表现。观察双眼大小是否对称、有无眼皮下垂，角膜是否透明，瞳孔有无发白，眼位有无偏斜，眼球是否能够追随感兴趣的注视目标同时同方向平稳移动。分别遮盖幼儿一只眼，观察其反应，如果遮盖右眼孩子没反应，而遮盖左眼孩子躲闪、厌恶、哭闹，则表明右眼视力差。因为当遮盖视力差的右眼时不影响幼儿视物，所以没有过多的抵触；

而遮盖视力好的左眼时，右眼视物不清，幼儿就表现为明显的遮盖厌恶。反之亦然。孩子喜欢眯眼、歪头斜眼视物，看画本或电视前凑，阳光下喜闭一只眼等都提示存在视觉异常。发现婴幼儿有异常视觉行为，家长千万不能抱有这种想法："孩子年龄太小说不清楚，也不配合检查，等长大一些再检查也来得及。"眼科机构有专业的设备进行婴幼儿视力和眼病筛查，家长应及早就医，早期发现视力异常对儿童眼病的诊断和治疗至关重要。

178. 儿童为什么要散瞳验光?

散瞳验光专业称为睫状肌麻痹验光。人眼既能看清远处物体又能看清近处物体，主要是通过睫状肌收缩来完成的。我们用照相机拍摄远近不同物体时，需要镜头调焦才能将不同距离影像拍摄清楚，睫状肌在眼内就起到这种调焦作用，专业称为调节。儿童眼睛调节能力强，特别是远视患儿，在视近时需要使用更多的调节，睫状肌长期处于紧张状态。散瞳后，药物使睫状肌麻痹，调节放松，眼睛的屈光度数完全暴露出来，这时进行验光，能准确、客观检查出眼睛真实的屈光性质和度数。儿童如果不散瞳验光，屈光度数误差会很大，远视度数可能会低于实际度数，而近视度数高于实际度数。

179. 为什么医生让有些孩子"慢散"，有些孩子"快散"?

所谓"慢散"和"快散"是根据睫状肌麻痹剂的种类区分的。1%硫酸阿托品眼用凝胶睫状肌麻痹作用强，作用持续时间长，通常将阿托品散瞳验光称为"慢散"。0.5%复方托吡卡胺滴眼液睫状肌麻痹作用弱，作用开始时间和持续时间短，称为"快散"。1%环喷托酯滴眼液睫状肌麻痹作用与阿托品接近且起

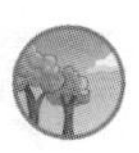

效快，瞳孔和调节功能易恢复，在国外已作为首选的睫状肌麻痹剂。但环喷托酯药物作用受虹膜色素影响，在深色虹膜色素人群，不能完全替代阿托品散瞳。

选择何种散瞳，应根据儿童的年龄、屈光状态、虹膜色素、是否有内斜视以及既往散瞳验光史决定。《中国儿童睫状肌麻痹验光及安全用药专家共识（2019）》指出，所有儿童初次验光均应在睫状肌麻痹下进行。内斜视儿童和6岁以下儿童初次验光宜使用1%阿托品眼用凝胶；6岁以上不伴有内斜视的儿童，初次验光可使用1%环喷托酯滴眼液，对于1%环喷托酯验光远视度数不稳定或有调节痉挛者，还需使用阿托品散瞳验光。大龄近视眼儿童验光可使用0.5%复方托吡卡胺滴眼液散瞳。

180. 儿童散瞳验光对眼睛有伤害吗？

散瞳验光不会损伤眼睛。有些家长听说散瞳后孩子会畏光、视近不清甚至有脸红、发热等情况，对散瞳验光顾虑重重。散瞳药物有散大瞳孔和麻痹睫状肌的作用。因为瞳孔散大，进入眼内光线增多，所以引起畏光现象。散瞳后儿童避免在强光下活动，或戴遮光眼镜减少进入眼内光线。睫状肌麻痹后，调节功能消失，看近会出现模糊现象。这些症状会随着药物代谢，药物作用消失而随之消失。阿托品散瞳在停药3周左右会消失，1%环喷托酯滴眼液瞳孔恢复需2～3天，0.5%复方托吡卡胺滴眼液散瞳后6小时可恢复。

散瞳药物也会引起部分儿童全身副反应，如口干、脸潮红、心跳加速、发热等情况。如果症状不严重，可以给患儿多喝水，促进药物在体内代谢，一般不需要特殊处理。极个别儿童若出现严重药物反应需立即停药，对症处理。家长给孩子用药后注意按压双眼内眦部3～5分钟，这样可以避免药物通过泪小点流入口鼻，减少药物吸收入体内，避免全身药物不良反应。

181. 斜视有什么危害?

斜视是一只眼睛注视正前方目标时，另一只眼睛位置发生偏斜，可以表现为内斜视、外斜视、垂直斜视、旋转斜视。在视觉发育期内的儿童，单眼恒定斜视，斜视眼不能正常使用，会发生抑制，导致斜视性弱视。如果成人后天出现斜视，会出现双眼视物重影，影响日常生活。斜视长期不能矫正，会影响儿童双眼视功能发育。没有良好的双眼视功能，患者没有立体视觉，会影响绘画、观看3D影片、开车、显微镜下操作等对距离感和深度觉要求较高的工作。即使双眼视功能已经发育建立，斜视也会导致双眼视功能破坏和丧失。双眼位置不对称会严重影响美观，患者不愿与人对视交流，会产生自卑心理。一些先天性麻痹性斜视患者会通过歪头来代偿斜视，长期代偿头位会导致儿童面部发育不对称和脊柱弯曲。

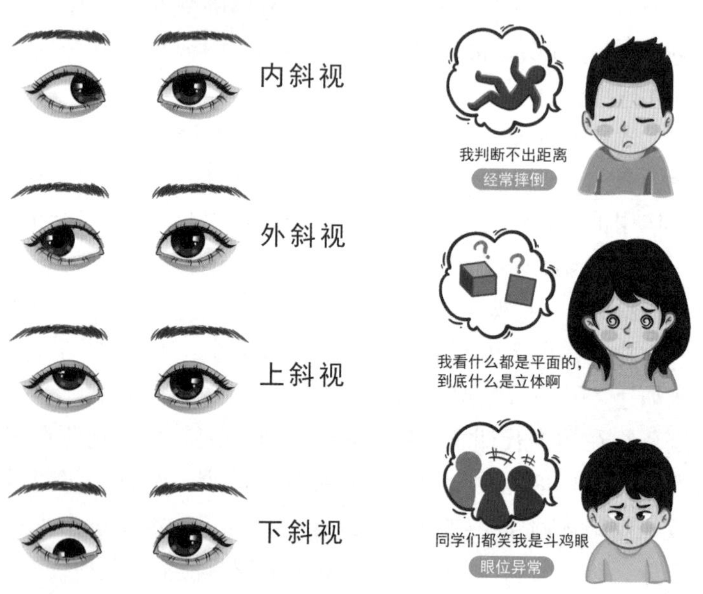

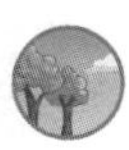

182. 宝宝生后“对眼”，是不是长大就好了？

宝宝生后“对眼”，有可能是先天性内斜视，也可能是假性内斜视。新生儿鼻骨未发育完全，鼻梁扁平，内眼角的内眦赘皮比较明显，双眼鼻侧眼白露出少，外观看起来双眼靠近鼻根，是假性内斜视。随着生长发育，孩子鼻梁增高，内眦赘皮改善，“对眼”的情况也会随之改善。这种情况不需要特殊处理。

还有一种情况就是真正的先天性内斜视。先天性内斜视在生后6个月内出现，可以双眼交替内斜，也可能固定一只眼睛内斜。双眼交替斜视的孩子，每只眼都有使用的机会，因此不易形成弱视。固定一只眼内斜的患儿，斜视眼没有使用的机会，极易导致弱视和旁中心注视。0～3岁为视觉发育关键期，双眼视功能发育的基本条件是双眼同时视，先天性内斜视患儿不具备同时视功能，不能建立立体视。先天性内斜视患儿，如果双眼视力平衡，建议2岁左右进行手术治疗。如果家长不能确定宝宝的“对眼”是假性内斜还是真性内斜，应及时到医院检查。

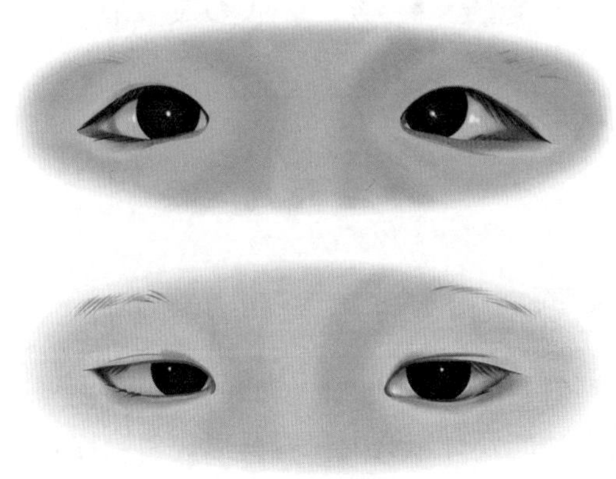

183. 为什么孩子只有看近处时出现内斜?

孩子生后没有斜视，到2～3岁时看近处就出现内斜，其他时间不出现斜视，这是为什么呢？人类看近处物体时，需要睫状肌收缩产生调节，同时双眼向内会聚集合、瞳孔缩小，这是近反射的三联运动。儿童在2～3岁后，近处用眼需求增多，有中高度远视的儿童，如果远视未戴镜矫正，在看近时会过度使用调节，引起眼过度向内集合，产生内斜视。看远时调节放松，集合也随之放松，内斜视消失。这种斜视称为调节性内斜视。如果斜视总是发生在一只眼睛，斜视眼也会导致弱视。这种类型斜视儿童，需要阿托品睫状肌麻痹验光后全矫戴镜，戴镜后眼位可以正位。伴有单眼弱视的需要遮盖和视觉训练。全矫戴镜超过6个月，戴镜后仍残留部分内斜视，可以手术治疗戴镜后残留的内斜视。

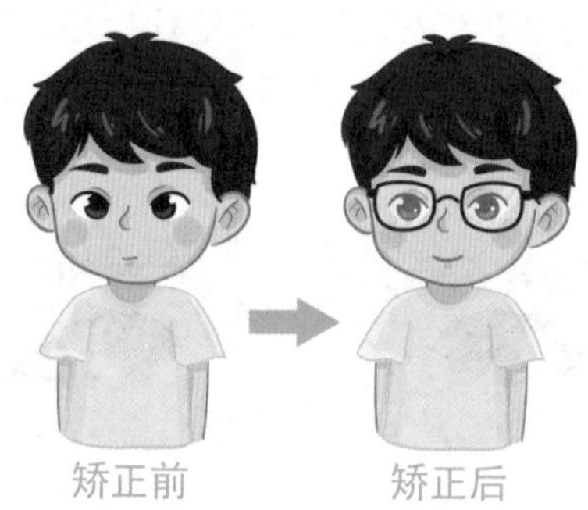

184. 斜视手术在什么年龄做最好?

不同类型斜视的手术时机是不同的。内斜视或单眼恒定性斜视对双眼视功能发育影响大，容易形成斜视性弱视，弱视治疗后，如果双眼视力基本平衡，应尽早手术治疗。伴有代偿头位的斜视，为避免儿童面部发育不对称和脊柱侧弯，明确诊断

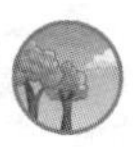

后也应尽早手术。间歇性外斜视患者有时眼位正位，有时出现外斜，多在孩子愣神、疲劳时被发现，有些家长未能及时发现，是在医院常规检查时才发现。如果斜视控制力好，外斜视仅偶尔出现，没有造成双眼视功能破坏，不急于进行斜视手术。但是，一定要密切观察斜视控制情况和定期复查双眼视功能。斜视控制力下降，出现频繁，双眼视功能受损，应及时手术。术后在矫正眼位、恢复外观的基础上，促进双眼视觉功能的恢复。

185. 斜视手术会影响视力吗?

成功的斜视手术是不会影响视力的。斜视手术是在眼球周围眼外肌上进行操作，通过眼外肌后徙减弱或缩短加强来调整眼球位置，手术操作并不进入眼球内部，不会影响与视力相关的眼部组织。部分斜视患者术后由于复视和眼睛红肿流泪，可能会出现短期轻度视力下降，可自行缓解。

186. 斜视手术术后需要做视觉训练吗?

斜视是双眼视功能异常最常见病因，由于眼位偏斜导致不同程度的融合功能和立体视功能异常。斜视手术可以矫正眼位阻止双眼视功能破坏。有些患者术后恢复一定程度的双眼视功能，有些患者视功能不能自行重建或恢复。术后视觉训练对双眼视功能重建和恢复有积极意义。斜视术后视觉训练包括脱抑制训练，调节与集合或散开训练，同时视训练、融合和立体视功能训练。训练应循序渐进，由初级视功能向高级视功能递增。重建双眼视觉可减少斜视复发，提高手术成功率。

187. 斜视会遗传吗?

目前斜视的病因尚未明确，但遗传因素是不容忽视的病因之一。临床上可以见到，一个家族有多个相似的斜视患者，或者双胞胎有相同类型斜视。遗传学研究已将一些不同类型斜视的易感基因进行定位。先天性眼外肌纤维化等具有典型遗传特性斜视，已经明确了致病基因突变。斜视是有一定遗传倾向的，但家长也不要过多焦虑，临床上针对斜视有很多治疗手段，比如配镜可矫正调节性内斜视，大部分斜视经过手术治疗也会显著改善。

188. 儿童歪头与斜视有关吗?

有部分斜视会引起儿童歪头视物，可表现为头部向一侧肩膀倾斜、下颌上抬或内收、面部转向一侧。先天性上斜肌麻痹产生垂直和旋转斜视，患儿头部向低位眼侧肩部倾斜。采取这样的头位，是为了将双眼单视野置于正前方，获得双眼单视和避免复视。伴有斜视的先天性眼球后退综合征患者会出现面转。A-V型斜视患者会伴有下颌上抬或内收，将双眼置于斜视程度小的方向。很多家长看到孩子歪头，首先考虑是颈部疾病，首选骨科检查，如果骨科没有确诊还应该到眼科排除眼性斜颈。判断儿童歪头是颈部疾病还是斜视引起，一个简单方法就是单眼遮盖。如果遮盖单眼后患儿头位明显改善甚至消失，则高度怀疑斜视原因，因为单眼注视时，患儿不必通过头位去代偿眼位。

189. 斜视需要再次手术吗?

斜视手术术后有再次手术可能。通常一只眼一次手术不能超过两条直肌，否则会导致眼前段缺血严重后果。有些复杂斜视需要多条直肌手术，手术应间隔6个月以上分次进行。斜视术后出现过矫或欠矫，经过积极处理并超过6个月，改善不明显者可再次手术治疗。

（崔丽红　张　越）

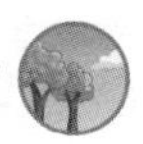

第七节　眼整形美容

眼睛是用来看的，更是被看的，日常生活中一双美丽的大眼睛往往会被格外关注。在人的外貌中，面部就是焦点，在面部的五官中，眼睛往往是焦点中的焦点。自古以来，文人墨客对于眼睛的描写从不吝啬笔墨，比如“明眸善睐”，就出自曹植的《洛神赋》，形容女子的眼睛明亮而灵活。“骨重神寒天庙器，一双瞳人剪秋水。”这是李贺《唐儿歌》里的句子，是说两只眼睛集中在一个点上，犹如一把无形的剪刀将秋水剪开来，形容眼睛富有神韵。美丽的眼睛就是这样，目含秋水，闪烁着灵动的光芒。绘画艺术更是用眼睛来讲故事，东晋顾恺之的画作《洛神赋图》便将曹植被洛神的绝世之美所深深吸引的内心活动表现得极为生动。画中曹植在众随从的扶持下，目送着洛神渐渐远去，眼神中倾诉着无尽的悲伤与无奈；洛神不停地回头望着岸上的曹植，眼神中流露出不舍与依恋。随着二者距离越来越远，二者的眼神衬托出曹植与洛神心中无奈分别的苦痛，使画面中无法相守的悲伤气氛更加浓烈。

生活中，人们对于自己的眼睛也是十分关注，为了使眼睛更加美丽，出现了许多眼部的化妆产品，眼影、眼线、眉笔等，使眼睛更加富有韵味和魅力。同时在人的衰老进程中，眼睛也是最先开始衰老的，出现眼睑皮肤的松弛，脂肪的松垂，皱纹的产生。为让眼部保持年轻状态，人们想了很多办法，比如使用眼霜等化妆品、注射水光针、动能素等产品，甚至通过手术来去除多余松弛的皮肤。所有这些只是因为，眼睛对于一个人的外观格外重要。我们常说“画龙点睛”，没错，有了眼神的加持，龙就活了起来。我们这一部分就来讲讲眼部整形与美容。

眼周的范围外观从广义来讲，应包括眉弓和眉毛、眼睑、睁眼时露出的部分眼球、颧部甚至位于眉尾外侧的颞部，它们构成一个不可分割的整体。结构的完整、组织位置的正确是保障眼部功能的前提，比如眼睑内侧面与眼球的贴合，睫毛从眼睑边缘向前生长、闭眼时上下眼睑可以严密地对合，这些使得眼睑可以对眼球起到周到的保护作用。在此基础之上，双眼皮、睁眼时眼球合适的暴露程度、紧致的眼周皮肤、好看的卧蚕、平整的下睑，这些元素合适的比例组合在一起，才可以称为漂亮的眼睛。

在这一章节，我们会和大家聊聊什么样的眼睛是漂亮的，也会对大家比较关注的一些问题进行讲解和探讨，比如孩子和老人为什么更容易出现磨眼睛以及他们不同的原因？眼部长了肿瘤该如何处理？为什么做了双眼皮人还是显得没精神？什么是眼袋？黑眼圈、泪沟怎么治疗？希望这些话题您能感兴趣。

190. 眼睑的结构

人的眼睛除了眼球壁和眼内容外，还有一些附属器，它们是眼眶、眼睑、结膜、泪器、眼外肌。眼的附属器虽然与视觉没有直接的关系，但它们也是必不可少的。

分为上眼睑和下眼睑两部分，就是我们俗称的上下眼皮，其游离缘称为睑缘。上下睑缘间的裂隙称为睑裂，内外连接处分别称为内眦和外眦，内眦处有一小的肉样隆起，为变态的皮肤组织称为泪阜。这些结构就像一个口袋保护着眼球，眼睑形态和功能的完整是健康的眼睛的重要基础。

191. 人们经常说的烂眼边是怎么回事？

“烂眼边”其实在医学术语中叫作睑缘炎，大多是因为工作比较劳累，身体抵抗力比较低，长期接触粉尘的人易患，中医认为多因脾胃蕴热，复受风邪，风热合邪触染睑缘，伤津化燥

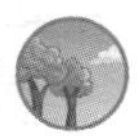

所致。此病可以分为3种类型。

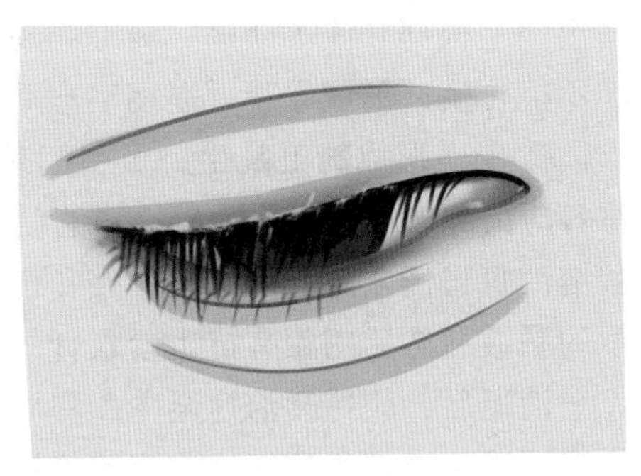

（1）鳞屑性睑缘炎。该种睑缘炎多是由于睫毛囊皮脂腺或睑板腺分泌过多，加上轻度感染所引起。表现为睑缘充血，睫毛根部、睑缘表面有白色细小鳞屑，这些鳞屑有时与睑板腺分泌出来的油脂混合在一起，形成了黄色脂肪样的分泌物，干燥以后结痂，睫毛容易脱落，但可以再生，日久不愈，常会发生睑缘肥厚。睑缘因与眼球不能紧密相贴而容易流泪。治疗方法首先是先祛除病因，避免一切刺激性因素，矫正屈光不正，注意营养，用生理盐水或3%硼酸溶液清洁睑缘，拭去鳞屑后涂抗生素眼膏，每日2～3次，痊愈后可每日1次，至少持续2周，以防复发。中医认为本病多因风邪上扰所致，治宜祛风散邪，方用柴胡汤加减：柴胡10克，防风10克，赤芍10克，荆芥10克，羌活10克，桔梗10克，茯苓10克，黄芩10克，地肤子10克，甘草5克。

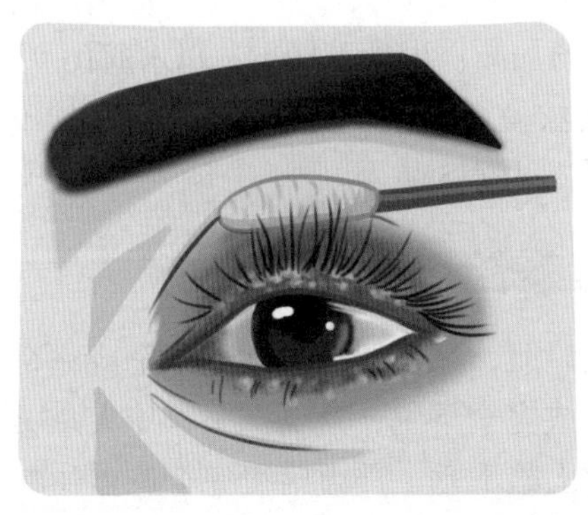

（2）溃疡性睑缘炎。指睫毛毛囊及其附属腺体的慢性或亚急性化脓性炎症。多为金黄色葡萄球菌感染引起。屈光不正、视疲劳、营养不良和不良卫生习惯也是其诱因。临床多表现为严重的眼痒、刺痛和烧灼感，睫毛根部散布小脓疱，有痂皮覆盖，睫毛常被干痂黏结成束。去除痂皮后露出睫毛根部和浅小溃疡，睫毛容易随痂皮脱落，因毛囊被破坏不能再生，形成秃睫。溃疡治愈后瘢痕组织收缩，睫毛生长方向改变，形成睫毛乱生，可引起角膜损伤。本病较为难治，每日应清除痂皮并拔除受累的睫毛，多用各种抗生素或者3%硼酸溶液每日清洁睑缘，除去脓痂和已经松脱的睫毛，清除毛囊中的脓液，然后用涂有抗生素眼膏的棉签，在眼睑按摩。炎症完全消退后，应持续治疗至少2～3周，以防复发。中医认为本病多因湿热壅盛所致，治疗应清热祛湿，方用除湿汤加减：连翘10克，滑石（包煎）10克，车前子（包煎）10克，黄芩10克，黄连5克，川木通10克，陈皮6克，茯苓10克，苍术10克，栀子10克，荆芥10克，防风10克，甘草5克。脓液较多者，加金银花12克，蒲公英12克，以清热解毒。

（3）眦角性睑缘。指睑缘及附近皮肤显著充血糜烂，自觉干燥刺痒和异物感，常合并慢性结膜炎，称眦部睑缘结膜炎。本病为一种双杆菌感染，常为双眼病变，限于眦部，以目外眦最为常见。常与体质差或贫血、结核等因素有关，或者由于缺乏核黄素所致。眼部滴0.25%～0.5%硫酸锌溶液，或涂抹抗生素眼膏，具有特殊治疗功效。全身可内服维生素B_2。中医认为本病多因心火内盛，风邪犯眦，引动心火所致，治疗应清心泻火，方用导赤散合黄连解毒汤加减：生地黄10克，川木通10克，淡竹叶10克，黄芩10克，黄连5克，黄柏10克，栀子10克，蝉蜕5克，蒺藜10克，地肤子10克，甘草5克。

192. 上眼皮总抬不起来是怎么回事？

上眼皮有条肌肉叫提上睑肌，这块肌肉的功能不全或完全丧失时，可以造成上睑部分或完全下垂，这样一来，使人总感觉眼皮抬不起来，医学上称上睑下垂。严重时可完全遮盖住瞳

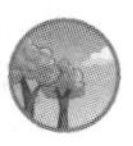

孔，既影响美观，又影响视力。

上睑下垂可分为先天性和后天性两类，先天性上睑下垂，常为双眼，有遗传性，多为单纯性上睑下垂。有的人不但有上睑下垂，还伴有眼球上转问题，治疗时应注意先解决眼球上转的问题，再矫正上睑下垂。后天性上睑下垂引起的原因有很多种，可以是眼睑本身有问题，也可以是神经系统的毛病，还可以由全身疾病引起，比如机械性上睑下垂，常由眼睑本身病变引起，较为多见的是眼睑肿瘤、严重沙眼等。肌源性上睑下垂，常由重症肌无力及进行性眼外肌麻痹引起。神经性上睑下垂，主要是由于动眼神经、交感神经和大脑皮质等病变引起，有的还可伴有瞳孔的变化。全身性疾病引起的代谢性上睑下垂多见于重症肌无力、糖尿病、颅内夹层动脉瘤、脑干病变等。对于上睑下垂的治疗，如果先天性的上睑下垂，治疗上主要采用手术矫正，一般效果较好，如果是后天性睑下垂治疗，应以治疗原发病为主。因此，对于上睑下垂，万万不可掉以轻心，应该及时去到眼科、神经科，查清病因，对症治疗。先天性上睑下垂在我国的发病率为0.56%。对于儿童的先天性上睑下垂如果严重影响视力，可以尽早手术矫正。对于不影响视力的先天性上睑下垂可以选择适当的实际手术改善外观。对于老年性的上睑皮肤松弛，俗称“大眼皮”，也可以选择手术矫正松弛的上睑皮肤，从而达到解决美观及遮挡视线的问题。

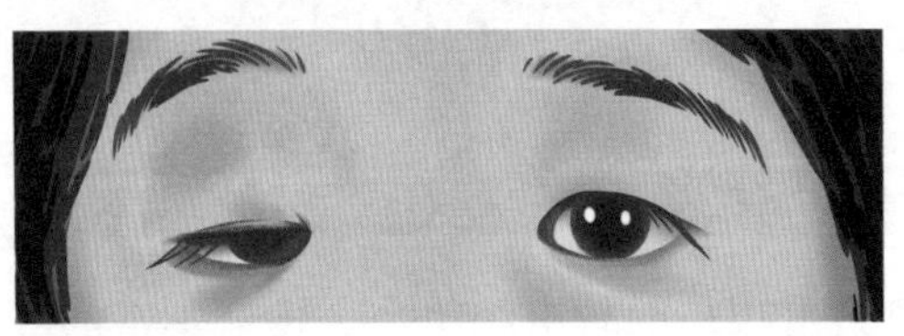

193. 眼睛长“余肉”是怎么回事?

人们经常说的“余肉”其实是叫翼状胬肉，“多余的肉”顾名思义，它是一种向角膜表面生长的与结膜相连接的纤维血管样组织，其形状酷似昆虫的翅膀而得名，有些人称为翼子。此病的具体病因不详，流行病学显示，紫外线可能是引起翼状胬肉的主要原因，因此，长期在户外工作的人群，接触紫外线的照射，以及在气候干燥、风尘及冷热刺激等环境中生活的人发病率较高。目前，治疗翼状胬肉的治疗方法有两种：一种是药物治疗，一种是手术治疗。当翼状胬肉未进入黑眼球，它不影响视力，可不必急于手术治疗，若合并沙眼等慢性结膜炎时，可点药治疗，一般点抗生素和激素类眼药水。从中医角度讲，饮食应该清淡，少食辣椒等辛辣刺激性食物，并应该忌烟酒。当刺激症状明显或摩擦感明显的时候应该考虑手术治疗。手术治疗的方式有多种，暴露巩膜的单纯翼状胬肉切除术、球结膜转位或移植术、翼状胬肉切除术加角膜干细胞移植术等。

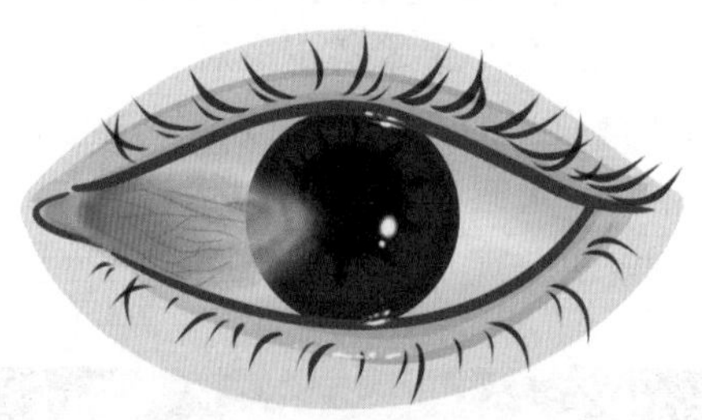

194. 肿眼泡是什么原因造成的? 怎么治疗?

人的眼睑由疏松的软组织组成，内含丰富的腺体、血管，当这些腺体，包括软组织内积存过多的液体时，或者眼睑脂肪较多时，便会出现肿眼泡。肿眼泡的形成原因主要分为先天性

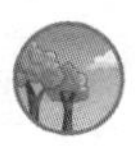

肿眼泡和后天性肿眼泡两种。

（1）先天性肿眼泡。天生眼睑部的脂肪较多，导致上眼睑皮肤松弛。这种类型的人可以通过一个重睑手术去除过多的脂肪从而改善外观；也有的人有泪腺脱垂也会出现肿眼泡的外观，这种人也可以通过重睑手术的切口把脱垂的泪腺重新缝合固定到外上方的眶缘内侧来改善外观。

（2）后天性肿眼泡。

①感染、肿瘤、全身性疾病等都可以导致肿眼泡。例如，眼眶蜂窝织炎、急慢性泪腺炎、上睑的皮脂腺囊肿继发感染导致的上眼睑红肿；眼眶内的肿瘤占据了眼眶内的容积导致眼球向前突出；甲状腺相关眼病的患者会出现眼眶及眼睑内组织的异常增生，外观看起来也是肿眼泡。对于这类原因引起的肿眼泡应先到正规医院眼科就诊，感染性疾病应积极抗感染治疗，眼眶内肿瘤可以手术切除，甲状腺相关眼病可以激素冲击，必要时可以行眼眶减压手术。

②长时间熬夜、吸烟、大哭、睡前喝水过多、用眼疲劳的人也可导致肿眼泡。这类肿眼泡可以调整不良的生活习惯，戒烟戒酒，避免长时间熬夜，睡前少喝水，少吃辛辣刺激性食物，可以逐渐改善。

③一些全身性疾病如糖尿病、肾病等，可造成水液潴留在眼睑，从而出现肿眼泡。这类患者应该在内科医生指导下积极进行治疗，如糖尿病患者应严格控制血糖，肾脏疾病应调整改善肾功能，必要时可以透析治疗。

195. 什么样的眼睛是美的？

究竟什么样的眼睛是美的，其实这是由一个时代人们的审美观所决定的，而且美没有固定的模式，中国古代对于好看的眼睛形态有专门的描述。丹凤眼的特点就是狭长的眼睛，并不是特指单眼皮，眼型细长，内勾外翘，从上眼皮延伸到太阳穴，黑睛内藏不外露，有一种独特的神韵。丹凤眼给人的感觉太过于严肃，女子如果有一双丹凤眼会让人感觉很聪慧，但是眼睛需要和整体形貌结合起来，美的形貌和凤眼才搭，反之就会非常难看。杏目，也就是说眼睛像杏子形状，黑眼珠和眼白部分比较多，眼睛短而睑裂宽，眦角钝圆，就像一个圆圆的杏仁，眼角有些上翘，眼尾微微向下。杏仁眼一般是用来形容楚楚动人的女子，比如林黛玉。桃花眼，一般有桃花眼的人都是俊男美女，例如古代第一美男潘安。狐狸眼称为吊梢眼，眼头比较低，眼尾往上翘，正面看像一个倒着的“八”，给人一种魅惑的感觉，有着狐狸眼的女孩一定非常的聪明，或者非常有魅力。商纣王就是被妲己的狐狸眼给迷住了，然后不理朝政，只沉醉在温柔乡中，最后走上了亡国的道路，所以，后人才会将妲己说成狐狸精。碧眼其实就是绿色的眼睛，现代几乎很少见了，古代时一般是胡人的眼睛，古代最有名的碧眼就是孙权，他生来就是绿色的眼睛，还有紫色的胡子，和常人不同，并且非常聪明。

现代人通常认为，眼睛的美除了本身的形态，也要考虑五官的整体布局，我们通常会说“三庭五眼”，这就是对眼睛的大小以及位置做了一定规定，我们认为双颞侧发际线之间的距离约为眼睛宽度的5倍，甚至双眼内眼角的间距约等于眼睛的宽度。除此之外对于眼睛与眉毛的距离也会进行考量，如果距离过近就会显得凶狠，如果距离过远，则会显得毫无精气神、倦怠之感。年轻眼睛的外眼角较内眼角高2～4毫米，随着年纪的增加外眼角不断降低，老年人往往会出现“八字形”的眼部改变。眼睛睁开时，黑眼球适当地暴露，会显得格外迷人，如果存在上睑下垂，上眼皮会过多地遮盖黑眼球，给人的感觉总有睡不清醒的样子。上方、下方白眼球也不能过多地暴露，否则

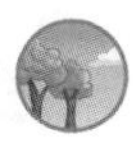

会出现惊恐等异常的外观，比如我们常常会在甲状腺相关眼病的患者中见到上方白眼球暴露明显的情况。眼周组织紧致，有的人可以在下眼皮边缘处看到卧蚕，通常情况下这会使人显得温柔而又迷人。

每个人的眼部有时或多或少都有一些不完美的情况，为了让眼睛变得更好看，可以接受一些手术和注射等的治疗。但是目前国内的眼整形美容市场乱象，求美者有时充满了各种疑惑，我们就一些常见的问题给大家做一些解答。

196. 文眉和文眼线安全吗?

皮肤分为表皮和真皮，其厚度根据部位的不同为0.212～0.508毫米不等，眼睛部位最薄。了解皮肤的厚度，文绣时进针的深度，才会有把握，不至于文得过深或过浅。表皮的最上层为角质层，由紧密的鳞状细胞组成，往下依次为透明层，颗粒层、棘层和生发层，表皮没有血管，但是有很多细小的神经末梢，表皮基本是半透明状。

既往的文绣多为永久性文绣，将色料导入真皮深层，留下的颜色持续存在多年甚至永久，随着人们审美的变化，这种永久性文绣的痕迹往往即使过时了，也没有有效方法去除。

随着时代的进步，人们对于美貌的追求以及现代美容技术的发展，逐渐出现了更容易让人接受的眉和眼线等部位的半永久文绣，这种方法使用文刺器械将颜料植入皮肤表层，并在皮肤表层形成沉淀效果，维持2～5年不等。由于表皮很薄，呈半透明状，色素通过表皮层，呈现出色泽达到掩饰瑕疵、扬长避短、修饰美化的作用。而刺入皮肤的包裹成小颗粒、直径小于1微米，很快被胶原蛋白包围，无法被吞噬细胞吞噬，从而形成了标记。虽然文绣为生活美容，但是因需要刺破皮肤，因此，文绣师应该具备严格的消毒与卫生观念。

（1）文绣使用器具的消毒：所有接触到顾客皮肤的器具都要进行消毒处理，文绣针片应保证一人一针，均为一次性消毒灭菌用品，防止交叉感染。

（2）文绣环境的卫生：外界环境生长着各种各样致病和有害的微生物，所以一定要保持操作环境的洁净与卫生、空气流通，定期进行无菌消毒处理。

（3）消毒：对顾客所要文绣部位的皮肤进行消毒。

（4）文绣师的无菌操作：文绣师应对手进行清洁，然后戴上无菌手套。一经消毒无菌的物品或手就要将这些地方视为无菌区域，在操作过程中只能在无菌区接触，并保持文绣操作全部完成。

但并不是所有的人都适合这个手术，一般认为不适合文眉和文眼线主要有以下几种人。

（1）局部有炎症，皮疹患者。

（2）眉毛和眼睑有新近外伤者。

（3）患有肝炎、性病等传染病者。

（4）过敏性体质或瘢痕性体质者。

（5）眼睑有内外翻，眼球外突出明显、上眼睑皮肤松弛下垂或眼袋明显者。

（6）全身状况不稳定者，例如高血压、糖尿病、感染性疾病急性期。

197. 肉毒素除皱安全吗？

肉毒素，又称肉毒毒素或肉毒杆菌毒素，是肉毒杆菌在繁殖过程中所产生的一种神经毒素蛋白。肉毒毒素是150千道尔顿的多肽，它由100千道尔顿的重链和50千道尔顿轻链通过一个双硫链链接起来。根据其毒性和抗原性不同，分为A、B、Ca、Cb、D、E、F、G8个类型。我们临床中最常用的是A型肉毒素，

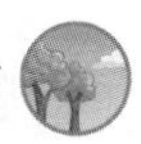

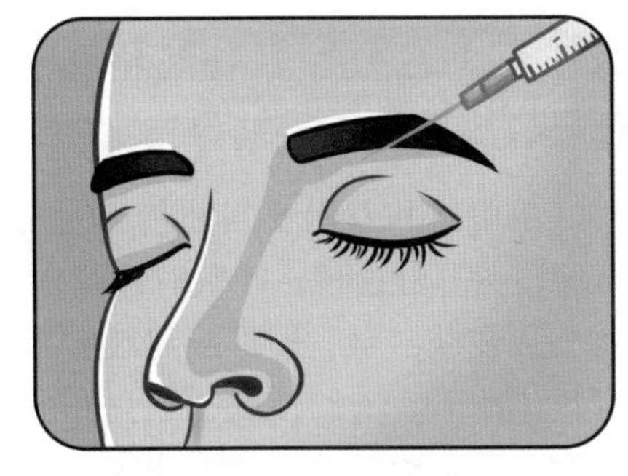

肉毒素可以放松肌肉的收缩，目前肉毒素被广泛应用于医美领域。整形医生会将肉毒毒素注射到目标肌肉处，药物就会弥散进入相应的神经肌接头这个部位而发挥作用，从而达到减轻皱纹的作用。

一般来说皱纹分为动态皱纹和静态皱纹，年轻时我们的皮肤光滑富有弹性，没有明显的皱纹，那么皱纹是怎样产生的呢？当我们做大笑、忧愁等的表情时，就会出现对应的动态皱纹，当我们不做这些表情时，相应的皱纹就会消失，这些表情纹我们称之为“动态皱纹”。当我们经年累月不断重复这些动态皱纹时，皮肤中的胶原纤维结构就会发生改变、断裂，出现静态皱纹，这时即使我们不做任何表情，静态皱纹也会时时刻刻印在脸上。肉毒素的作用目标是控制动态皱纹，这样也就避免了静态皱纹的产生，从而维持面部的年轻化。肉毒素注射治疗并不是一劳永逸的，药物会随着时间推迟而逐渐代谢掉，相应的除皱作用也就消失了，这也是肉毒素治疗的安全性的体现，通常肉毒素代谢的时间是3～6个月，因此除皱我们推荐1年3次。

既然称之为毒素，那么肉毒素注射会有危险吗？确实大剂量地使用肉毒毒素甚至会危及生命，我们临床中使用的剂量是相对安全的。但是在注射之前医生还是会告知求美者局部使用的风险，比如注射后药物弥散到其他部位的表情肌导致表情不自然、弥散到提上睑肌引起上睑下垂、弥散到眼外肌导致双眼复视、弥散到泪道周围的括约肌引起溢泪、麻痹了部分眼轮匝肌导致眼睑闭合不全等。但是只要注意注射的部位和剂量，肉毒素还是非常值得信赖的治疗措施。

198. 双眼皮是如何形成的？分哪些类型？什么时候需要开内眼角或外眼角？

单眼皮和双眼皮与遗传有一定关系，单眼皮是隐性遗传，双眼皮为显性遗传。睁眼时睑裂开大主要由提上睑肌收缩引起，折叠成皮肤皱襞，即形成双眼皮。提上睑肌发育欠佳者或者肌纤维未附着在上睑皮肤，或只有少许肌纤维附着，当提上睑肌收缩时，上睑皮肤不会形成皮肤皱襞，在外观上就没有双眼皮形态，表现为单眼皮，或者只有不完善的浅双眼皮。西方人眶隔附着点距睑板上缘较远，眶隔脂肪少，不影响提上睑肌纤维附着于上睑皮肤，因而形成的双眼皮多，单眼皮少。东方人眶隔附着点低，脂肪多，眶隔脂肪下垂于睑板前面，阻挡提上睑肌使提上睑肌纤维较少或不能附着在上睑皮肤上，表现为单眼皮。

双眼皮的手术方法一般分为3类，分别是埋线、小切口、全切。埋线双眼皮是通过将缝线埋藏在皮下和睑板之间，使两者之间发生粘连，从而形成重睑。埋线双眼皮一般包括连续埋线、间断埋线、一点埋线，具体内容如下：连续埋线：最常用的是一线双针，连续埋线，设计好双眼皮线，画5～7个点，从外睑板前筋膜进针，针沿着点再进针外睑板前筋膜，直至走到双眼皮线末尾。另一条线与第一个进针点错开2～3毫米，最后汇合至线末端打结即可。间断埋线：勾画双眼皮内中外三点埋线。一点埋线：日本常使用的方法，即双眼皮线中间的一点进行埋线，国内通常不用。埋线的优点是没有明显的手术切口，没有瘢痕形成，缺点是手术效果不持久，缝线脱失后双眼皮变浅或者消失。小切口双眼皮是在上睑皮肤做3个或者几个小的切口，去除部分眼轮匝肌和脂肪，最后再带睑板缝合皮肤切口从而形成双眼皮。优点是切口小，愈合快，瘢痕小，缺点是不能去除

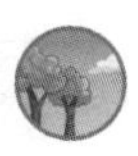

多余的松弛的皮肤。全切双眼皮是指将上睑皮肤横行切开，去除多余的松弛皮肤、脂肪、轮匝肌后，最后带睑板缝合切口皮肤。优点是能够适当的去除松弛的皮肤，缺点是瘢痕长，损伤大，愈合慢。

东方人内眦赘皮的发生率很高，所谓内眦赘皮就是遮盖内眼角的一块多余的皮肤褶皱，多数证据表明内眦赘皮来自古代蒙古人的基因。古代蒙古人生活的地区环境恶劣，风沙大，使得人们为了抵御风沙的侵扰，慢慢演化出一些新的形体特征，内眦赘皮就是其中之一，能够减少眼部被沙砾的损伤。随着成吉思汗统一亚欧大陆，蒙古人的一些生物性状开始融入这片广袤土地上居住的人群中。当睑裂长度较短，内眦赘皮明显遮挡泪阜，易导致双眼角看起来圆钝。在双眼皮术后使得内侧重睑不明显，甚至影响内侧双眼皮的外观。手术的目的就是解除这块皮肤褶皱对于眼角的遮挡，开内眼角后能明显拉宽眼裂，使眼型纤长优美。也有部分睑裂异常短的，例如小睑裂综合征的患者需要开外眼角。对于正常人群一般只开内眼角，不开外眼角。但是开眼角后可能需要一个比较长的时间才能让瘢痕淡化，所以，对于平时不化妆的人或者男性求美者一定要权衡利弊后再做手术的决定。对于一些先天性小睑裂综合征的人群来说单纯开内眼角是不够的，需要再开外眼角来改善外观。

对于广大求美者来讲，做完手术以后都会有不同程度的改善，适不适合做双眼皮手术要从两个方面来考虑：第一，本身来讲存在一些眼部的疾病。比如眼部出现一些皮肤的过敏，眼球的一些疾病例如青光眼，或者眼内外存在炎症反应，这些情况下短期不建议做双眼皮手术。第二，对手术有不切实际的想法。如果做完手术以后能达到预期的结果，这个手术是可以做的，如果做完手术以后不能达到预期的结果，这个手术一定要慎重地考虑，是不是值得做。

199. 眼皮跳是咋回事?

如果出现长期、反复、频繁的眼皮跳，很可能患上了眼睑痉挛。这种疾病是由于眼轮匝肌过度活动导致患者瞬目次数增多、持续性不自主闭眼为特征的眼睑局部肌张力障碍性疾病，它没有明确病因，眼部及周围组织未见明显器质性病变，因此又称为特发性眼睑痉挛。老年患者居多，一般女性发病率高于男性。

它常为双侧缓慢发病，早期症状表现为偶然出现的单眼或者双眼频繁眨眼或逐渐加重的睁眼困难。多数患者伴有眼部疲劳、畏光、阅读困难以及眼睛干涩，常常被误诊为干眼症，即使应用了治疗干眼症的药物，也不能得到有效缓解。随着病程进展，可出现间歇性、不自主、进行性加重的整个眼睑周围轮匝肌的痉挛甚至整个上面部包括皱眉肌和降眉肌的痉挛。痉挛持续时间逐渐增长，间歇时间逐渐缩短，部分患者因双眼睑强直性的闭睑而无法睁眼，导致无法正常视物和行走，严重影响患者的生活质量。

对于眼睑痉挛的治疗，目前尚无有效的治愈方法。肉毒杆菌毒素局部注射是目前临床上治疗眼睑痉挛最主要且有效的方法。有的人会问：肉毒毒素不是医美产品用来除皱的吗？怎么会用来治疗眼科疾病？我们知道肉毒杆菌毒素实际上是由肉毒杆菌产生的一种神经毒素。它是一种肌肉的松弛剂，对于眼睑痉挛的患者可以通过使用肉毒杆菌毒素来松弛过度痉挛的眼轮匝肌，从而缓解患者眼睑的过度痉挛。注射后一般3～4天起效，2周的时间效果基本稳定，药物维持的疗效可达3～6个月之久。

肉毒杆菌毒素治疗眼睑痉挛具有见效快、治疗有效率高、损伤小、副作用少、很容易被患者接受。

中医针灸也可适当减轻眼睑痉挛，因为针灸能够疏通经络，

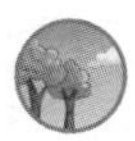

调节面部气血，从而达到缓解症状的目的。针灸一般采用风池、列冲、合谷等穴位。如果上睑痉挛，可以取鱼腰穴、头临泣穴；如为下睑痉挛，可以取四白穴、地仓穴治疗。

200. 眼袋是怎么形成的?

眼袋通常有两种：一种是先天性眼袋，很多小孩或者是小姑娘17 ~ 18岁就有明显的眼袋，这种可能跟遗传有关系，一般这种情况父母都有比较明显的眼袋；另外一种眼袋是老年性的眼袋，下睑皮肤松弛下垂；眶隔松弛，眶隔是限制眼眶内的脂肪向外突出，随着年龄增长眼眶松弛，限制不住脂肪，然后脂肪就向外疝出形成眼袋。

201. 什么是美容缝合?

美容缝合是将患者的手术切口缝合得更加美观，使瘢痕看起来不明显的缝合方式。患者进行美容缝合前，须进行彻底清创，以免发生感染。此外，去除坏死的组织也有利于优化组织的对线轮廓。若患者伤口张力较大，可以进行皮下缝合或者减张缝合，最后在皮肤上使用较细的美容缝线封闭伤口。

一般来说只要伤口到达真皮层，都会有瘢痕，美容缝合可以最大限度地减小瘢痕的形成，但是不是没有瘢痕。根据美容缝合皮肤时使用的线不同，如果是皮内缝合线埋于皮内，则不需要拆线，如果缝线暴露于皮肤表面，则需要拆除。

202. 黑眼圈是什么原因导致的? 黑眼圈如何消除?

黑眼圈，俗称“熊猫眼”，专业内称为“眶周色素沉着”，是临床上常见的一种面部美容问题，主要表现为两侧眼周区域的深色外观，呈棕色或青紫色，边界不清。原因有三：第一个原因是皮肤内色素增多，常因真皮色素细胞增多，例如累及眼周的太田痣、褐青色痣、黄褐斑等。第二个原因是血管表浅性分布，下睑处皮肤菲薄，仅有少量或无脂肪覆盖，使得皮下血管从显露形成阴影。第三个原因是眼周皮肤松弛，随着年龄衰老，皮肤松弛、眶下脂肪流失会引起眼袋和泪沟，这些凹凸的皮肤轮廓会形成阴影。治疗黑眼圈第一可以通过注射填充治疗，对于眼睑皮肤薄、泪沟、凹陷阴影形成的黑眼圈，可采用自体脂肪或透明质酸钠注射补充眼睑下容量。第二可以通过光电治疗，例如Q-开关红宝石激光可以治疗色素性黑眼圈，点阵CO激光可以治疗色素性及皮肤松弛导致的黑眼圈。还有部分患者使用微针治疗。

煮鸡蛋对于祛除黑眼圈有一定效果，但是只能达到辅助治疗的作用，并不能完全治愈。煮鸡蛋主要利用热的鸡蛋在眼睑周围滚来滚去，可以促进眼睛周围的血液循环，同时也可以加速眼睛周围的代谢，有效地促进血液循环，在一定程度抑制体内的黑色素沉着，所以对黑眼圈能起到辅助治疗的作用。

203. 水光针是什么？

水光针的名字可以理解为这种治疗能够使皮肤水润光亮。它是将特定的药物制剂注射到皮肤不同层次中，起到改善肤质、补充皮肤水分、减少皮肤细纹等作用。它还有一个更专业的名字——中胚层疗法，1952年由法国医生麦克·皮斯特首先提出的，它的原理相当于直接给深层肌肤提供“养料”，换句话说，就是采用超微渗透技术，定位、定层、定量地把含有多种营养成分、高浓度的皮肤营养成分，直接透过表皮输送到皮下深层组织，相当于直接给予“养分”。

通常情况下，水光针我们会注射什么样的产品的？医生会根据求美者的皮肤状况来决定。市面上我们会看到形形色色的产品，单纯小分子非交联的玻尿酸、小分子非交联的玻尿酸与

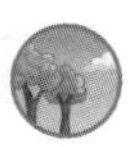

多种营养物质复配的制剂、非凝固性胶原蛋白以及小分子微交联玻尿酸等。不同的制剂可能治疗的侧重点不同，比如有的水光针以补充和保持皮肤水分为主，使表皮光滑、提亮肤色；有的产品促进胶原蛋白的产生、胶原纤维的合成，使真皮层增厚，改善皮肤细纹、改善红血丝等，有的产品则加入抗氧化和美白成分。我们要知道没有一种产品可以解决所有问题，针对自己皮肤的状况选择合适的产品就好。

水光治疗可以分为手针注射和水光仪注射，医生手针注射可以采用不同的注射方式进行不同深度层次的操作，可以达到不同功效。也可以利用水光仪进行注射，水光仪分为无针与有针两种类型。无针水光仪会利用高压气体将液态小分子产品吹进皮肤内，但是它必须使用与机器相匹配的水光制剂。有针水光仪则会利用负压固定皮肤，使用5孔或9孔针，将药物注射到皮肤内，这种方式操作便捷，效率高，减少了操作时间，针对市面上的大多数水光类药物均适用。我们面部的皮肤厚度不尽相同，眼睑部位皮肤最薄，面颊、鼻子等部位皮肤要厚上许多，所以无论选择什么方式去打水光针，都要根据皮肤的厚度调整注射的深度，以便产生最好的疗效。

还要注意的是，水光针操作门槛低，一些没有资质的美容院甚至机构以低价吸引求美者，但其使用的产品质量无法保证，操作环境不合规定，无法做到无菌操作，注射技术不合乎规范，无法保证水光针的效果，同时还存在很大的感染风险，所以做水光针一定要到正规的医院或者正规的医美机构。

204. 有了泪沟怎么办？

泪沟可能是眼部衰老最先出现的地方，泪沟产生的因素也比较复杂，简单来讲，随着年龄的增加我们眼眶骨逐渐吸收，眶腔增大，眼眶边缘后退，在泪沟的位置有一条泪槽韧带连接眶骨与皮肤，这条韧带因此被拉紧，当眶隔脂肪膨出、中面部脂肪下垂等综合因素的作用下，泪沟便产生了。如果中面部深层脂肪垫进一步容量的缺失，还会在泪沟下方出现明显的印第安纹。

对于泪沟我们有什么好的办法吗？我们先要对泪沟进行一下分析，以便于我们决定用什么方法来治疗。首先，我们要看是否伴有中面部的衰老，如果中面部存在组织的下垂、组织容积缺失，应该先进行中面部的治疗，这样很大程度上会减轻泪沟。此外，我们还要考虑皮肤以及皮下组织与下方韧带的粘连程度，比如，我们向上轻推面颊部发现泪沟消失或者明显改善，我们选用合适的注射材料进行局部填充就可以达到很好的效果，否则医生会对局部组织进行剥离后再行填充治疗。当然，我们也应该考虑到求美者年龄和眼睑皮肤状态，如果年龄比较大，眼睑皮肤菲薄缺少弹性，这是一些填充材料的相对禁忌证，否则可能会出现填充后局部组织膨隆、蓝色外观等。对于年龄较大、伴有明显眼袋的求美者应考虑眼袋手术，并尝试术中利用去除的眶隔脂肪来充填泪沟。

205. 什么样的人不适合做整形美容手术？

（1）疾病患者：本身患有重大疾病，传染病，或精神类疾病。

（2）未成年人：未成年人无论是生理上还是心理上都尚未成熟，骨骼也未发育完全，对待审美也可能没有正确的认知，一旦后悔将难以挽回。

（3）期望值过高者：整形美容手术是锦上添花，如果要求术后百分百达到预期效果，根治，永不复发，或者有些求美者拿着明星模特的照片，认为通过整形手术可以完全变成另一个人从而走向人生巅峰，以其标准要求医生，有这样想法的求美

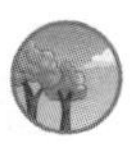

者不适合做整形手术。每个人的骨骼、面部基础不尽相同，手术方案也不会完全一致，制订适合自己的手术方案才是最佳选择。

（4）瘢痕体质者：首先到正规医院，通过检查确定自己是否为瘢痕体质。如确诊是瘢痕体质人群，建议不要手术，术后出现瘢痕增生，严重者影响美观，如必须手术者，术后可使用去除瘢痕的药物，使瘢痕最小化。

（5）心理素质差者：此类人群自我意识悲观强，每天对镜长吁短叹，总感觉自己某个部位不好看，越看越烦心。整形美容手术可以纠正局部缺陷和不足，但不可能完全做到改头换面，因此术前要调整好自己的心态，避免增加不必要烦恼。

（6）有多次整形手术史者：短期内做过相同手术的求美者，短期内不适宜马上做同类手术。

（7）有特殊心理情绪者：因生活或工作中遭遇挫败，突然决定手术，没有做好心理准备，往往会后悔。此外，为迎合他人眼光，非个人意愿手术的人，不适合做整形美容手术。

第八节　整形美容护理

206. 整形美容患者的特殊需求及心理护理

整形美容外科并不像其他科室那样始终在治病救命，对于整形美容外科的医生来说也会有一部分工作在治病救人，比如烧伤、面部外伤等，但更多时候面对的是希望自己变得更美的求美者。求美的过程中需要与整形医生保持审美的观点一致。作为整形美容外科的护士，需要全面了解本科室医生的业务水平，擅长的专业方向，审美观点，以及各种整形手术的过程、方法，术前的准备、术后的预期效果等。接待咨询时要根据求美者的需求给出合理的方案和建议，以消除求美者的顾虑，并增加对手术医生的信任。

除此之外，求美者对手术的安全性是极其关注的，担心手术的疼痛程度，麻醉如何实施，手术是否成功，能否达到自己预期的效果等。对此，整形美容科手术室护士要持有高度的责任心和耐心，严格手术的各项操作规程，无菌观念强，配台手术要表现出严谨、细致、专业的态度，并且做好患者的心理护理，能做到站在求美者的角度，关注其感受和体验，注意说话时的语气，最大限度地给予对方语言上的关怀，适当分散其注意力，以降低和解除求美者紧张焦虑的情绪，以及对疼痛的敏感度。

绝大多数求美者有保护隐私的需求，无论是手术还是注射，大部分求美者是不希望自己今后引起同事或朋友过多关注的，所以，会要求医生保密并且希望自己手术或注射的前后反差不要过大。整形美容科护士要对此类人群表示理解和认同。在未经过其本人允许的情况下，绝对不可以将整形前后的对比照片用于宣传。

207. 哪些人群不适合打水光针?

（1）未成年人：水光针就是将小分子玻尿酸，注入皮肤组织中主要起到保湿锁水的作用，未成年时期面部皮肤中的玻尿酸成分充足，通过注射水光针补充玻尿酸就多此一举了。

（2）特殊时期女性：妊娠期、经期、哺乳期不适合打水光针，这3个时期女性身体凝血机制差，注射过程中易出血，微小伤口愈合困难。

（3）瘢痕体质者：水光针注射属于有创操作，即使针眼很小，也有瘢痕增生的风险。

（4）面部感染者：面部有感染或者严重的粉刺、痤疮，这

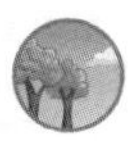

种情况下进行水光针注射，针尖会刺激感染部位，使感染症状加重。

（5）期望值过高者：水光针是将小分子无交联玻尿酸注入浅层皮肤，经过一段之间会被代谢掉，想要维持良好的皮肤状态就要定期注射，不可能一次水光针就可以长期保持保湿的效果。

208. 水光针术后注意事项

（1）水光针注射后24小时内不洗脸，24小时后可清洁皮肤，但要注意洗脸时动作轻柔，不要用力摩擦治疗部位。

（2）加强补水保湿，3天内使用医用面膜，每日早晚各1次；第4～7天，每晚1次医用面膜，以免出现返干爆皮的情况。

（3）3天后可涂粉底，可化妆，注意防晒，可涂抹防晒霜或戴遮阳帽，打遮阳伞。

（4）1周内多喝水，多吃水果补充水分；忌酒、海鲜，避免过敏。

（5）水光针一般按疗程注射，前3次，每间隔1个月注射1次，之后根据皮肤情况周期注射，可使皮肤维持良好的状态。

（6）如水光针后进行光电类治疗，应间隔1个月左右，具体情况可咨询医生。

209. 肉毒毒素注射后的注意事项

（1）注射后不要按摩和揉搓注射部位，可能会有局部水肿和淤血属正常情况。

（2）注射后在候诊区休息30分钟，无不适症状方可离院，6小时内注射部位不沾水。

（3）一般药物起效时间在注射后3～5天，少部分患者起效时间更长，极少患者治疗无效。

（4）1周内不要饮酒和吃海鲜；不要剧烈运动和洗桑拿，以免大量出汗造成药物迅速代谢；不要服用氨基糖苷类抗生素（如庆大霉素、妥布霉素等）。

（5）为确保治疗效果，注射两周后来院复诊。

（陈琳琳　姜艳华　肖　凡　陈琳琳　王　琳　杨姗姗　张鑫鑫）

第九节　眼部肿瘤

眼睛也会长肿瘤吗？很多人都有这种疑问。眼部肿瘤种类繁多，不仅可以影响眼部的一些功能，严重者还会危及生命。本章节详细介绍了眼睑肿瘤、视网膜母细胞瘤、泪腺肿瘤、眼眶肿瘤等多种类型。眼部肿瘤的早期症状并不明显，常常被人忽视，比如眼睛突出一点、视力下降一些等，这可能就意味着肿瘤已经生长了一段时间。为了尽早发现眼部的"小毛病"，让大家增强警惕，早点发现眼部的疾病，我们需要知道不同肿瘤的特征。本章节详细介绍了不同眼部肿瘤的特征、检查方法和治疗措施等，内容通俗易懂，希望通过本章节可以加深对眼部肿瘤的整体认识，提高对症状的辨识能力，能够对保护眼睛有更深的认识。

210. 针眼是什么？

针眼病，中医病名，因感受外邪，眼睑边缘生小硬结，红肿疼痛，形如麦粒的眼病。针眼相当于现代医学的睑腺炎，又称"麦粒肿"，是眼睑腺体发生细菌性感染而引起，分为内、外睑腺炎。

通常发病后眼睑会有红、肿、热、痛等急性炎症的表现，眼睑红肿，能摸到疼痛的硬结，数日后硬结表面出现黄色脓点，

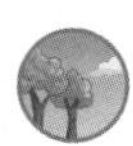

硬结软化自行破溃后症状有所减轻。在儿童、老年人或糖尿病患者等慢性消耗性疾病的患者中，由于体质弱、抵抗力差、细菌毒力强，则可发展为眼睑蜂窝织炎，引起发热、寒战、头痛等全身症状，严重者发生败血症或海绵窦血栓等危及生命。

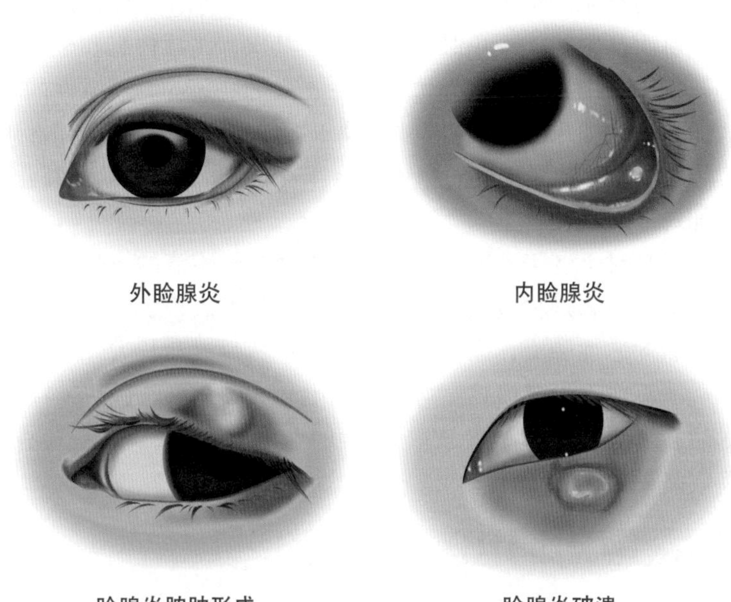

外睑腺炎　　内睑腺炎

睑腺炎脓肿形成　　睑腺炎破溃

211. 针眼应该如何治疗?

（1）发病初期可采用冷敷，硬结未软化时可湿热敷，每日3～4次，每次15分钟。

（2）局部抗生素眼液、眼膏点眼，症状较重者或发展为眼睑蜂窝织炎者可全身应用抗生素治疗。

（3）局部超短波理疗。

（4）脓肿形成后可切开排脓，脓肿尚未形成时一定不要用手挤压，以免挤压致细菌进入血管引起海绵窦血栓或败血症，导致生命危险。如果疾病反复不愈形成肉芽肿，则需要手术切除。

（5）注意保持眼部清洁，戒烟戒酒，规律清淡饮食，避免辛辣刺激、煎炸油腻、过甜食物。

预防针眼一般要注意眼部的用眼卫生，保持眼部的清洁，不用脏手揉眼睛，不用脏东西擦眼。其次，注意休息和生活规律，增加睡眠，多吃水果蔬菜，少吃辛辣烧烤等有刺激性的食物。最后，如果针眼反复发作，平时可用干净的手按摩局部眼皮和眼眶，保持眼皮上的腺体的导管通畅，促进分泌物的排出，增加局部的血液循环。

但是对于老年人来说，特别是那些不红不痛的小包，要特别注意，因为这种包块很可能是肿瘤的早期表现，常见的是眼睑皮肤的恶性肿瘤，刚开始是个小肿块然后逐渐长大，最后表面破溃流血，形成溃疡。所以，当老年人眼皮上长肿块，或者术后多次反复复发，应该取一小块病变组织，送病理科检查，确定是否是恶性肿瘤。

212. 霰粒肿和麦粒肿是一回事吗？

霰粒肿并不是麦粒肿，临床上称之为睑板腺囊肿，它是最常见的眼睑疾病之一。正常的睑板腺开口于睑缘并分泌油脂，随着眨眼涂在眼睛表面，起到润滑的作用。当分泌的油脂太稠或开口阻塞时，不能排除的油脂就会积聚形成一个囊肿，就是睑板腺囊肿。

睑板腺囊肿多见于青少年或中年人，常见于上睑，单个发生，也可以上、下眼睑或双眼同时多个发生。表现为眼睑皮下一个边界清楚的硬结，局部不红不痛，表面皮肤隆起，翻转眼睑其对应面可见的暗区。如果睑板腺囊肿继发感染，则形成急性化脓性炎症，表现与前述的内睑腺炎相同。因为上、下眼睑

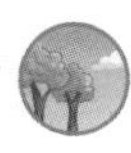

有数十根睑板腺，任何一条睑板腺阻塞都有可能形成睑板腺囊肿，有正常分泌功能及睑板腺都有可能复发，尤其是油脂分泌旺盛者。

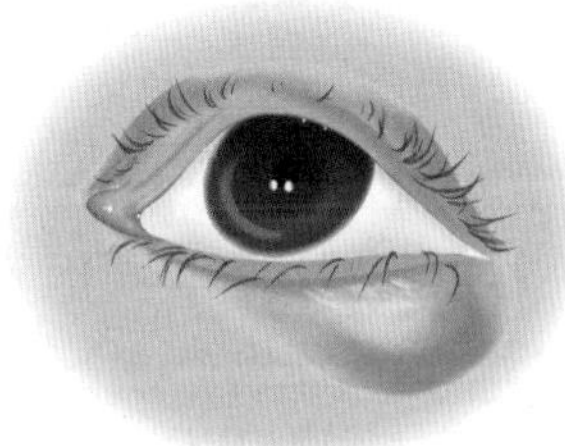
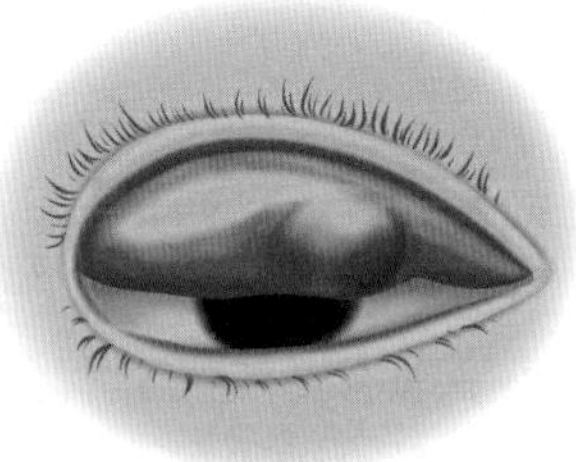

睑板腺囊肿

213. 睑板腺囊肿需要手术治疗吗？

小而无症状的睑板腺囊肿无须治疗，有时可自行吸收或通过局部热敷促进其吸收。

较大的睑板腺囊肿或者保守治疗效果不佳且病情稳定者，可选择手术治疗。

成人或青少年在局麻下手术，切口在睑结膜面，医生会将囊壁剔除干净以防复发，一般是不需要缝合的，术后局部应用抗生素滴眼液、眼膏即可。

对于不能配合局部麻醉的儿童，建议全麻下实施手术。全麻不仅可以避免患儿的哭闹、乱动而影响手术操作，同时也可消除局麻手术给患儿带来的心理恐惧。建议需要全麻的睑板腺囊肿患儿应到正规的医院就诊，先对患儿进行检查评估，正确地使用麻醉对孩子智力、发育是没有影响的，家长们可以消除顾虑。

对于反复发作或老年人的睑板腺囊肿，应将切除的肿物进行病理检查，以除外睑板腺癌。

214. 眼睑会长肿瘤吗？

“眼睑”即我们俗称的“眼皮”，是保护眼球的重要结构，分为上睑、下睑两部分，在颜面美观中占据重要的位置。眼睑肿瘤可以发生于眼睑的任何位置，而且种类繁多。大部分的眼睑肿瘤是良性的，如色素痣、血管瘤、睑黄瘤、乳头状瘤等；小部分的是恶性瘤，如基底细胞癌、皮脂腺癌、鳞状细胞癌等。眼睑良性肿瘤和恶性肿瘤仅凭外观难以鉴别诊断，要明确眼睑肿瘤的类型则需要依赖于手术切除后临床病理检查。

发生于眼睑的肿瘤，不仅影响外观，根据其位置、性质不同还可能引起遮挡视力、异物感等不适，而且如果是恶性肿瘤长期不进行治疗，就有扩散恶化的风险。因此，我们建议患者一旦出现眼睑肿瘤立即前往医院就诊，尽早采取积极的治疗措施，保护眼睑的功能和外观，及时发现并处理可能恶化的眼睑肿瘤。

215. 孩子眼皮有肿块怎么办？

如果眼睑皮下摸到一个边界清楚的、无红痛的硬结，此类肿块可能为睑板腺囊肿，俗称“霰粒肿”，较小的睑板腺囊肿可以自行吸收，大的或保守无效者则需要手术治疗。还有可能为

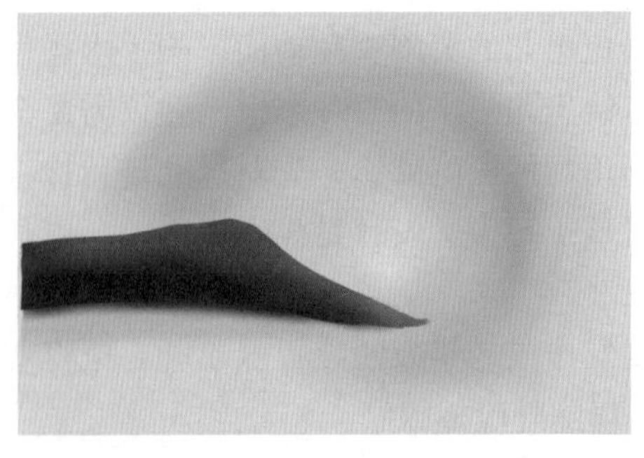

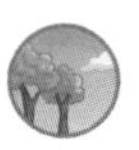

皮样囊肿，增长缓慢，无明显炎症、肿物较小无功能及美容障碍的情况下可保守观察，如果肿物增大压迫角膜引起散光影响视力、影响美观或局部红肿甚至破溃时，需要手术切除治疗。如果眼睑出现了一些肿瘤，如眼睑血管瘤、色素痣等，则需要医院进一步就诊明确诊断后，采取保守观察或手术等治疗。

216. 眼睑毛细血管瘤会有哪些危害？需要治疗吗？

眼睑血管瘤是血管组织先天发育异常，大体上包括毛细血管瘤、海绵状血管瘤、混合型血管瘤等，其中毛细血管瘤最为常见。出生时或出生后不久发生，迅速生长，至7岁时常自行消退。大部分部位表浅，为极小的小红点，扩大并互相融合成块，常高出皮肤3～4毫米，鲜红色，表面呈许多颗粒状，因此称为“草莓痣”。如果部位较深，则呈蓝色或紫色。眼睑毛细血管瘤首先会影响美观，造成一定的心理负担。眼睛可能因为血管瘤的压迫而产生散光，导致屈光参差、弱视、斜视等。深部的血管瘤可能蔓延至眼眶，导致眼眶扩大。

眼睑毛细血管瘤的诊断并不难，一定要在医生的指导下根据其生长部位、大小、是否引起压迫眼球引起散光等，选择保守观察、局部注射皮质类固醇、手术、冷冻等治疗方法，这样才能取得良好的效果。

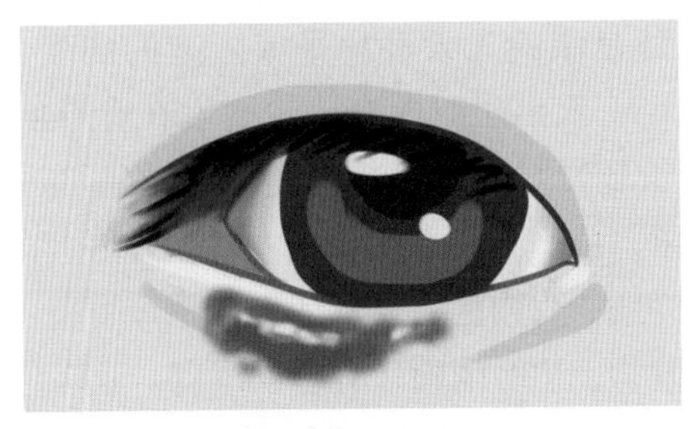

217. 眼睑黄色瘤怎么治疗?

门诊经常会遇到中老年女性患者，因为眼睑长了黄色的斑块而苦恼，造成美观上的困扰。眼睑黄色瘤常见于老年人，可发生于遗传性血脂过高、糖尿病和其他继发性血脂过高的患者中，但多数患者血脂正常。偏好女性，多位于上睑内眼角附近，有时下睑也有，常为双侧，呈柔软的扁平黄色斑块、略微隆起，与周围正常皮肤的境界清晰。眼睑黄色瘤实际上并非肿瘤，而是类脂样物质在眼睑皮肤组织中的沉积，可行手术切除治疗。

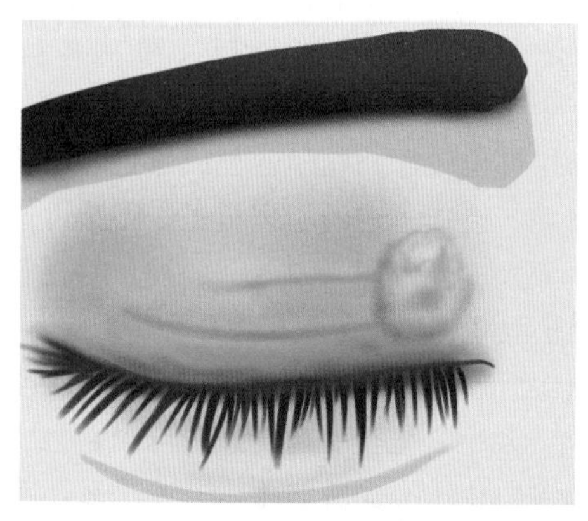

218. 眼睑色素痣需要手术切除吗? 会产生恶变吗?

眼睑色素痣是眼睑先天性扁平或隆起的病变，境界清楚，由痣细胞构成。一般出生时即有，少数发在青春期。初期生长较快，以后生长较慢。有的自行萎缩，到成年可逐渐静止。可在幼年即有色素，或直到青春期或成人时才有色素，根据部位的不同可分为交界痣、皮内痣、复合痣、蓝痣等类型。一般为扁平或隆起的眼睑肿物，边缘清晰，有色素沉着，呈棕色至黑色。

眼睑色素痣一般是良性的，但是要注意不要刺激它。如果

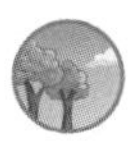

因影响美观、特殊位置引起眼部不适等需要手术切除时，必须完整而彻底，否则残留的痣细胞可能受刺激而发生恶变。如果发现色素痣面积变大、颜色加深、表面粗糙甚至破溃时，应考虑是不是发生了恶变，尽快切除。

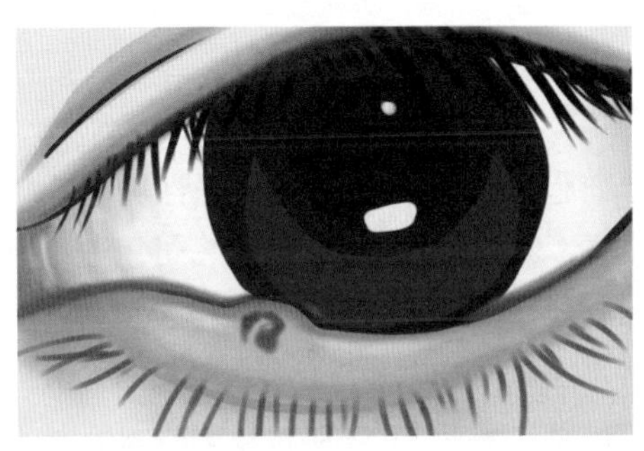

219. 眼睑恶性肿瘤严重吗？

眼睑恶性肿瘤是严重的疾病，如果治疗不及时，就会造成严重后果。眼睑恶性肿瘤包括基底细胞癌、鳞状细胞癌、皮脂腺癌、恶性黑色素瘤，常发生于中老年患者。早期时是眼睑较小的包块，多数不引起不适，所以，通常患者没有引起足够重视。随着肿瘤不断生长，向周围组织和深部扩散，引起更多组织损伤，如局部破溃、出血、疼痛等。甚至出现血行转移或淋

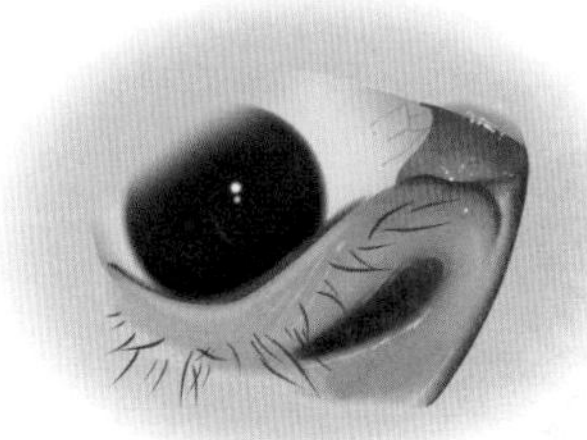

眼睑基底细胞癌

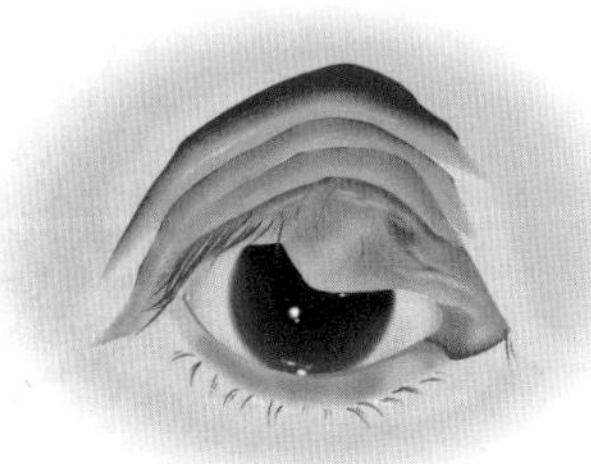

眼睑皮脂腺癌

巴系统转移，到达身体远端，这时可对生命造成严重威胁。

眼睑恶性肿瘤必须早期发现、早期治疗，建议大家不要忽视眼睑的小包块，特别是当它逐渐长大、性状发生变化时，一定要尽早来医院就诊，完善检查、及时手术彻底切除，否则一旦转移预后可能较差。

220. 视网膜母细胞瘤到底是什么病?

视网膜母细胞瘤是视网膜的一种恶性肿瘤，是儿童最常见的眼内恶性肿瘤，90%发生于3岁以前，可单眼、双眼先后或同时罹患。视网膜母细胞瘤分为遗传型和非遗传型。约40%的病例属于遗传型，也就是由患病的父母或父母为突变基因携带者遗传，或者由正常父母的生殖细胞突变所致，是常染色体显性遗传，这种类型发病早，多是双眼发病。约60%是非遗传型的，是患者本人的视网膜母细胞发生突变导致的，这种类型不遗传，病例发病较晚，一般是单眼发病。

视网膜母细胞瘤分为四期，即眼内期、青光眼期、眼外期和全身转移期。早期视网膜母细胞瘤是家长很难发现的，通常在家长发现的时候可能已经到了三期甚至是四期。大部分视网膜母细胞瘤的患儿，因为家长发现患儿瞳孔区有异样的很诡异

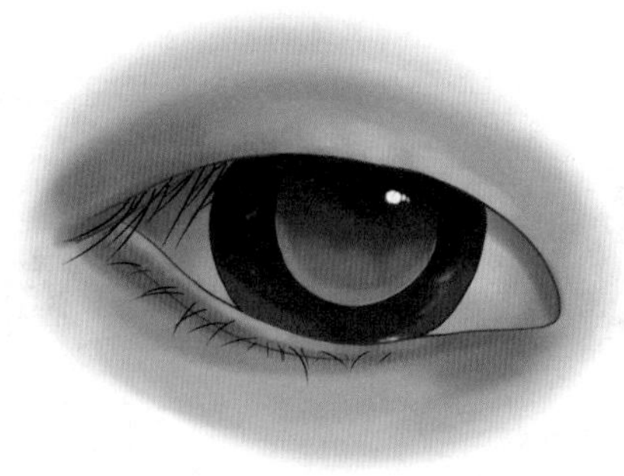

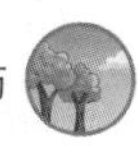

的一种白色反光，也叫“白瞳症”，很多家长就是因为发现了患儿这种白色的反光而到医院就诊。部分患儿出现斜视、患眼红痛及青光眼。一旦肿瘤突破了眼睛内部，开始通过视神经走向了颅内，出现脑内的转移之后，就很有可能会危及患儿的生命了。

221. 视网膜母细胞瘤如何尽早发现?

视网膜母细胞瘤因为发生于婴幼儿，所以早期不容易被家长发现。大多数患儿都是在出现“白瞳症”或“猫眼样”，也就是瞳孔区出现黄白色反光的时候被家人发现，到医院检查确诊的。部分患儿因肿瘤位于黄斑部、视力障碍而表现为废用性斜视，甚至直到继发青光眼，因眼压高疼痛患儿哭闹始被发现方就医。

需要注意的是，“白瞳症”、斜视、青光眼等并不都是视网膜母细胞瘤所特有的表现，在很多儿童眼病中都可以出现。但是这些征象都不是正常应该存在的，家长如果发现孩子有这方面异常的表现，一定要及时带孩子到医院检查。根据患者的病史、眼部体征、眼球超声一般即可明确诊断，CT或者核磁辅助检查有助确诊。同时，还应确定是否转移，以便正确处理。

222. 视网膜母细胞瘤有哪些治疗方法?

根据视网膜母细胞瘤发展不同阶段、采取不同的疗法，使部分患者保存患眼和视力，治疗方法包括，眼球摘除、外部放射治疗、冷凝术、巩膜表面敷贴治疗、介入治疗、光动力学治疗等。视网膜母细胞瘤治疗效果与多种因素相关，如肿瘤的大小与部位、诊断的时间、治疗方案是否合理等，一定要进行早期的发现，早期的干预治疗。

由于视网膜母细胞瘤具有遗传性，因此广泛进行科普教育，提倡优生优育、遗传咨询，减少患儿出生，应是积极的措施。如果是有家族史的婴幼儿，家长应尽早带小孩去医院做相关检查。如果是新生儿，就应该及早开展眼科评估与筛查工作，早期干预，提高预后。

223. 泪腺肿瘤是什么？有哪些症状？

泪腺位于眼眶外上方的泪腺窝内，长约20毫米、宽约12毫米，借结缔组织固定于眶骨膜上，起到分泌泪液的作用，正常时从眼睑是不能触及泪腺的。泪腺肿瘤是指原发于泪腺的肿瘤，在泪腺肿瘤中50%为炎性假瘤或淋巴样瘤，50%为上皮来源的肿瘤。在原发性上皮瘤中，50%属于良性肿瘤（如多形性腺瘤），50%属于恶性肿瘤（如腺样囊腺癌、恶性混合瘤）。

早期肿瘤较小时，患者可无明显临床症状。随着肿瘤逐渐生长，患者可有眼球移位、眼球突出、眼睑肿胀、复视、视力下降、疼痛等症状。正常人两个眼睛一样大而且在同一水平，如果患者发现眼睛和对侧眼不等大，或者不在同一个水平，不在同一垂直线上，就要高度怀疑后面是不是长了肿瘤。患者可能会发生眼睑肿胀，眼眶外上缘触及肿物。由于泪腺肿瘤位于眼眶外上方，肿瘤与重力作用在眼睑外侧，呈现下垂状态，所以称为“横S形改变”。另外复视指患者看到的重影不是一个眼睛重影，而是两个眼睛一起看时有重影。肿瘤压迫眼球，使眼

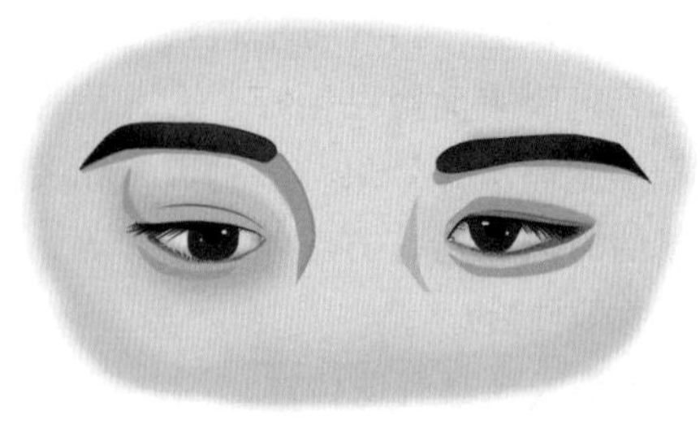

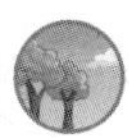

球向前下方突出，外上转受限，可伴有屈光不正。

泪腺良性肿瘤多生长缓慢，一般无疼痛表现。泪腺恶性肿瘤多进展迅速，伴有疼痛症状，发生转移时还可有转移部位的症状。

224. 怀疑泪腺肿瘤，需要做哪些检查?

怀疑泪腺肿瘤时，主要从对眼睛检查、影像学检查、有没有转移等方面进行检查。

眼科检查：包括视功能、屈光状态、眼前后节情况、眼球突出度、眼球运动功能、局部触诊情况、眶压等。

影像学检查：包括眼球超声检查、眼眶CT检查及眼眶增强磁共振检查（MRI）等。通过影像学检查可见泪腺窝区肿块，并了解眼眶周围骨质破坏情况、肿瘤与周围组织器官的关系、肿瘤有无远处转移等情况，为治疗方案的选择提供依据。

区域淋巴结（耳前、耳后、颌下、颈部等）超声，胸部CT、盆腔部超声、CT或MRI，经济情况好的患者可行PET-CT检查。

225. 如何鉴别泪腺肿瘤的良恶性?

泪腺良性与恶性肿瘤易于混淆，根据症状和影像学表现可初步鉴别。

良性肿瘤：症状少见自发性疼痛和炎性反应表现。影像学骨质以及肿物与周围组织多呈压迫性改变。

恶性肿瘤：症状病程短，常出现自发性疼痛、眼睑红肿等炎性反应表现。影像学显示侵袭性生长特点，骨质受累呈虫蚀样。

手术切除肿瘤后，通过对病变组织进行组织病理检查，有助于明确诊断。

226. 泪腺多形性腺瘤会从良性变成恶性吗?

在泪腺上皮性肿瘤中，泪腺多形性腺瘤最常见。它多见于中年男性，一般单侧受累。发病缓慢，病程较长。患者多表现为上睑肿胀，在眼眶外上方常可触及肿物。肿瘤压迫眼球，使眼球向前下方突出，外上方眼球转动受限，可伴有屈光不正。

泪腺多形性腺瘤是良性肿瘤，但存在复发和恶变可能，可能从良性变成恶性。若手术完整切除，复发率、恶变率则大大降低，所以，手术切除应该尽可能地连同肿物包膜完整切除。

当突然出现眼睑水肿、复视、快速进展的眼球突出和炎症表现，要警惕泪腺多形性腺瘤恶变可能。因此，泪腺多形性腺瘤需尽早手术治疗，术后一定要遵医嘱定期复诊，以排除复发或恶变。

227. 泪腺肿瘤怎么治疗?

一旦发现泪腺肿瘤，一定要尽早到医院就诊，对泪腺肿瘤的诊断直接关系到正确的处理和患者的预后，做到早诊断、早治疗。

泪腺肿瘤的治疗以手术治疗为主，良性肿瘤多可完整切除，恶性肿瘤大多不易完整切除，常需广泛切除，有的还需行眶内容物剜除术。

根据肿瘤的类型及分期选择放疗或化疗，杀灭肿瘤细胞，达到治疗目的。

同时针对患者的症状进行对症治疗，如，针对泪腺恶性肿瘤患者，疼痛明显时可选择合适的镇痛药缓解疼痛。

228. 眼睛也会患上淋巴瘤吗?

淋巴瘤属于全身性恶性肿瘤，可以发生于任何部位，眼部

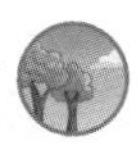

淋巴瘤发病机制不是十分明确，主要与免疫因素、病毒感染因素、理化环境因素等有关。眼睛是获取信息的重要感受器，人们熟知疾病有白内障、视网膜疾病、青光眼等。但是眼睛也有一种少见而不罕见的疾病，这就是淋巴瘤。眼部淋巴瘤常发生在眼附属器，如泪腺、结膜、眼眶、眼睑等部位。最常见的淋巴瘤类型是黏膜相关淋巴组织结外边缘区B细胞淋巴瘤，也就是常说的MALT淋巴瘤。

MALT淋巴瘤是一种惰性淋巴瘤，进展缓慢，如发生在其他部位可多年无症状。但眼睛是非常敏感的部位，很多患者常有不适症状而被早期发现。常见症状有眼附属局部肿物和肿物导致的压迫症状，如结膜肿物、眼睑肿物、复视、眼球突出、视力下降、眼球运动受限等。如果行核磁或CT检查，可发现局部占位性病变，常压迫周围组织。

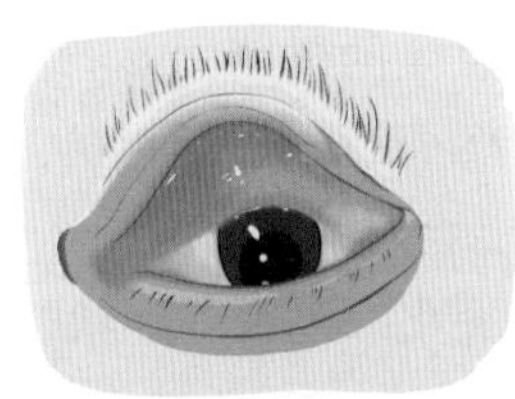
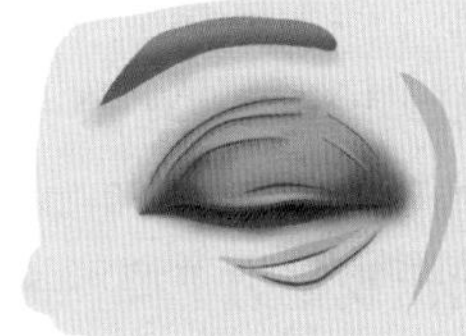
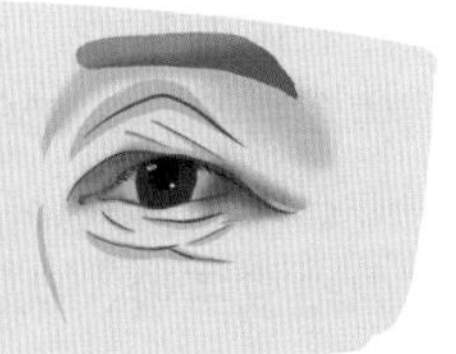

229. 如何治疗眼部淋巴瘤?

眼部淋巴瘤患者大多先有症状，然后就诊眼科行核磁等检查发现肿物，行手术切除部分肿瘤组织活检送病理检查证实眼部淋巴瘤。因淋巴瘤属于血液系统的全身性恶性肿瘤，确诊后必须由血液科或肿瘤科医生行全面检查评估后制订治疗及随访方案，检查包括抽血化验、全身PET/CT、淋巴瘤临床分期等，治疗方案有联合化疗、免疫化疗等。早诊断、早治疗，预后大多良好，但因疾病的范围、分期阶段、危险因素等而有不同，完成治疗的患者也应定期到医院复诊观察。

230. 什么是眼眶肿瘤?

眼眶肿瘤即发生在眼眶部的肿瘤，包括眼眶原发性和继发性肿瘤。原发性肿瘤指的是原发于眶内组织的肿瘤，继发性肿瘤指的是从眶周组织（包括眼睑、眼球、鼻窦、鼻咽部和颅腔内等解剖部位）扩展至眼眶内，及从身体其他远处器官转移来的肿瘤。眼眶肿瘤种类繁多，以良性肿瘤多见。

231. 眼眶肿瘤有哪些种类? 患上眼眶肿瘤有什么表现?

常见的眼眶原发性肿瘤有眼眶皮样囊肿、海绵状血管瘤、脑膜瘤、横纹肌肉瘤等，其中以海绵状血管瘤最为常见。眼眶继发性肿瘤中以黏液囊肿发生率最高。横纹肌肉瘤是儿童最常见的原发性眶内恶性肿瘤。

眼眶肿瘤并不是一种常见病，在肿瘤发生的早期，由于肿瘤体积过小，未对周围组织造成压迫，患者可以没有任何症状。当肿瘤逐渐增大、生长到一定体积时，可能会对眼眶内的神经、肌肉造成压迫，从而出现视力下降、眼球突出、复视等症状时才被发现。

232. 眼眶肿瘤的检查与诊断方法

（1）体格检查：医生问诊有没有外伤、肿瘤病史，肉眼观察眼球有没有突出，触及眼眶有没有肿块。

（2）裂隙灯显微镜检查、眼底检查、眼球突出度检查：裂隙灯显微镜、眼底镜检查是眼科基本检查项目，可以了解屈光间质病变以及视盘、视网膜病变。部分眼眶肿瘤可以引起视盘水肿、视神经萎缩色淡等，眼球突出度检查可以了解眼球突出程度。

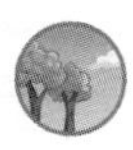

（3）眼眶影像学检查：眼眶肿瘤种类繁多，影像学检查可以表现不同。X线主要是眼眶骨显影，可以显示眼眶容积、眶壁、泪腺窝、视神经孔、眶上裂、鼻窦等改变。眼眶超声可以清楚显示眼球、眶内脂肪、视神经、眼外肌等造成结构，也可以显示肿瘤占位病变。眼眶CT是目前诊断眼眶肿瘤的最常用检查方法，眼眶内肿瘤MRI检查软组织分辨力优于CT。影像学检查中呈现出的一些特征性改变常有助于眼眶肿瘤的诊断，例如，儿童眼眶肿瘤可以在数月内眼眶扩大，成年人眼眶扩大提示时间较长。眶内钙化提示存在视网膜母细胞瘤、脑膜瘤、静脉畸形、脉络膜骨瘤等。眶壁破坏提示恶性肿瘤。视神经孔扩大预示肿瘤向颅内蔓延。

（4）眼眶组织活检：眼眶肿瘤组织活检是诊断的金标准，有助于明确恶性与良性肿瘤诊断。

233. 常见的眼眶良性肿瘤有哪些种类?

眼眶良性肿瘤主要包括：①血管瘤，主要有海绵状血管瘤、血管内皮瘤、淋巴管瘤等。②眼眶炎性假瘤。③皮样囊肿。④泪腺上皮瘤。⑤神经纤维瘤。⑥神经鞘瘤。⑦视神经胶质瘤。⑧泪腺混合瘤。⑨脑膜瘤。⑩畸胎瘤。⑪脂肪瘤。现着重介绍眼眶海绵状血管瘤、眼眶炎性假瘤、眼眶皮样囊肿等发病率相对较高的肿瘤。

（1）眼眶海绵状血管瘤。

海绵状血管瘤是指由众多薄壁血管组成的海绵状异常血管团。实际上，该病并非真正的肿瘤，而是一种缺乏动脉成分的血管畸形。海绵状血管瘤几乎可发生于全身的任何部位，例如，四肢、躯干、骨骼、眼眶、肝、脾、胃肠等其他脏器。

眼眶海绵状血管瘤最常见的症状为缓慢性眼球突出，多无感觉，偶有眶区轻度疼痛。根据肿瘤的原发部位的不同，可产生不同的首发症状。因肿瘤多发于肌肉圆锥内，故多表现眼球突出；若肿瘤压迫眼球后极部，则可引起眼底改变，也可致屈光改变、视力下降；若肿瘤位于眶尖部、压迫视神经，则可引起视力下降、原发性视神经萎缩；当肿瘤较大时可导致眼球运动障碍，甚至出现复视等症状。

眼眶超声检查可见典型的回声像，具有定性诊断意义。肿瘤呈类圆形，内回声多而强而均匀，声带性中等、具有可压缩性。眼眶CT显示具有良性占位性病变的特征，边界清楚、内密度均匀，可显示视神经的受压、移位及眶腔扩大，并且具有定位诊断意义。眼眶磁共振及眼眶磁共振增强检查提示肿瘤呈现“渐进性强化”可明确诊断。

由于眼眶海绵状血管瘤增长缓慢，并有相对停止生长的可能，且无恶性变。因此，如果肿瘤较小尚未引起临床症状，可行临床密切观察。当出现明显的临床症状，多选择手术切除，可根据影像学检查进行术前肿瘤定位，行前路或外侧开眶术。目前伽马刀和眼眶的介入性治疗已经逐步应用于该肿瘤的治疗。

（2）眼眶皮样囊肿。

眼眶皮样囊肿大多数为先天发育异常而产生，起源于胚胎时期，病情进展缓慢，甚至有静止期。位于眶缘的囊肿在幼儿期可发觉；位于眶缘之后的囊肿，尤其是眼眶深部的皮样囊肿往往不易察觉，在囊肿增大到一定程度，出现不适症状后才被

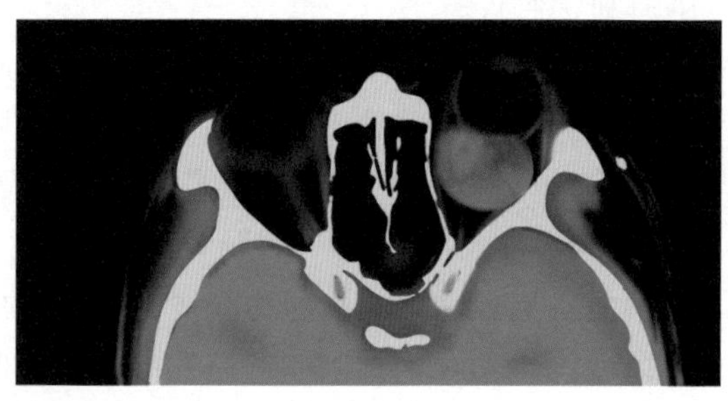

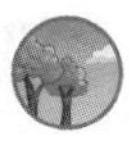

发现，故可在青少年时期发现，老年发病者也可以见到。病理检查可见囊腔内含有皮脂腺状油质，还可含有毛发。

眼眶皮样囊肿的临床表现取决于肿物的原发位置：①发生于眶缘者，于外侧眼眶骨多见。幼儿时期即可被发觉，一般无不适症状，常由患者触摸皮肤时无意中发现。眶缘局部隆起，可扪及半球形或球形肿物，边界清晰，小如蚕豆，大如鸟蛋，表面光滑，质地柔软，微具弹性，与皮肤不相连。视力、眼球位置及眼球运动无改变。肿物较大者可影响上睑外形或压迫眼球引起屈光不正。②位于眶内者多发生在眼眶的外上象限，其次为内上象限、眶下部，偶有侵害泪道和鼻部。囊肿多与骨膜相连，甚至压迫骨壁形成凹陷。眶深部囊肿最初临床表现为眼球突出并向内下方移位。病变进展缓慢，甚至静止一段较长时间。肿物较大者在眶上缘往往扪及圆形肿物或骨性膨隆。由于肿物压迫眼球，可能引起屈光不正、视网膜水肿、视力减退，少数患者因囊肿裂开伴有炎性反应、眼眶压痛、眼睑水肿、瘘管形成、颞部膨隆、眼球运动障碍及视神经萎缩。

根据典型临床表现，结合影像学检查可做出眼眶皮样囊肿的诊断。眼眶CT检查中可见眼眶皮样囊肿常呈椭圆形或圆形的囊性外观，可以对周围骨质产生压迫，导致局部骨质改变，如长期压迫骨骼可形成凹陷。A型超声显示，部分病例在眼球壁高波峰后有一个无回声平段，即为囊内液，表示病变内无回声界面，但多数囊肿内有高低不等的波峰。

本病进展缓慢，如无明显炎症现象，无功能及美容障碍，允许一定时期的观察。眼眶皮样囊肿在增长时期可能恶化，应及时治疗。可供选择的最佳治疗方法是手术切除。原则是囊壁及囊内容物完全摘除，保留眼眶正常结构和功能。

（3）眼眶炎性假瘤。

眼眶炎性假瘤是一种特发性、良性、非特异性的炎症。因为该病类似于肿瘤，与一些免疫性炎症有关，病变外观类似肿瘤，所以也把它称为炎性假瘤。本病多见于成年患者，高发年龄为40～50岁。通常单眼发病，也可双眼发病。临床病程可表现为急性、亚急性或慢性过程。炎性假瘤可以累及眼眶内所有组织结构，也可与眶周鼻旁窦炎性假瘤伴发。

眼眶炎性假瘤主要的临床表现为眼眶疼痛、结膜充血水肿、眼睑水肿、眼球突出、眼球运动障碍等，部分患者还可能存在泪腺炎。炎性假瘤按照病理组织学改变可分为淋巴细胞浸润型、纤维组织增殖型和混合型3型。

患者出现疑似患病的表现后，应该前往医院，通过B超、磁共振成像等方法进行检查，确诊后可以根据具体的情况和医生的指导考虑进行手术活检，从而诊断病变的病理分型。对于淋巴细胞浸润型炎性假瘤，全身糖皮质激素治疗可使病情明显缓解，也可以采用病变局部注射疗法；纤维组织增殖型对糖皮质激素不敏感。部分患者可考虑免疫抑制剂和放射治疗。对于局限性炎性假瘤药物治疗不满意者，可采取手术治疗。患者治疗期间应该注意休息，保持充足的睡眠，不宜长时间用眼。

234. 常见的眼眶恶性肿瘤有哪些?

眼眶恶性肿瘤大约占眼部肿瘤的8.1%。主要包括：①泪腺囊性癌。②淋巴肉瘤。③神经纤维肉瘤。④横纹肌肉瘤。⑤转移性肿瘤，主要由鼻窦、眼附属器或其他器官转移而来（来自其他器官的转移癌中，以乳腺癌、前列腺癌、肺癌、肝癌、皮肤黑色素瘤多见）。⑥其他恶性肿瘤，例如类肉瘤、血管肉瘤等。

其中，眼眶横纹肌肉瘤（orbital rhabdomyosarcoma）是由分化程度不同的横纹肌母细胞构成的高度恶性肿瘤，自出生至成年人均可发生，眼眶横纹肌肉瘤可来自眼肌或泪腺，多见于10岁以下、7～8岁男孩，是儿童时期最常见的眶内恶性肿瘤。

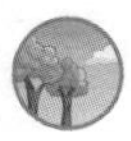

发病原因不清楚，是由各种不同分化程度的横纹肌母细胞组成的软组织恶性肿瘤。本病可能与遗传因素、染色体异常、基因融合等因素有关，引起单侧突眼。病情进展迅速，1/3患儿发生上睑下垂，10%患儿伴头疼，X线片可见骨质破坏，如不及时治疗，多在一年内死亡。眼眶CT、磁共振检查等检查手段可辅助诊断，最终确诊需要病理组织学检查结果。

手术在治疗横纹肌肉瘤中具有重要作用，不仅可以达到病理诊断的目的，同时也可以切除病变组织。如病变局限者可单纯切除肿瘤及部分瘤周组织；瘤体巨大、眶周广泛侵犯者明确病理组织学诊断后可行眶内容物剜除。术后根据病情，可以给予化学治疗、放射治疗等综合处理。

随着医学影像学的介入以及各种检查方法的完善，横纹肌肉瘤得到了相对早期的诊断，在治疗方法上改变了过去单一的眶内容物切除，而改进为手术、放射和药物综合治疗，疗效大为提高。横纹肌肉瘤毕竟是恶性程度很高的肿瘤，在临床上必须强调早期诊断，及时治疗，密切随诊。

235. 患上眼眶恶性肿瘤有哪些表现？

常因为出现复视、视力下降而被引起注意，其次为疼痛、眼部胀痛、眼睑下垂感、眼球突出感。较为常见的体征包括眼球突出、眼球活动障碍、眼球移位、眼睑下垂、眼球内陷、球结膜水肿、眼睑肿胀等。检查时还可以发现眼眶压力增高，有时还可以触及眼内肿块。眼眶恶性肿瘤相对发病率较低，且无特异性的症状，因此常被忽视。若出现以上症状，须尽快就医，完善相关检查以排除眼眶恶性肿瘤。

236. 眼睛里面也能长肿瘤吗？如何判断眼睛里长了肿瘤？

眼睛里是可以长肿瘤的，称为“眼内肿瘤”。判断眼睛里面长肿瘤，主要根据眼睛外观的改变，比如有眼球突出、眼睛斜视、上睑下垂、白瞳症（瞳孔区白色反光）等外观的表现来判断。另外，还要根据眼睛功能来判断，比如视力下降、视物模糊、视野缺损等眼睛视力和视功能进行判断。10岁以下儿童为高发人群，且男性多于女性，发病比较迅速，且容易恶性变。

良性的眼肿瘤一般是神经源性肿瘤、血管源性的肿瘤和皮样囊肿，良性的生长速度比较慢、边界清晰、覆有包膜，多为向外生长、膨隆性发展，经过正规治疗后预后良好。恶性的眼睛肿瘤常有睫状体的肿瘤、脉络膜淋巴瘤，恶性的更容易发生转移，且发展迅速，癌细胞能够侵犯鼻腔、鼻窦、颅内，预后比较差。

237. 常见的眼内恶性肿瘤有哪些?

脉络膜恶性黑色素瘤，是成年人最常见的眼内恶性肿瘤，多见于50～60岁，常为单侧性，主要起源于葡萄膜组织内的色素细胞和痣细胞，可发生于脉络膜的任何位置，但最常见于后极部。

临床表现取决于肿瘤发生的位置。如果肿瘤位于黄斑区，患者于疾病早期即可有视物变形或视力减退。如果位于眼底周边部，则没有自觉症状，肿瘤增大并继发视网膜脱离时可出现严重视力下降。

根据肿瘤生长的形态，可以表现为局限性和弥漫性两种，局限性生长更为常见。局限性患者表现为凸向玻璃体腔的球形隆起肿物，周围常有渗出性的视网膜脱离。弥漫性沿脉络膜水平发展，呈普遍性增厚，而隆起不明显，易被漏诊或者是误诊。肿瘤易发生眼外或者是全身性的转移，可以转移至巩膜外、视神经、肝、肺、肾和脑组织等，预后比较差，可因渗出物、色素及肿瘤细胞而阻塞房角，肿瘤压迫涡静脉，或者是肿瘤坏死所

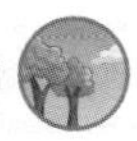

致的大出血等。引起继发性青光眼，也可因虹膜新生血管而致眼压升高，引起新生血管性青光眼。在肿瘤生长过程中，可因肿瘤高度坏死而引起眼内炎或全眼球炎。

眼底检查、CT、MRI，以及眼眶和眼球的超声检查是脉络膜恶性黑色素瘤常见的检查方法。因脉络膜黑色素瘤最易经血液循环向肝脏转移，肝脏超声探查和肝脏闪烁扫描可以检查有无肿瘤转移。同样，胸部X线摄片或CT扫描等，也有助于发现转移性病变。需要注意的是，脉络膜黑色素瘤有时与某些形态相似的眼底病相似，例如脉络膜黑色素细胞瘤是一种良性肿瘤，眼底改变与脉络膜黑色素瘤相似，但脉络膜黑色素细胞瘤相对发展较慢，不会对患者生命产生影响。

目前，脉络膜黑色素瘤通常采用综合治疗方案进行处理。对于瘤体较小，视功能尚好，患者强烈要求保持眼球者，可以采用激光、局部敷贴放疗或局部切除肿瘤等；如果瘤体较大，视功能破坏严重，或者患者强烈要求摘除眼球者，可以进行眼球摘除手术。如果肿瘤细胞已经从眼内转移至眶内，可以行眶内容物剜除术。术后根据情况，可以给予免疫治疗等。

（王　琳　王　达　陈琳琳）

第十节　泪器病

常言道“痛哭流涕”“一把鼻涕一把泪”，可见“眼泪”在日常生活中与人们的情感表达以及性格特点展示等都息息相关，而泪液的“生产”和“排出”功能就是由今天的主角——“泪器”所掌管的。其实泪器不是一个单独的器官，它是数个相关器官的合称，主要有泪腺和泪道，它是我们眼睛的附属器官。如果我们的泪器出了问题的话，不仅影响情感的表达与发泄，还会降低人们的生活质量，甚至影响人们的身体健康。比如轻者“欲哭无泪”“漏风眼”“风流眼”；重者肿瘤、严重感染危及视力、生命等也大有人在，所以，不应该因为是“附属器”就得不到重视。我们的“泪器病”就日常常见的一些“症状”“体征”以及老百姓常提出的一些问题为大家一一解答，希望对大家有所帮助。

238. 什么是泪器?

泪器是人类眼睛的附属器，主要有两部分功能，即泪液的生产和排出，即一个“上水”、一个“下水”。

首先，泪液生产的部位有主泪腺和副泪腺两部分，也就是产生眼泪的“上水”。在人受到刺激（比如眼部受到强光照射、进入异物、患角膜炎、结膜炎等）或情绪波动时我们的主泪腺会分泌大量的眼泪，也就是说人哭时流出的眼泪来自这里。而副泪腺则是我们在清醒静息状态下，泪液不断生成，起到润滑眼球的作用。泪液在不断蒸发的同时，也需要不断地补充，这个补充主要由副泪腺的基础分泌来承担。这也是好多干眼症患者的病因。人在入睡后就不再分泌泪液了，所以，很多干眼症的患者夜间症状自觉加重就是因为这个原因。

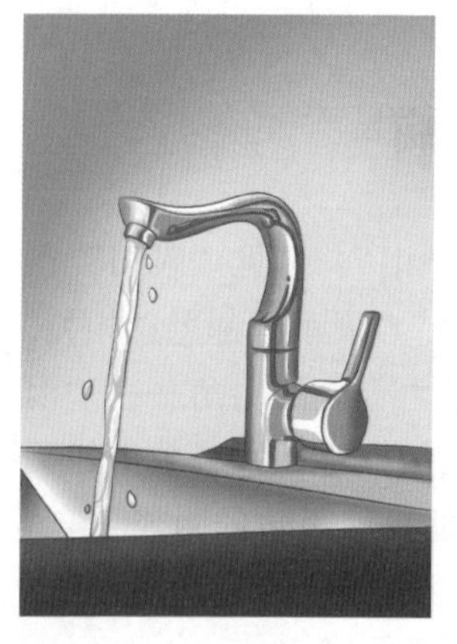

而泪液的排出部位主要指泪道，也就是引流眼泪的“下水道”，它是上与眼睑、下与鼻腔相连的管道，作为眼和鼻之间的桥梁，主要包括泪点、泪小管、泪总管、泪囊、鼻泪管这些部位。生理功能主要是把泪液引流入鼻腔，并在泪液流出的过程中对泪液的分泌发挥着重要的调节作用。

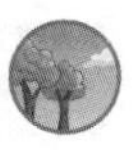

所以，老百姓经常说“泪腺堵了”其实是泪道堵了，他们把“上水”“下水”弄混了。

239. 我们在什么状况下需要看泪器病?

在我们临床工作中，泪器病是眼科疾病一个较小的分支，在眼科疾病中也属于相对少发的疾病，故老百姓甚至部分医生对泪器病专业了解得少之又少也就情有可原了。那么来我们泪器病门诊就诊的都有什么样的疾病呢？就像前面提到的泪器包括主、副泪腺以及泪道系统，他们发生的疾病主要有，急慢性泪腺炎、IgG4相关性眼病、泪腺良恶性肿瘤、泪腺脱垂、先天性泪腺缺失、泪腺瘘、先天性鼻泪管堵塞、新生儿泪囊炎、先天性泪囊囊肿、先天性泪道缺失、急慢性泪囊炎、泪道漏、泪囊肿瘤、泪小管炎、泪道结石、泪道外伤、功能性溢泪、结膜松弛症、泪阜肥大、泪阜肿瘤、血泪、鳄鱼泪、泪-耳-牙-指综合征等。这些疾病表现的临床症状包括，眼睑外上方肿胀、包块、可有疼痛、眼球突出甚至视力下降、干眼、长期溢泪、流泪、流脓、眼分泌物增多，而局部用药后未见好转或迁延不愈或反复发作、内眼角内下方（泪囊区）按压溢脓甚至有包块存在、疼痛感，抑或红肿乃至扩散至眼眶区、眼分泌物内含有结石、渣子样的物质，用药不好转或反复发作、泪阜部位增大或生长包块、眼泪中带血、吃饭咀嚼时流泪以及上述（泪腺或泪道）部位的外伤等。这些症状和疾病都可以到泪器病门诊就诊。

240. 患眼皮肿应该看内科还是眼科?

这个问题通常对于仅有少量医学常识或者经常在搜索网站搜索病症的人来说确实会造成困扰，因为他们了解一点相关知识，却没有对疾病进行鉴别的能力。他们知道好多肾内科疾病会引起组织水肿，却不知眼皮肿为首发或者重要表象的疾病，到肾内科就诊检查肾功能后多数未见异常而再来眼科就诊。其实这个顺序搞反了，也因此会浪费一定的金钱和时间。因为按照常规，眼部的症状应该先来眼科就诊，由专业的眼科医生给予鉴别诊断，如果排除眼科疾病可以去内科进行会诊鉴别，毕竟眼睑肿胀更大的可能仍然是眼科疾病。比如我们眼科临床常见的睑腺炎（也就是常说的麦粒肿）、急慢性泪腺炎、IgG4相关性眼病、泪腺良恶性肿瘤、泪腺脱垂、眼眶炎性假瘤泪腺型、泪腺导管囊肿、上眶隔脂肪前移增生等眼科疾病都会表现为眼皮肿胀甚至皮下活动或不活动性的包块等。这些疾病多数是双侧同时发生的，和我们日常中遇到的因为肾内科疾病导致眼睑肿胀需要鉴别，所以眼睑肿建议您先来眼科就诊。

241. 上眼皮外侧有包块是不是长肿瘤了？

不一定。

局部肿块是泪器病的常见体征，疾病的性质不同肿块可表现不同的硬度、活动度及伴随症状，那我们说一下常见的上睑外侧包块都有哪些疾病？

首先，举3个有包块而不是肿瘤的例子：①慢性泪腺炎，可见上睑外上方肿胀，可明显发红，一般无疼痛，常上睑下垂，在外上眶缘下可触及包块，硬度略高，可移动，眼球可被包块挤向内下方，向外上方注视时可有复视（视物重影）。②泪腺脱垂，也可见上睑外上方肿胀、下垂，甚至遮挡视线，一般无疼痛感，也无明显发红，可出现干眼症状，在外上眶缘下可触及包块，硬度较软，活动自如可推回至外上方眶缘内（泪腺窝）。③另外，还有眼科较为常见的睑板腺囊肿，它的体征表现也为眼皮包块，周围边界较为清晰，推之不活动，一般无压痛，炎症期可有红肿，伴有压痛，一般需要手术切除。

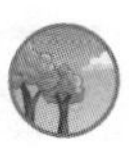

属于肿瘤的也是常见的，比如泪腺混合瘤最为常见的泪腺肿瘤，在眶外上方触及表面不平且质地坚硬的肿块儿，少数肿块表面光滑而质地较软，眼球可被挤向内下方移位或病眼突出，肿瘤生长过程缓慢，所以，一般无明显视物重影和疼痛；而泪腺癌可于眶外上方泪腺窝触及硬实而固定的肿块，有明显的疼痛和头痛，眼眶周和白眼仁（球结膜）水肿，眼球突出或移位，眼球转动不灵活，常有视物重影和视力下降。

所以，有包块不一定是肿瘤，需要鉴别时请及时就诊，医生会要认真听取并记录患者的主诉、病史，进行相关的查体，必要时有针对性地进行一些检查，比如泪液分泌试验、超声、CT、MRI等，直到获得足够的证据完成诊断，然后进行针对性的治疗。

242. 上眼皮肿是不是可以通过双眼皮手术治愈？

不一定。

这个要看眼皮肿是什么原因。我们前面说过，上眼皮肿有很多原因，比如，急慢性泪腺炎、泪腺脱垂、IgG4相关性眼病、泪腺良恶性肿瘤、泪腺脱垂、眼眶炎性假瘤泪腺型、泪腺导管囊肿、上眶隔脂肪前移增生、睑腺炎（也就是常说的麦粒肿）等眼科疾病以及肾功能下降都会表现为上眼皮肿胀，这些疾病有的适合手术治疗，有的适合用药保守治疗，需要专业医生进行鉴别诊断。然而，如果患者仅是上眶隔脂肪前移增生类的问题，进行双眼皮的成形手术，能适当地去除眶隔内的脂肪的话，眼皮肿会在一定程度得到缓解好转。但如果是上述讲到的其他疾病，还恰巧找的是不专业的美容院或美容“医生”进行手术，他们在没有鉴别诊断的前提下给您进行了双眼皮手术，眼皮肿是不会得到任何缓解的，还会增加后续手术的难度，甚者会将“下垂的泪腺”“发炎的泪腺”等病灶一并切除，造成严重的干眼症、角膜溃疡穿孔等；更有甚者误将泪腺肿瘤进行部分切除，造成恶性肿瘤的种植、播散等严重后果。这些情况，我们在眼科临床工作中也都遇到过、治疗过，都是血淋淋的教训。所以要因病施治，不是千篇一律，选择专业的医院和医生至关重要。

243. 什么是泪道疾病？

泪道疾病就是引流眼泪的“下水道”出现了问题，它也是一个比较笼统的概念。

从小的方面来讲包括泪道阻塞、狭窄、泪小管炎症、泪道结石、急性慢性泪囊炎、功能性溢泪（泪点狭小、泪阜肥大、结膜松弛、眼轮匝肌松弛等原因所致）、泪道良恶性肿瘤、泪道外伤（泪小管断裂、泪囊鼻泪管损伤等）等疾病。

从大的方面来讲是指发生在泪点、泪小管、泪总管、泪囊、鼻泪管部位的疾病以及其他引起泪液引流功能下降的疾病。

发生在泪点部常见的疾病主要有，泪点狭窄、泪点闭锁、先天性泪点缺失、泪点肿瘤等。

发生在泪小管部位常见的疾病主要有，泪小管炎、泪小管结石、泪小管狭窄、泪小管阻塞、泪小管断裂、泪小管肿瘤等。

发生在泪总管部位常见的疾病主要有，泪总管狭窄、泪总

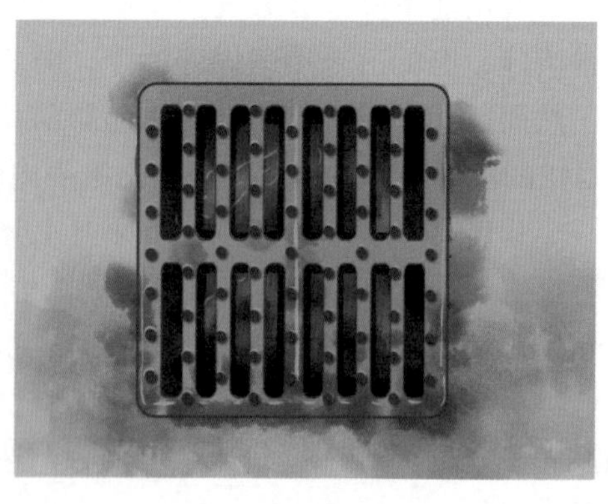

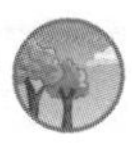

管阻塞、泪总管肿瘤等。

发生在泪囊部位常见的疾病主要有，急性泪囊炎、慢性泪囊炎、泪囊结石、泪囊囊肿、泪囊良恶性肿瘤、泪囊异物、泪囊外伤等。

发生在鼻泪管部位常见的疾病有，鼻泪管阻塞、鼻泪管良恶性肿瘤、鼻泪管异物、鼻泪管外伤等。

引起泪液引流功能下降常见的疾病有，功能性溢泪以及上述多数疾病等。

244. 泪腺堵了流眼泪怎么办?

首先，我们应该明确一下，什么是泪腺？泪腺是位于上眼睑靠外侧的骨质（眼眶外上方的泪腺窝）内的一团软组织，呈分叶状，是眼的附属器官，是分泌眼泪的部位，也就是产生眼泪的“上水管”，分为主泪腺和副泪腺两部分。当我们眼部进入异物、角膜炎结膜炎、强光照射受到这些刺激或情绪发生波动，我们的主泪腺会发挥作用，从而分泌大量的眼泪。而副泪腺则对于日常缓解眼干涩有重要作用，是泪液的基础分泌器官，这个补充主要由副泪腺的基础分泌来承担。好多干眼症的患者就是副泪腺功能受损导致的。说了这么多，大家的疑问就来了：泪腺堵了会流泪吗？按这么说应该是眼泪少而眼干或是大哭时无泪呀！对的，所以，当我们出现溢泪症状时其实不是泪腺堵了，而是泪道堵了。泪道是人体泪液引流系统，泪道堵了就好比下水道堵了，就会出现溢泪（患者所说的流泪）的症状，甚至还会伴随溢脓、包块、结石等症状。那么出现这类症状后，建议到眼科泪器病（泪道）门诊就诊，经过医生详细的病史采集、查体、泪道诊断性冲洗、影像学检查后进行鉴别诊断，然后确定治疗方案。而泪道堵塞的治疗手段也很多，比如“改道手术”（泪囊鼻腔吻合、旁路手术）、原位疏通手术（机械探通、环钻、电鋑通、激光等）、支架塑形手术（人工泪管置入）等，医生会根据患者的个体情况因病施治，选择适合的治疗方式。

245. 迎风流泪怎么办?

眼部遇外界刺激如冷风吹入出现的溢泪现象，通俗地讲即为“迎风流泪”“泪风眼”等。一般来讲，“流泪”的原因多数为，“上水”过多或者“下水道”变细两方面原因，就是我们说的泪液分泌过多和泪道引流功能下降。而泪液分泌过多的原因有很多，常见的疾病有眼部炎症、睫毛倒睫、异物等反应性分泌增多；导致泪道引流功能下降常见的疾病有泪道狭窄（泪点、泪小管、泪总管、泪囊、鼻泪管的狭窄）、泪道阻塞、泪囊炎、鼻泪管阻塞、功能性溢泪以及泪道外伤等。遇到“迎风流泪”的情况好多患者并没有高度注意，可能置之不理，也可能自己会乱用一些眼药水但往往效果不好，甚至导致眼干眼涩不舒服，从而对外界刺激更加敏感，进而加重“迎风流泪”症状，得不偿失。这是我们建议到医院就诊，由专科医生鉴别“流泪”的原因，从而因病施治。

246. 泪道阻塞是不是需要经常冲洗泪道?

不是，完全错误。

我们的泪道结构，分为骨性泪道和膜性泪道。而膜性泪道包括泪点、泪小管、泪总管、泪囊、膜性鼻泪管，这些结构都是软性组织。在冲洗泪道时，虽然冲洗针是平头无尖的，但仍属有创范畴，尤其当患者高度紧张而配合欠佳或操作者熟练程度欠佳的状态时会发生不小的创伤，甚至出血、假道的可能，这就增加了由于黏膜损伤导致粘连的概率。另外，膜性泪道发生阻塞以后用泪道冲洗的方式是很难冲开的，就算偶尔加压冲洗实施在较轻的阻塞患者时会有少许冲洗液流入口鼻，但阻塞

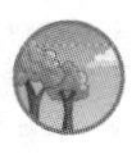

部位一般很快就恢复到冲洗前的状态，而之前的症状就又出现了，从而达不到永久治疗的效果。再有，我们泪道冲洗时使用的冲洗液一般是生理盐水，当生理盐水遇到阻塞点时一般会反流，而不是、也没有能力将阻塞点冲开达到疏通的作用。如果使用黏滞度更高的冲洗液，一旦进入假道就会植入人体，造成异物残留，清除起来比较困难，后果还是比较严重的。

那就会问了，那为什么还冲洗泪道呀？我们临床上冲洗泪道是以诊断为目的的，为了搞清楚患者泪道是否有阻塞、判断阻塞位置在哪里、是否有狭窄、是否有反流，反流中是否有脓、结石、血或其他物质等因素。所以泪道冲洗还是应该的，但注意要尽量少冲，要精准地冲，要安抚着冲，而不是经常去冲而达到治病效果。

247. 泪道阻塞需要做手术吗?

是的，一般需要手术治疗。

泪道解剖结构复杂，泪道内任何部位发生阻塞都会引起溢泪、溢脓或其他临床症状，正如前面的提问，偶尔较轻的阻塞在冲洗泪道时部分冲洗液可以流入口鼻，但阻塞处一般很快就恢复到冲洗前的状态，一般需要手术来达到永久治疗的目标。而反复进行泪道冲洗或泪道探通带来的黏膜损伤还会增加假道、增加阻塞位点从而加重病情的可能，使病情更加复杂，增加后续治疗的难度。

对于泪道阻塞会根据术前资料（详细询问病史、症状、查体、诊断性泪道冲洗、泪道造影、泪道核磁水成像、泪道超声等）判断阻塞部位、阻塞程度、有无感染等情况，给患者实施不同的手术方式。如，泪囊鼻腔吻合术、旁路手术、探通术、环钻术、激光、人工泪管置入术等。没有完美的治疗，只有尽心尽力的治疗。手术到目前为止仍为最有效的治疗手段。我们也期待医疗技术、设备、材料等的进一步发展，出现更加有效而创伤更小的治疗方法。

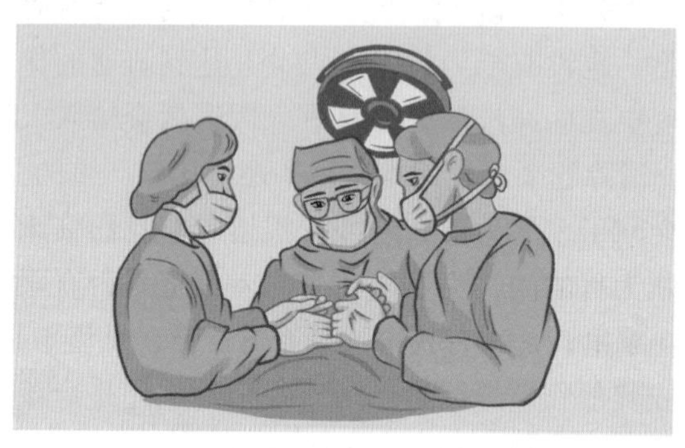

248. 眼睛经常有眼屎正常吗?

这是不正常的。

人眼中有很多正常的菌群，偶尔有少量分泌物实属正常，如果出现眼屎频率增高，且有增多迹象就要引起我们的注意了。眼出现分泌物常见于细菌、病毒感染性的结膜炎、角膜炎，眼外伤、物理化学刺激、过敏反应、营养缺乏、寄生虫感染，另外还有一些泪道感染性疾病，比如泪小管炎、泪囊炎等。这些疾病有的需要按量按次的规律用药进行保守治疗，有的需要手

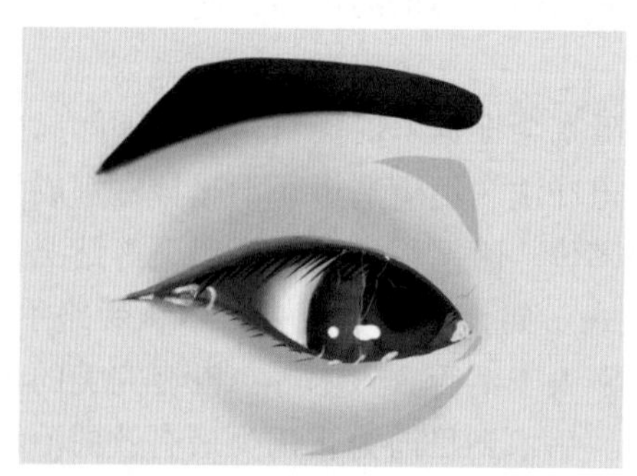

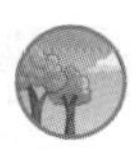

术才能治疗，这都需要专业的医生进行鉴别、指导甚至操刀手术。所以，建议您不要自己盲目点眼药或认为没事而不进行治疗，最好到医院就诊，医生会在诊断疾病后对症治疗，以免贻误诊治造成不必要的痛苦。

249. 小孩不自主流泪而且眼屎多要怎么处理?

需要到眼科（最好是眼科泪器病、泪道专科）诊治。

小孩不自主流泪伴分泌物增多常见于一些泪道阻塞性疾病，比如先天性鼻泪管阻塞、新生儿（或婴幼儿）泪囊炎、先天性泪囊囊肿（羊水栓塞）、先天性无泪道等。这些疾病需要专业的医生给予泪囊按压、探通或是手术治疗。

另外，还有一些眼部感染或增加眼部刺激的疾病也会流泪伴分泌物增多，比如常见的疾病有角膜炎、结膜炎、睑腺炎、睑缘炎、眼睑内翻、睫毛倒睫、眼部异物等，这些情况或是需要按量按次规律用药，或是需要手术治疗。

小孩是祖国的花朵，小孩的事无小事，盲目用药多会延误病情，增加孩子痛苦。所以，遇到小孩流眼泪、分泌物增多，还是建议您到医院就诊，得到专业的诊治。当然，如果小孩流泪是因为你欺负了他，最好的处理方法还是好好地安慰他了。

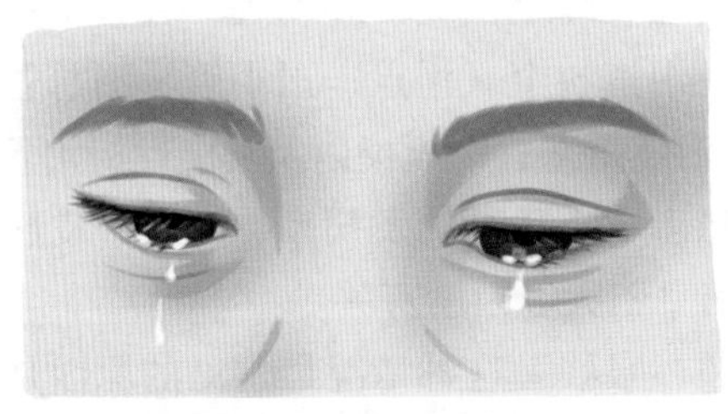

250. 新生儿泪囊炎何时进行泪道探通?

一般是6个月。

先天性鼻泪管阻塞、新生儿泪囊炎是新生儿常见的眼病，据报道，发病率可达5%～20%，是由于人类泪道底端瓣膜发生阻塞造成的。一般症状是流泪和流脓，有些患儿睫毛上会有厚厚一层干燥的眼屎，有的患儿内眼角内下方（泪囊区）出现皮下的包块，甚至此处发生红、肿、热、痛等急性炎症的表现，一般诊断不难。对于治疗时机，目前国内外尚无统一标准，国内专家的意见也不统一，存在争议，一般认同的处理原则是根据月龄年龄的不同进行“阶梯性治疗”，即，6个月以内观察，局部按摩（泪囊按压），点眼药（一般使用妥布霉素滴眼液），大部分患儿在这段时间能自愈或被治愈；6个月以上按摩后无好转就可行泪道探通术了。如果探通后仍未愈，就可以根据月龄逐步进行泪道置管、鼻内镜下泪囊鼻腔吻合术了。当然也有特殊情况也可以提前做泪道探通或手术：①合并有先天泪囊羊水囊肿（泪囊处肿大的包块）行泪囊按摩无效即可探通泪道。②有过泪囊炎急性发作的，急性炎症控制以后就可探通。

251. 老年人流泪、有脓、眼红是什么病？怎么处理？

正如前面提到的，一般流泪的原因是，泪液分泌过多和泪道引流功能下降，即，上水多了或下水堵了。泪液分泌过多可能患有眼部炎症、睫毛倒睫、异物等；导致泪道引流功能下降常见的疾病有泪道狭窄（泪点、泪小管、泪总管、泪囊、鼻泪管的狭窄）、泪道阻塞、泪囊炎以及功能性溢泪等。尤其功能性溢泪在老年患者中有较高的发病率，与眼睑皮肤肌肉松弛、结膜松弛以及泪阜肥大等因素有关。

而“有脓，眼红”这种情况最常见的原因是细菌、病毒感染性结膜炎、角膜炎、眼外伤、物理化学刺激、过敏反应、营养缺乏、寄生物感染、泪小管炎、泪囊炎等。尤其是经过抗生素滴眼液长时间治疗后未好转或者好转后再反复发作者，要高

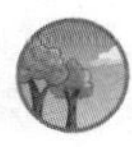

度注意可能是泪小管炎、泪囊炎在作怪，而且这些泪道感染性疾病在老年患者中相对高发，迁延不愈、反复发作，临床上也相对容易误诊为结膜炎，值得注意。这些情况都需要到医院进行诊断、治疗，不要自己盲目点眼药、敷眼贴等，不仅无效而且有可能造成眼干眼涩、眼部感染等风险。

经过医生的鉴别诊断，如果是泪小管炎的患者会感觉有脓样或者渣子样的分泌物增多、同时眼红、溢泪、偶尔泪中带血等症状。也就是说我们的患者平时眼屎增多、眼红不一定都是"红眼病"，也有一部分是泪小管炎，这也是很多患者甚至医生容易误解、误诊、漏诊的地方，尤其当"红眼病"久治不愈、反复发作时更应该引起注意鉴别是否为泪小管炎，它与结膜炎最大的区别也就是鉴别点，就是分泌物来源位置的区别。首先注意内眼角（也就是泪点及周围区域）是否红肿或有息肉生长，挤压这里如有脓样甚至渣子样的分泌物流出，这种情况一般就是泪小管炎了，并且泪小管炎冲洗泪道一般是通畅的，所以，通过泪道冲洗并不好鉴别是泪小管炎还是结膜炎。泪小管炎的治疗方式主要为手术，原则主要为清除泪小管内的病灶、泪小管修复重建（塑形）、抗感染治疗等。对于多数泪小管炎的患者，如要彻底清除泪小管内病灶如结石、炎性息肉等，需要避开泪点切开泪小管并在显微镜下精准去除泪小管内病灶。少数结石颗粒小不伴息肉形成的患者，可以在裂隙灯下挤压泪小管促使结石逆向移动从泪点排出。总之不能清除泪小管内病灶的治疗方式，如仅仅滴眼药水等是不能治疗泪小管炎的。

所以，出现这些情况，建议您尽快到医院就诊，我们眼科泪道医生一般会详细询问病史、查体，再结合诊断性泪道冲洗，必要时进行泪道造影、泪道核磁水成像、泪道超声等辅助检查，确定详细、明确的治疗方案。

252. 泪囊炎点眼药水能好吗?

保守治疗点眼药是不能治疗泪囊炎的。

泪囊炎包括慢性泪囊炎、急性泪囊炎。所谓“流水不腐，户枢不蠹”。慢性泪囊炎通常是由于鼻泪管狭窄或阻塞，使得泪液滞留于泪囊内伴发细菌、真菌等感染导致，结膜囊内出现大量带菌分泌物，长期大量分泌物滋生可导致角膜溃疡等情况发生。它造成的溢泪、溢脓的症状给人们的生活和工作带来不同程度的影响。而急性泪囊炎大多在慢性泪囊炎的基础上发生，与侵入细菌毒力强或机体免疫力下降有关，可造成局部甚至全身的细菌感染。

综上，急慢性泪囊炎伴有急性或慢性的感染，并且感染的部位在泪囊和（或）泪囊周围，感染部位是眼药水所不能及的，就算少量到达病灶，剂量也是远远不够的，眼药水局部点眼仅能在一定程度上预防分泌物倒流入眼表，即眼结膜囊造成结膜、角膜等眼部感染。最重要的是泪囊炎的发病基础是泪道的阻塞，和一般的保守治疗一样，眼药水并不能疏通泪道从而从根本上治疗泪囊炎。泪囊炎目前首选的治疗方案仍为手术治疗或控制急性炎症后进行手术。

253. 怀疑自己泪道堵了应该做什么检查?

医生会根据患者不同的病史、体征进行针对性的检查和治疗。检查分为易于操作的和特殊的。

首先，常用并且易于操作的检查有：①泪道染料消失试验。将荧光素钠溶液点入眼结膜囊后观察染料在结膜囊残余量和结膜表面的染色程度，来初步判断泪道排泪功能的检查。判断标准为，正常为5～15分钟，15～20分钟表示泪道狭窄，大于20分钟则提示泪道阻塞。②尝味试验。带有味道的溶液，临床多用

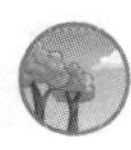

0.25%氯霉素滴眼液滴于结膜囊，氯霉素随着泪液的排泄通道排于咽部引起苦味刺激，用于判断泪道是否通畅。判断标准为，时间小于等于15分钟表示泪道通畅；大于15分钟无反应表示泪道阻塞（味觉障碍者有待排除）。③泪道探查冲洗。此方法是诊断泪道疾病的极为重要检查方法，通过泪道探查冲洗可以初步判断泪道有无狭窄、阻塞，阻塞位置，有无管壁粗糙，有无沙砾感，有无黏液性、脓性、黄色颗粒样物或者血性分泌物，为泪道疾病的诊断提供重要依据。

另外，特殊检查包括：鼻内镜检查患者下鼻甲、下鼻道、鼻泪管开口、有无相关位置的鼻息肉肿瘤等；泪道内镜检查，可以直接观察到泪道内详细情况，如狭窄、阻塞、位置、性质（膜性或者团块状或其他形态）脓液、结石等；影像学检查：如泪道CT造影、X线、MRI、泪道B超、UBM等，均可在一定程度上反映泪道内狭窄阻塞情况帮助临床医生判断。

254. 平时流泪明显，但去医院做了泪道冲洗为什么竟是通畅的?

这个问题上文也提到过，生活中流泪的原因有很多种，我们一一说来。

首先，刺激性的眼部疾病导致眼泪增多，如，角膜炎、结膜炎、睑腺炎、睑缘炎、眼睑内翻、睫毛倒睫、眼部异物、视疲劳等这些问题都会导致流泪，这些疾病如果冲洗泪道，毫无疑问就是通畅的。但这里声明，急性炎症期是泪道冲洗的禁忌。

另外，即便是泪道疾病也有一部分可导致“流泪”而泪道冲洗是通畅的情况存在，比如泪点狭窄、泪阜肥大、泪阜肿瘤、结膜松弛、眼轮匝肌松弛等原因引起的功能性溢泪泪道冲洗时也是通畅的。

甚至是泪道狭窄这类非完全阻塞性泪道疾病，因在泪道冲洗时有注射器增加水压等因素的影响，也可能会表现为冲洗液能入咽，即所谓的“泪道通畅”，而这类患者在泪液自然引流状态（无外力加压）时还会表现流泪症状。

所以，“平时流泪明显但做了泪道冲洗是通畅的”就见怪不怪了。而且泪道冲洗不是诊断泪道疾病的唯一手段，我们还要综合分析每个患者的情况，具体情况具体分析，这样才能治好我们的泪道疾病。

255. 什么疾病适合泪道插管？人工泪管什么材料的好？术后多长时间拔管？术后需要注意什么？插管后、拔管前仍然流泪，是不是没成功？

泪道插管术也就是人工泪管置入术，是泪道手术中非常常用的术式之一，是泪道疾病重要的治疗手段，它的优势主要有，易于操作、微创、成功率高、费用较低、患者接受度高等优点，在眼科泪道领域应用广泛。目前应用人工泪管置入术治疗的疾病主要有，泪道阻塞、泪道狭窄、泪点狭窄、泪道闭锁、泪点肿瘤修复术后、泪小管炎、泪小管肿物、泪道瘘切除术后损伤累及泪道组织、鼻泪管狭窄、鼻泪管阻塞、慢性泪囊炎等。但没有任何一种术式是万能的，适应证也不是单一的，需要具体情况具体分析，比如同时泪囊炎，患者病程在阻塞早期，泪道加压冲洗可通畅，此类患者如同意接受损伤较小的原路手术，泪道插管是完全可以胜任的；而对于阻塞较重且病程较长的泪囊炎，我们还是建议行鼻内窥镜下泪囊鼻腔吻合术来治疗，以提高手术远期成功率。

目前常用的泪道人工引流管多为软性硅胶材料，生物相容性很好，且硬度柔软适中，可隐藏于鼻腔内、长时间放置、插管拔管的操作均比较简单，建议选择硅胶人工泪管。传统的腰麻管代替泪道引流管，金属材料泪道引流管基本已经被淘汰，

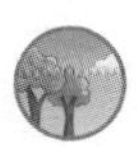

目前少被临床应用。

泪道引流管置入泪道内起支撑作用，非引流作用。考虑患者泪道阻塞部位不同、引流管类型不同以及引流管组织相容性问题等因素，患者拔管时间不同，我们一般会在医生检查以后，达拔管要求后遵医嘱行人工泪管拔除，时间一般为3～9个月。

在没拔管之前，患者需要注意的事项主要有：

（1）遵医嘱眼药水点眼。预防感染、局部抗感染治疗。

（2）内眦部（也就是我们说的内眼角），在这里有人工泪管少量暴露，勿用手搔抓、触碰、擦泪等，防止人工泪管提前脱落。

（3）泪道引流管的两端位于鼻腔内，所以要轻擤鼻涕、打喷嚏，并用手按于内眦部，以防气流及鼻腔分泌物上窜，进入结膜囊造成感染。

（4）遵医嘱复查、冲洗泪道。复查时我们会及早、及时发现并发症，进行针对性处理，如泪点息肉的去除、抗炎药物的泪道冲洗等，这样我们可以将部分并发症消灭在萌芽之中，提高手术远期成功率。

（5）遵医嘱按时拔除泪道引流管。泪道引流管对我们身体来讲属异物范畴，对泪道虽然起到支撑作用，但同时也有阻塞作用，所以，在适合时机需遵医嘱来院拔除引流管。

（6）避免摄入辛辣刺激类及能引起身体过敏的食物，避免大量饮酒。

插管后、拔管前如果仍然流泪也是比较常见的，您不要紧张，不一定是手术失败。因为，人工泪管置入泪道内起支撑作用，并非引流作用，所以，泪道插管术后的早期人工泪管置入状态时，相当于我们置入的人工泪管填充在了患者原有泪道内，眼泪自然就不能通过泪道流入鼻腔了，这时患者有溢泪症状也属正常范畴。如果人工泪管置入状态患者已经不流泪了，说明人工泪管与人体组织间有缝隙可以引流泪液，那就更属正常了。然而术后已经拔管却仍然存在溢泪症状，那么很大可能存在泪道的狭窄或者阻塞，但也不排除还同时存在其他因素导致的溢泪，比如功能性溢泪等。这时就需要到医院就诊，医生根据症状、体征、诊断性泪道冲洗或其他泪道检查等判断是否存在泪道问题或需要进一步治疗。

256. 治疗泪囊炎哪种手术方式最先进？需要摘除泪囊吗？做完手术鼻梁会不会塌？急性泪囊炎还红肿可以手术吗？泪囊炎鼻内镜术后不复查有哪些危害和风险吗？

泪囊炎分为急性和慢性，常见症状有溢泪、溢脓或红、肿、热、痛等急性炎症反应等症状，一般通过手术治疗能得到痊愈，目前最常用的治疗方式有，E-DCR（鼻内镜下泪囊鼻腔吻合术）、DCR（泪囊鼻腔吻合术）、泪道再通人工泪管置入术等。所谓“流水不腐，户枢不蠹”，以上这些术式都是能使泪道再次通畅的从而治疗泪囊炎。医学是一门不断发展、创新的科学，对任何疾病的治疗方式都不是一成不变的，DCR（泪囊鼻腔吻合术）曾作为泪囊炎治疗的“金标准”，而更为先进的E-DCR（鼻内镜下泪囊鼻腔吻合术）拥有DCR手术高成功率优势的同时，更具微创特点，同时还避免了颜面部瘢痕、保留更多的泪道泵功能，同期处理鼻、鼻窦变异以提高手术成功率，是目前最先进、最理想的手术方式之一，得到临床广泛推广。

而传统的泪囊摘除术虽然摘除了泪囊炎的发病部位，貌似从根本上解决了泪囊炎，其实仅多数解除了溢脓问题，患者的泪道并未通畅，且失去了一个绝佳的再通机会，所以患者会终身溢泪。并且还有一定概率发生泪道黏膜残留而再发炎症症状，也就是复发。因此，目前临床已很少采用。

泪道手术对鼻梁形态是没有任何影响的。之前提到治疗泪

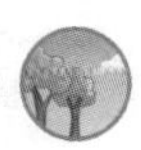

囊炎的术式有很多，比如，EDCR（鼻内镜下泪囊鼻腔吻合术）、DCR（泪囊鼻腔吻合术）、人工泪道引流管置入术、经泪小管内镜泪道成形术、泪道球囊扩张术、结膜泪囊鼻腔吻合术等。这些术式都没有对鼻骨、四方软骨等影响鼻梁形态的骨质进行任何操作，术后鼻梁形态都是没有影响的。就算部分术式需要去除的骨质为部分上颌骨额突及部分泪骨，这些骨质并不参与鼻形态的构成。所以，有这方面顾虑的患者完全可以放心。

急性泪囊炎是一种泪囊及其周围组织的急性化脓性炎症。临床表现为泪囊区红、肿、热、痛，肿胀可蔓延到鼻根部、颊部，有时疼痛放射至额部及牙齿，触压痛明显。治疗原则为控制感染、局部引流、避免并发症。既往认为急性期不能行鼻腔造口引流手术，担心感染可能扩散，但随着手术技术的微创化及理念的更新，急性泪囊炎的患者在泪囊脓肿形成并局限后，全身状况许可时早期可行内窥镜下泪囊鼻腔造口引流手术，可有效、快速地控制急性泪囊炎及泪囊周围炎症。同期行泪道重建后，疾病恢复快、面部无瘢痕，缩短了治疗周期，节约了医疗资源，而且减少了全身使用抗生素的用量，降低了药物不良反应的发生率。

虽然E-DCR（经鼻泪囊鼻腔吻合术）在治疗泪道阻塞性、感染性疾病中有较高的成功率，但仍然有少数患者术后出现这

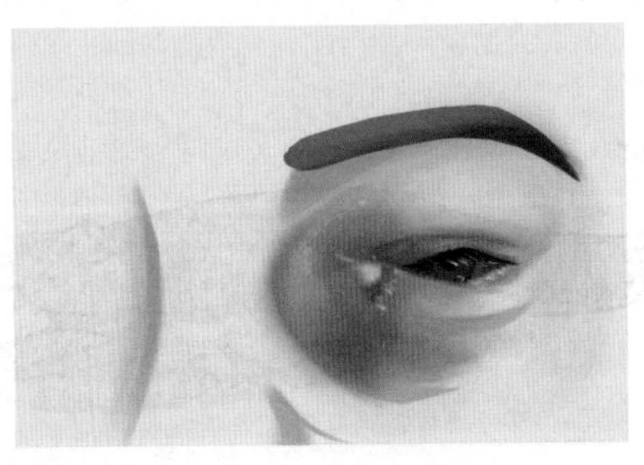

样或者那样的并发症，比如造瘘口黏膜异常增殖、切口处息肉生长等原因造成造瘘口堵塞。这些情况如果在术后复查中提前发现，多数是可以处理的，从而降低手术失败的概率。因为不复查而错过挽救的机会可就得不偿失了。

257. 什么是血泪、鳄鱼泪?

“血泪”即为眼泪中带血，为临床少见病，应特别引起注意。它可以为稀薄的血性泪液、血性分泌物、鲜血等。病因不同导致血泪的症状和程度大有不同，比如稀薄的血性泪液通常提示可能为：眼睑、结膜、泪腺组织的病变或损伤等；血性分泌物通常见于泪囊病变，特别是同时有分泌物增多者；血管异常及恶性病变的患者可能造成血管破裂而泪中鲜血；还有的血泪若与月经同周期发作，可能为子宫内膜异位症；血泪还可以在鼻出血后阻塞鼻孔高压反流回眼部或其他全身性疾病如血液病、高血压、糖尿病等。所以，出现这种症状建议患者到医院就诊，让专业的医生进行诊断、寻找病因，并进行治疗。

“鳄鱼泪”又叫鳄泪综合征，即在咀嚼或强烈香味食物进入口中引起一只眼（反射性）流泪，而在遇到机械性刺激或无食物咀嚼时不引起流泪。除进食时流泪之外，患者的泪液分泌一般无异常，但也有患者哭泣时患侧反而不见流泪的症状。有先天性和后天性来源，为神经异常所致。后天性鳄泪综合征多发

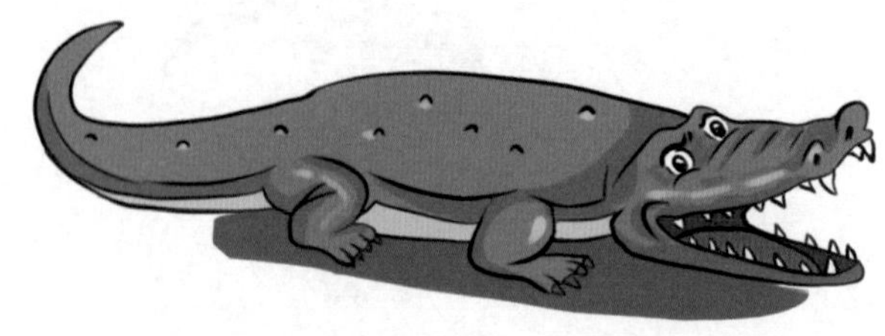

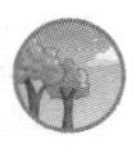

生于面神经麻痹后。治疗方法也暂无定论，据报道可以药物治疗和手术治疗。

（孙凯建　王　婷　陈琳琳）

第十一节　眼外伤

由于眼球的位置比较暴露，眼外伤也比较常见。现代社会，随着生产及生活节奏的不断提速，交通事故、坠落、碰撞等原因，眼部外伤也逐步增多，眼部外伤后的处理也尤为重要。我国是世界上拥有眼外伤患者最多的国家，对眼外伤的防止也一直备受关注。本节向大家介绍眼部外伤的类型及其处理，希望为眼外伤的患者提供有效的信息以避免和减少对眼部的损伤，尽可能地减少功能的损害。

258. 什么是眼部化学伤?

眼部化学伤是指化学物品的溶液、粉尘或气体接触眼部所导致的损伤，多发生在化工厂、实验室或施工场所，生活中各种清洁剂入眼也可能造成化学伤。常见的为酸、碱烧伤，需紧急处理。酸碱溶剂入眼后可能会发生不同的理化反应，造成不

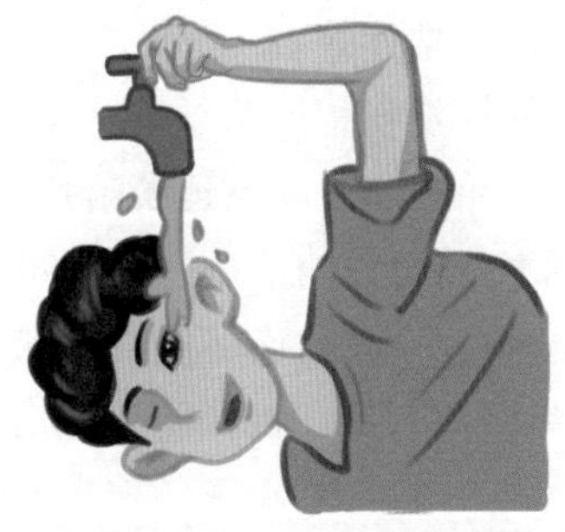

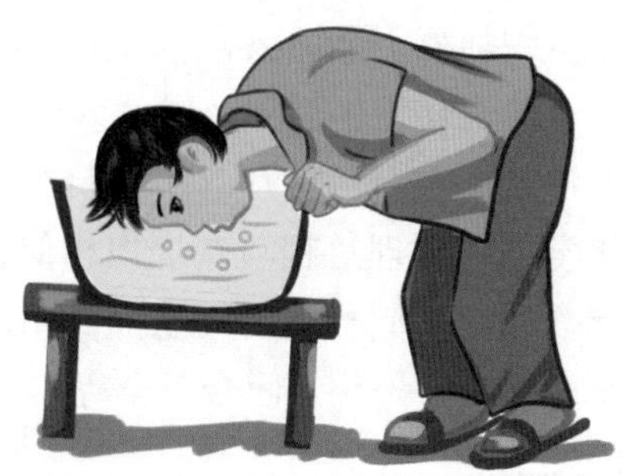

同程度的烧伤。

化学伤一旦发生，请谨记一下处理原则：

（1）立即大量清水冲洗，冲洗后立即就医。

（2）如果有干石灰进入眼部，应把石灰去除后再行冲洗，否则会造成热烧伤。

（3）如条件允许，酸性烧伤可用3%的小苏打溶液冲洗，碱性烧伤可用3%的硼酸溶液冲洗。

（4）冲洗的时候应翻开眼睑，转动眼球，至少冲洗30分钟；也可将伤员头部泡入盆中，反复睁眼、闭眼。

（5）如不确定致伤物质化学性质，可携带样品至医院，尽量寻找相关信息，因为某些化学物质更能造成更多损伤。

化学伤的治疗过程较长，严重的化学伤可能引起角膜溶解，及时积极治疗最终会残留角膜斑翳、睑球粘连、假性翼状胬肉等后遗症，影响视力且存在持续干眼等不适。因此，在生产生活中，接触化学物品时应严格注意自我保护，避免危险物品入眼，杜绝眼部化学伤的发生。

259. 什么是眼部热烧伤?

各种高温物体溅到眼部或由火焰喷射引起的眼部烧伤称为眼部热烧伤。热烧伤发生后，可引起皮肤红斑、水疱，结膜充血、水肿，角膜混浊等。严重的热烧伤可能累及巩膜，甚至引起组织坏死。创面愈合后可能出现瘢痕及粘连等。

热烧伤发生后须及时就诊，医生根据烧伤程度给予抗感染、促进创面愈合等治疗，不可自行应用“偏方”，以免延误治疗。化学伤的处理过程与碱烧伤相似，都需要漫长的治疗过程，可能会残留不同程度的后遗症（角膜斑翳、睑球粘连、假性翼状胬肉、眼睑外翻、闭合不全等），后果严重，应积极预防热烧伤的发生。

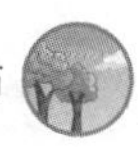

260. 眼表异物如何取？

眼表异物在生活中非常常见，多数是一些细小的异物进入眼内，引起异物感、流泪等症状。如果是沙子、灰尘等天然颗粒，通常可以通过流泪和眨眼等方式自然冲洗出这些颗粒。如果是金属、玻璃或其他人造材料，可能会因嵌入眼表引起持续性的刺激症状。

异物入眼后切记不可用手揉眼或用嘴吹伤眼，切记不可用纸巾、手绢等擦角膜异物，这些操作可能使异物在眼表造成二次损伤。可以按以下方法进行处理：眨眼几次，让眼泪冲洗掉颗粒；将上眼睑抬起，盖在下眼睑的睫毛上，尝试用睫毛将颗粒刷出；使用生理盐水或抗生素眼液冲洗眼睛。如果您不能自行去除眼表异物，或取出异物后仍有异物感，请尽快就医，由医生剔除角膜异物，术后予以抗感染及促进上皮修复等药物治疗。

值得注意的是，如果飞溅的异物入眼后伴随明显的视力下降、眼痛等症状，可能异物已经进入了眼球内，应及时去医院就诊，避免自己操作不当引起其他损伤。

261. 眼球破裂了怎么办？

眼球破裂伤是严重的钝挫伤导致的眼球破裂，其对眼球组织的创伤大，受伤后眼内组织往往随创口涌出，可能导致视力仅存光感甚至光感丧失。

眼球破裂伤作为一种严重的眼外伤，发生后应立即就医。就医前可用干净的纱布或纸巾轻盖住眼部，可选择适当的材料作为保护罩，避免眼球受到挤压。生活中可以选择清洁纸杯，将杯口边缘贴在眼睛周围眶骨上作为眼罩。受伤后应避免用水冲洗眼部。创口处可能嵌顿脱出的眼内容物，因此，不要移除任何眼周的物体或血块等。伤后不要口服阿司匹林、布洛芬或其他非甾体抗炎药，可能增加出血。严重眼外伤常需急诊全麻手术，受伤后需酌情禁食水。

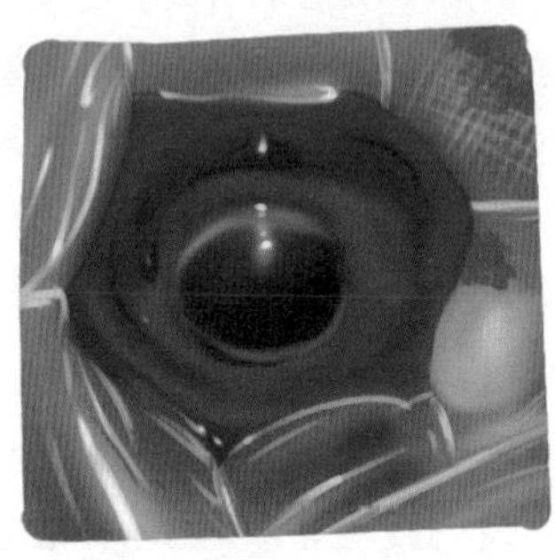

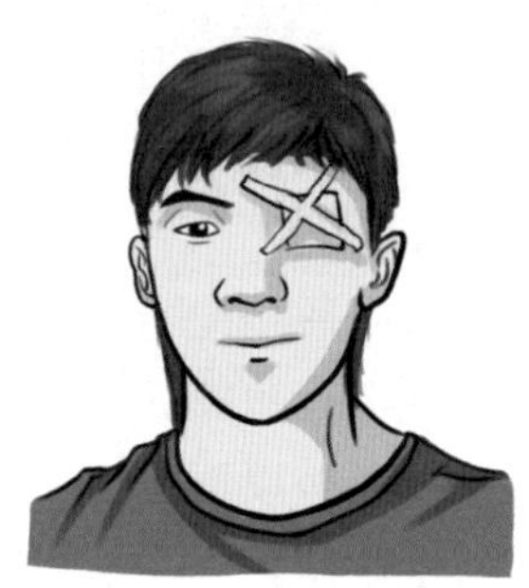

262. 眼球挫伤怎么处理?

常见的致伤原因有拳头、木棍、石头的击伤，足球、羽毛球、篮球砸伤等。轻者可能仅为眼睑肿胀或结膜下出血（表现为“白眼仁”，即巩膜表面可见的片状出血），重者可造成眼内出血、前房积血、虹膜及晶状体的损伤、视网膜及视神经损伤，引起严重的视力损害。如果外伤仅造成轻微的红肿，无其他症状，可暂时自行冷敷，大约15分钟。如果眼球肿胀明显，或出现流血、视力下降、视物重影、局部气肿、眶周瘀青等，提示

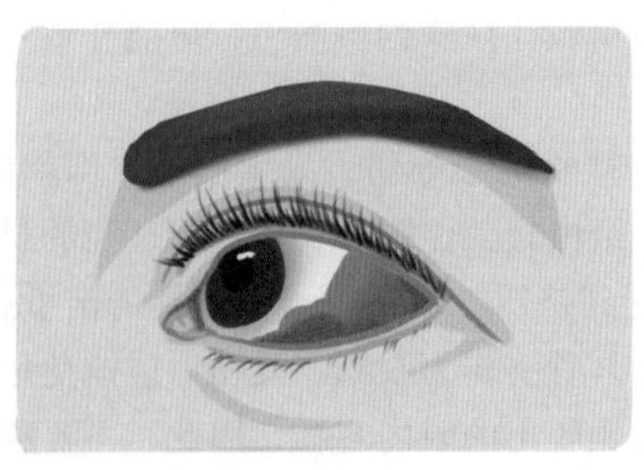

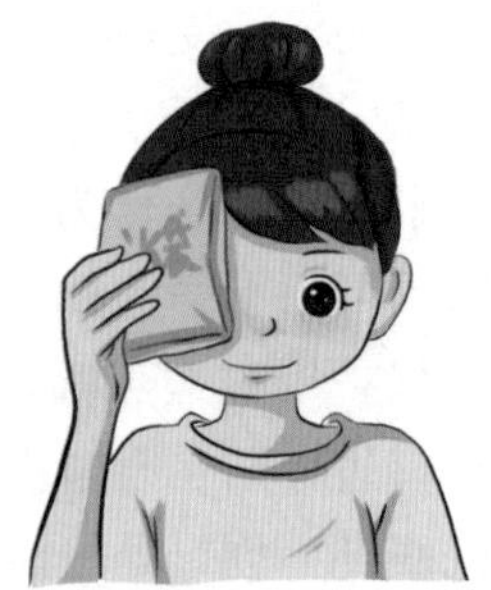

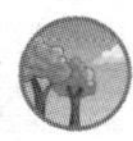

受伤严重，可能存在眼内出血或其他伤害，需及时就医。

自行处理时可选择轻轻地进行小范围的冷敷，以减轻疼痛和肿胀。注意不要使用冰箱内的食物冷敷，这些会让细菌进入眼睛。冷敷过程中不要施加任何压力。建议及时完善眼眶CT检查，避免漏诊眶壁骨折。若存在气肿或骨折，可高枕卧位，切忌擤鼻涕。受伤后不可揉按或热敷，避免加重皮下出血。

263. 眼外伤如何预防?

眼部由于暴露在外，日常生活中眼睛很容易受伤。作为人体重要的视觉器官，眼睛一旦发生外伤，治疗过程复杂且多数无法恢复正常视力。因此，眼外伤的预防任重道远。

日常生活中需注意：

（1）正确安全护目镜。眼外伤常发生于生产生活中，注意佩戴防护镜，可以有效避免受伤。需要注意的是，生活中的外伤并不少见，尤其是处理一些不太熟悉的家务（钉钉子、家庭维修等）或未曾预料到风险的活动（如钓鱼等）时，意外风险会更大。

（2）阳光会像物体、化学物质和灰尘一样伤害眼睛。在户外时，请务必佩戴太阳镜或适合运动的紫外线防护护目镜，例如滑雪护目镜。

（3）运动、骑车过程中佩戴头盔，避免严重颅脑损伤的同时也可以保护眼睛。

（4）做家务时使用清洁液体、清洁剂或化学物之前要先阅读其注意事项，使用后应彻底把手洗干净。

（5）户外活动时尽量远离杀虫剂或者化学药品喷洒，尽量不要到植物太茂盛的地方，避免划伤眼部。

（6）对于小朋友尤其要注意，选择玩具应避免标枪、子弹枪这类可从远距离射入眼睛里面的玩具。

（7）避免接触激光笔等会损伤黄斑功能的玩具。

（8）教导儿童正确使用剪刀或铅笔等危险物品。

264. 泪小管断裂需要治疗吗？

当然需要。

泪小管断裂，老百姓俗称“泪腺断了”，是眼科急诊常见的外伤之一。常见于打铁、磕碰、交通事故等锐器伤或钝挫伤、猫狗咬伤等，有时“内眼角”不起眼的伤口也可能伴随着泪小管断裂。经常会有人问医生，“这也不影响看东西，不管它行不行”。首先我们需要了解一下泪小管断裂是什么？具体是怎么治疗的？治疗此病的意义何在？泪小管作为引流泪液的器官，分上下两部分长在我们眼睛的内眦部，全长约10毫米，前段走行于眼睑浅层，之后转向眼睑深层与内眦韧带前支伴行，最终上下泪小管汇总于泪囊或泪总管。所以，通常泪小管断裂常伴有面积大小不等、深浅不同的“眼皮伤”以及“内眼角”畸形。对于泪小管断裂的诊断并不困难，明确的外伤史伴泪小管附近眼睑裂伤、流血流泪、红肿等症状及泪道探查即可明确诊断。通常在急诊就诊后为了最大限度还原受伤的组织，一般限期72小时完成手术并抗感染治疗，手术不仅是泪小管断裂吻合伴人工泪管手术，同时也会修复受伤的内眦及眼睑。若单纯地缝合

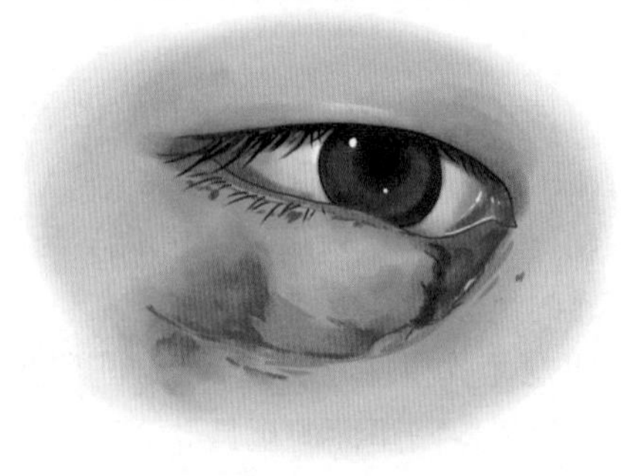

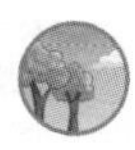

受伤的眼皮，不行泪小管断裂吻合联合人工泪管置入手术，并不能使受伤的内眦归位。随着生活质量的提升，人们在受伤后不再愿意让脸上伴有畸形、瘢痕，甚至说不想每天泪眼婆娑，故一旦受伤均想受到最好的救治。但此手术对手术医生的经验要求较高，我们提倡伤后如果具备条件，则及时完成手术；若不具备手术条件，清创后需专科医院就诊；若盲目手术不成功后，则会为后期治疗造成很大的困难。

265. 上泪小管断裂没必要接吧？

非常必要。

上泪小管作为泪道结构的重要组成部分，有其重要的生理功能。首先，上泪小管亦是重要的泪液引流通道。既往认为上泪小管的功能占全部泪液引流的20%，下泪小管主要引流泪液，故综合考虑经济、技术等多方面因素，多向患者交代可不行上泪小管吻合手术而直接进行皮肤裂伤缝合。但上述理论并没有形成共识。近年来随着泪道临床与基础研究的逐步深入，尤其泪道虹吸功能的证实，20%功能的理论变得值得推敲，上泪小管泪液引流的重要性得到提高的说法逐步被认可。

其次，随着泪道手术理念、设备的提高，近年来泪道手术得到长足发展，我们知道，上泪小管作为很多泪道手术的入路，也就是说手术要从上泪小管来做，其重要性再次被提高。

另外，外伤等各种原因导致的任何人体解剖结构的改变理论上都需要复位，以防止因当前医学局限性导致错过良好的治疗时机。

最后，随着生产力的不断提高，人们对生活质量的要求也逐渐提升，医学的不断发展，目前倾向于无论是上、下泪小管断裂，在有条件的情况下均应行吻合手术。

266. 多年前的外伤泪小管断裂现在还能治疗吗?

可以。这就是我们所说的“陈旧性泪小管断裂”，它是由于多种原因，泪小管断裂没有行吻合手术，或者虽然做了吻合手术但泪小管仍不通畅的。由于眼睑和泪道错位愈合，瘢痕严重导致寻找泪小管鼻侧断端困难，故手术难度较新鲜泪小管断裂要大得多。过去认为，单纯上泪小管断裂患者多无明显溢泪症状，可不予处理，但新近的研究表明，多数上泪小管断裂患者也会出现较明显的溢泪症状，所以，目前一般认为陈旧性上、下泪小管断裂均需治疗。且陈旧性泪小管断裂患者往往伴有溢泪、内眦部畸形、皮肤瘢痕，严重影响患者生活质量和外观改变，患者治疗愿望强烈。

随着手术理念的提升，手术者更加注重无创、微创、无疤、少疤，手术精准度进一步提升，手术并发症进一步减少；手术材料的升级，尤其近来出现的软性人工引流硅胶管，具备生物相容性很好，且硬度柔软适中，可隐藏于鼻腔内、长时间放置、插管拔管的操作均比较简单，传统的腰麻管代替泪道引流管、金属材料泪道引流管基本已经被淘汰；设备的更新，尤其泪道内窥镜、鼻内窥镜、眼科显微镜等在泪道手术的应用，避免了手术的盲目性，大大提升了手术精准度。正是因为上述等因素，陈旧性泪小管断裂手术成功率也有了很大的提高。

267. 医生说我有泪囊鼻泪管外伤，该如何治疗?

泪囊、鼻泪管损伤在临床上也较为常见，这些类型的损伤最常发生在钝性损伤之后，例如对机动车肇事之后或其他暴力伤及动物咬伤等。泪囊区的锐器伤或穿通伤可导致泪囊的损伤，而面中部骨折和泪囊区深部的软组织损伤一样也可以导致泪囊的损伤。此外，来自面中部的钝性骨折可以导致鼻泪管的损伤，

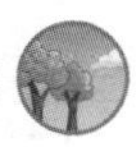

使局部解剖结构紊乱，破坏其正常结构导致泪道流出系统的阻塞，出现流泪、流脓或局部肿痛，反复发作，形成外伤性慢性泪囊炎。

患者来到眼科医生会进行详细的病史采集及记录，面对受伤情况，伤害性质和范围进行详细检查和记录，包括损伤物质的性质、种类、大小、形状、外力来源以及受伤时间、地点和视力自觉症状，详细的眼科检查如裂隙灯检查、眼部CT、泪道探查冲洗等。如明确泪囊、鼻泪管损伤，我们会根据全身情况酌情对其进行一期的修复泪囊及鼻泪管损伤。

对于单纯的泪囊、鼻泪管损伤，应及时清创伤口，撕裂的泪囊边缘可以用6-0可吸收缝线间断缝合，伤后及时注射破伤风抗毒血清，并酌情应用抗生素预防感染。如果泪囊撕裂伤损毁严重导致缝合困难，也可以采用结膜瓣或者鼻黏膜瓣进行泪囊再造。如果鼻泪管骨管骨折严重，很难进行一期修复的话，我们会进行二期骨折修复或行泪囊鼻腔黏膜鼻腔吻合术进行泪道功能的重建手术。

（常　虹　孙凯建　陈琳琳）

第十二节　眼眶外伤及视神经损伤

眼眶外伤和视神经损伤严格意义上讲也是眼外伤的范畴，之所以单独一节来讲述，很大程度上是因为它的后果比较严重，而且发生的突然，对眼部功能的影响比较大，希望广大读者予以高度重视，一旦发生应该紧急处理和救治，以免贻误最佳治疗时机，造成不可弥补的后果。但也无须特别紧张，现代医疗技术不断提高，只要积极配合，也会得到很好的救治，减少并发症的发生。

268. 什么是眶壁骨折？

眼眶骨折是指遭到外力打击时容易发生眶骨的连续性中断和骨皮质断裂，可分为爆裂性骨折和非爆裂性骨折，临床中以眶底骨折或眶底、眶内、外壁联合骨折多见。眼眶骨折的患者主要表现为眼球运动受限、视力下降、眼睑皮下淤血和眼球凹陷等，多发于青壮年人群，比如车祸、坠落、拳击、脚踢、棍棒打击、体育运动及爆炸等。眼眶骨折需要长期间歇性治疗，如果只是单纯眶缘骨折没有明显移位，可暂时不做特殊治疗，但要定期到医院进行复查。病情比较严重的患者可通过药物缓解症状，然后根据患者的具体情况进行手术治疗。眼眶骨折症状挺多，眼眶骨折最常见病因是外伤，如果发生眼眶骨折，会有局部出血，还有一个比较特殊表现就是皮下气肿，在眼眶骨折部位皮肤组织去摸，因为底下有气肿，像握着雪团一样，在摸这个皮肤时，感觉里边是有气泡，这是眼眶骨折一个比较典型特征。拍X光片就会比较明显看到眼眶骨头连续性中断，这就是眶壁骨折的表现。

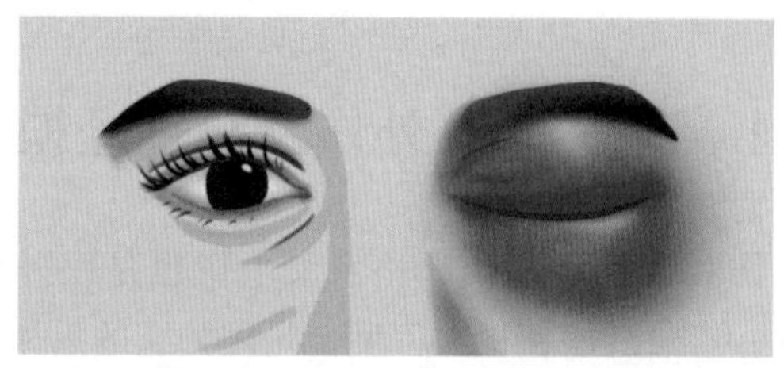

269. 发生眶壁骨折了怎么办？必须立刻手术吗？什么情况下需要观察？

发生眶壁骨折需要立即就医。眶壁骨折需要先消炎消肿，待10～14天后，再去医院复诊。眶壁骨折如果出现以下情况是

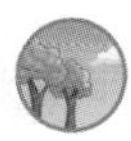

应该考虑手术治疗：①出现复视。②眼球内陷。③双眼眼球突出度大于3毫米。④具有美观的需求。⑤复合性骨折。

270. 眶壁骨折都需要手术吗?

如果眶壁骨折出现以下的情况可以考虑手术治疗：①出现复视；②眼球内陷；③双眼球突出度大于3毫米；④具有美观的需求；⑤复合性骨折。如果满足这些条件下就需要手术。

271. 眶壁骨折有哪些手术方法及设备?

眶壁骨折有几个可供选择的切口，包括：经皮肤或结膜的直接途径、柯-陆氏入路、内镜下经上颌窦自然口入路。完成眶壁骨折修复手术需要的设备有很多，包括头灯、适合的器械及动力系统等。

272. 眶壁骨折手术需要修复材料吗?

需要。修复材料与眶壁骨折的位置与骨折范围大小有关。常见的修复材料包括钛钉钛网、羟基磷灰石、聚乙烯材料等。

273. 为什么眶壁骨折手术术后早期医生不让擤鼻涕?

由于眼部特殊的解剖结构（与污染的窦腔相通），手术治疗之后，用力擤鼻涕可能会导致颅内压力增高，增加逆行感染的机会。也有可能将眶内的脂肪挤出眶内，影响手术效果，所以早期不应该擤鼻涕。

274. 为什么眶壁骨折手术术后早期医生给我加压包扎?

加压包扎的主要目的是起到局部止血的效果。少数眶壁骨折的患者术后会有出血倾向，眼眶内出血可能会导致视力丧失。医生为了防止眼眶内出血，选择加压包扎一段时间，既可以消肿，又可以防止球后出血的情况发生。

275. 为什么眶壁骨折手术术后早期包扎眼睛时医生给我测光感?

极少数患者术后会发生球后出血，威胁视力。早期发现球后出血，及时治疗可以有效保护患者的视力，所以早期包扎眼睛的时候需要查光感。

276. 眶壁骨折严重吗?

因为眼眶部位的骨折损伤以后，它的部位不一样，损伤的情况也不一样。单纯的眼眶没有移位眼眶的骨折，通过一段时间会愈合。如果是因为眼眶及外侧或其他部位的移位，可能会影响到周围的血管还有神经。如果是因为眶体的组织的移位和塌陷，就可能会出现复视，会影响到眼球的一些活动和周围肌肉的一些代谢，所以，对于眼眶骨折，实际上它是创伤外科的治疗。当然，对形态的影响可能和眼球的凸度、眼睛的活动，也都会有非常大的关系，有的人可能在损伤的时候会影响到泪小管、鼻内管，会出现其他的一些问题。所以具体情况大家要去医院去确定，眼眶骨折到什么部位，周围损伤到什么程度，然后才能确定它的最后相应的治疗。

277. 眶壁骨折需要注意什么?

眼眶骨折一般都由于钝的外伤引起的，分内壁骨折和下壁骨折。内壁紧邻耳鼻喉科的筛窦，就是筛骨纸板骨折了，下壁是耳鼻喉科的上颌窦，上颌窦的顶壁就是眼科的眶底。如果发现了眼眶骨折，第一，不要使劲擤鼻涕。如果一擤鼻涕之后，有可能这气就跑到眼眶上去了。第二，不要用力挤压眼睛和揉眼。第三，如果CT片显示有眶壁骨折了，那要手术（治疗）。

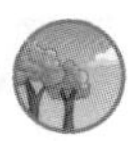

观察两周之后，要及时地手术，不要时间太久，否则，如果粘连了就不好了。但是手术的指征，一个是为了解决复视，一个是为了解除眼球内陷。如果没有眼球内陷和没有复视，就没有必要手术。

278. 眼眶外伤最好的消肿方法是什么？

（1）冷敷：受到局部外伤时，尤其是皮肤完整的闭合性损伤，损伤造成皮下的毛细血管破裂进而形成少量渗血，而组织损伤也容易造成组织液渗出，进而形成局部血肿和水肿。在受伤早期使用冰袋在受伤局部进行冷敷，通过收缩毛细血管，可以减少组织液渗出，减轻局部肿胀的现象。

（2）热敷：随着伤口时间推移、出血停止，受伤以后2～3天可以通过热敷理疗的方法，加快局部血液循环，促进局部肿胀的消失。

（3）清创：外伤肿胀有时与局部感染有关，尤其是开放性伤口，进行开放伤口处理时，需要经过彻底局部清创，才能使伤口保持相对无菌的环境。这时配合应用部分抗生素类药物，进行炎症控制、伤口愈合，局部的肿胀也会逐渐消退。

279. 眼眶被撞伤会对眼球产生影响吗？

眼眶被撞对眼睛一般是有影响的，可能会引起前房积血、继发性青光眼等，严重者还会出现视网膜脱离、房角后退性青光眼等。患者应当及时去医院，在医生的指导下进行治疗。前房积血：由于眼睛周围组织血管较丰富，眼眶被撞击后，可能会导致血管破裂出血，从而积聚在前房，造成前房积血。患者一般表现为眼疼、头疼、视物模糊等，可以遵医嘱通过罗通定片、红霉素眼膏等药物缓解，必要时需进行手术治疗，如前房冲洗术等；继发性青光眼：眼眶被撞击后，可能会破坏房水循环，导致其排出受阻，进而造成眼压升高，形成继发性青光眼。患者一般表现为视力下降、缺损等，可以遵医嘱应用盐酸左布诺洛尔滴眼液、硝酸毛果芸香碱滴眼液等药物缓解，严重时需进行手术治疗，如前房穿刺放液术等；视网膜脱离：如果撞击眼眶的力度较大，可使眼球暂时变形，导致玻璃体基底部与球壁分离，造成视网膜锯齿缘断裂，进而导致视网膜脱离。患者一般表现为闪光感、飞蚊症等，需要进行手术治疗，如巩膜外环扎术等；房角后退性青光眼：如果眼眶被撞使晶状体位置发生改变，会压迫房角，从而导致部分房角关闭，引起房水排出受阻，或刺激睫状体，导致眼压升高，还会伴有视力下降、视野损害等症状，可以行滤过性手术。

280. 什么是眶内异物？

外界物体进入或滞留在眼眶内，称为眶内异物。由于眼眶异物的体积和性质存在差异，部分患者早期可无明显症状，容易发生误诊和漏诊的情况。眼眶异物可引起多种多样的临床症状与体征，造成眼部的畸形和功能障碍，重者有可能会由于异物进入颅部发生感染进而导致死亡。眼眶周围有骨壁保护，眶内异物多从眼球的正前方进入，多数穿过眼部白色的部位，经眼球与眼眶之间的缝隙进入深部，少数经眼球穿透进入眶内。最多见的金属异物，其次是植物性，偶见石块、玻璃等。

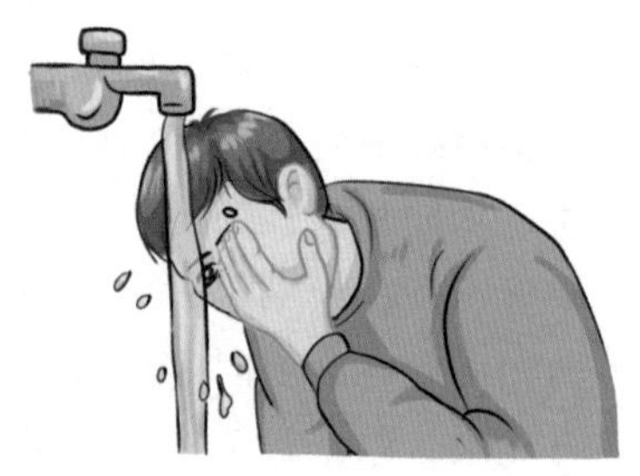

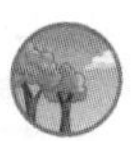

281. 眶内异物有什么症状?

（1）异物从眼睑进入眼眶的患者，皮肤上会有伤口，会有流血肿胀的表现；经结膜进入眼眶的患者，一般可见白眼球也就是结膜细小的裂口，小的裂口不易被发现，通常被白眼球下的出血掩盖；经黑眼球入眶者，可见黑眼球也就是角膜的创口，患者会出现视力下降的症状；一旦异物嵌于眼周肌肉，就会立即出现两只眼睛看物体有两个影的情况；当异物伤及深部时，可能出现视力锐减或者眼球极度肿胀的情况；当有眼眶骨折或异物穿过眼眶进入颅内时，会出现失去意识、昏迷等表现。

（2）细菌感染。一般农民在外做活的时候，可能会导致植物性异物进入眶内。植物的表面粗糙，寄生菌多，特别容易引起眶内感染，形成眼部红、肿、疼痛等表现，这就是细菌感染的表现。但是一般工人做活时，工作的物件多是金属物品，较少引起细菌感染的情况。

（3）化学损伤多见金属异物。由于异物存留，异物与周围组织发生反应，如铜的异物会引起大面积的组织发白，失去原有弹性及功能。铁质异物在周围组织内形成铁锈沉积。铅为非活性金属，表面形成的碳酸盐不溶于水，与周围组织不发生化学反应。

（4）由于异物的存在，自己本身对异物会发生排斥，纤维化的组织会围绕在异物周围，形成异物性的一个肿胀，或者一个包块。当异物距离眼部重要组织较近的时候，由于纤维化的形成粘连这些重要结构，有可能出现眼球运动障碍及双眼视物重影，也有可能因供血不足导致视力减退。

282. 眶内异物如何治疗?

（1）全身应用抗生素预防感染，预防眶蜂窝织炎。

（2）手术治疗。

对于小的、表面光滑的深层异物，在没有压迫或者破坏眼部重要组织的情况下，抗感染治疗后，可保守治疗；对于铜质异物，或较大异物影响功能时，应尽早手术取出。石块、玻璃、塑料异物对眼部组织无刺激性，可保守治疗，但是一旦对正常功能有影响时需要手术取出。术前定位准确十分重要，否则不易取出。另外，植物性异物由于易感染，应早取，异物取出术对于医生的要求较高，有的异物容易发现，但是较小的金属异物不容易被发现，如果植物性异物导致的炎症反应最为严重，炎症最严重的地方常有异物存在。

283. 如何预防眼外伤?

预防眼外伤肯定要避免受伤，根据一般普通人、从事特殊行业的人进行分别对待。具体如下：

（1）从事特殊行业的人：如矿工、泥瓦工、从事化学物品接触者，工作容易受到伤害，比如矿工易发生外伤，眼球破裂伤。电焊工人很容易发生眼外伤，溅起来的异物易进入眼内。接触酸碱比较接触石灰比较多的人，这类物质很容易溅入眼内发生化学烧伤。如果是以上的特殊工种，肯定要做好工作中的防护工作，戴好安全帽。

（2）普通人：在日常生活中需要注意，过年的时候不要放鞭炮，其次不要经常喝酒，喝酒容易被酒瓶扎伤。另外，打架也容易发生眼外伤，所以，大家在生活中一定要注意防护，要注意保护自己。

284. 什么是开放性眼眶外伤?

就是指眼眶发生了开放性的眼眶损伤，眼眶内的结构组织直接与空气相通。一旦发生眼眶开放性的损伤，需要立即送往

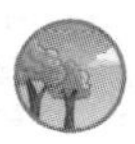

医院治疗。

开放性眼眶外伤的治疗需要根据病情程度选择合适的治疗方式，对于轻症患者多采用药物对症处理。重症患者需要急症治疗和手术治疗，多数患者治疗周期需要3～4个月。

（1）一般治疗。

开放性眼眶外伤早期处理是封闭伤口、恢复眼压和防止感染。对于污染严重的眼内异物，为防止感染可一期处理时取出。一般情况下可给予抗生素治疗预防感染，待以后手术时取出眼内异物。眼球伤口处理的时候，对于没有污染的眼内组织应尽力还纳，不可轻易去除多余组织，眼球的伤口缝合应整齐并且严密。开放性眼外伤早期缝合后，要注意观察眼压和眼内炎症等反应，若有眼压高、眼睛疼的情况要警惕，及时向医生说明情况。若出现眼部高度充血水肿和明显的刺激症状，则可能发生了感染的眼部疾病，则应尽快抗感染和手术治疗。

（2）药物治疗。

①青霉素：通常用于常规抗炎处理，开放性眼眶外伤经常合并细菌感染。青霉素属于广谱抗生素，对细菌的杀灭有较好的作用。每次治疗之前需要试敏，避免出现不良反应。

②糖皮质激素：适于严重感染或合并重症感染有生命危险者，有强大的抗炎、抗免疫作用。可以快速缓解患者症状，对提高患者生存率有一定作用。避免长时间大量使用，常见不良反应包括脂代谢紊乱、骨质疏松、内分泌紊乱等。

③甘露醇：属于脱水剂，主要用于改善循环，消除眼部水肿，促进代谢，有助于恢复眼部功能。需要在医生的监护下使用，每天监测水电解质和离子，避免出现脱水和电解质失衡。

④血管扩张剂：通常局部应用于眼部，主要用于增加眼部血流，减轻眼球缺血缺氧状态，促进眼部功能恢复。须在医生指导下使用，部分患者会有头晕、恶心、呕吐的副作用。

（3）手术治疗。

①开放性眼眶清创缝合术：由眼眶的前部开口，适用于眼眶中部范围内的损伤。首先要修复伤口，防止感染，眼球内异物伤，要根据伤情决定异物取出的时机和手术方式。眼球顿挫伤，要注意防止角膜血染，积极救治视网膜震荡，密切观察眼压，防治外伤性青光眼。如果患者在经历眼外伤后，经玻璃体手术探查确认眼球结构破坏严重，无法恢复视力或眼内组织结构，严重影响患者的外貌，在家属或患者的同意下，可行眼球摘除术，日后可安装义眼。

②开放性眼伤二期手术：开放性眼眶外伤一期伤口缝合后，若无特殊病情变化，一般在伤后1～2周实施二期玻璃体手术。以清除玻璃体积血，处理伤道附近的积血、渗出和前期瘢痕组织，使脱离的视网膜、脉络膜、睫状体复位。对于复杂的开放性眼眶外伤不主张同时植入人工晶状体，过早地植入人工晶状体，会导致前房大量渗出和纤维素增生，使眼内情况复杂化，甚至造成眼前部增殖性病变毁坏眼球。

285. 什么是视神经损伤?

视神经损伤称之为外伤性视神经炎病变，是颅脑损伤中常见和严重的并发症之一，占颅脑外伤的2%～5%。按受伤的原因分为车祸伤、坠落伤和打击伤等，其中最常见的是车祸伤。由于解剖结构和生理学特点，90%以上的视神经损伤是视神经管段的间接性损伤。锐器刺伤视神经引起的直接损伤以及视神经其他部位的直接损伤在临床上比较少见。间接性视神经损伤是指眼眶外侧，一般指眉弓颞上部受到撞击，外力通过颅骨传递至视神经管，引起视神经管变形或骨折，造成视神经损伤而引起的视力、视野障碍。外伤后视力下降、视野缺损以及传入性瞳孔对光反射异常是诊断视神经损伤主要的临床依据。综合

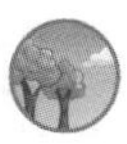

诊断标准：①头部外伤史。②视觉障碍。③损伤侧瞳孔散大，直接光反应消失，间接光反应存在。④眼底检查早期正常，晚期可见视神经萎缩。⑤视力未完全丧失者出现视野缺损，且以下半部视野缺损最多见；患侧瞳孔散大，直接对光反射迟钝或消失，间接对光反射存在，可能是视神经损伤的唯一体征。

286. 视神经损伤如何治疗？

一旦确认视神经损伤后，医生会在排除禁忌后给予激素冲击治疗，激素冲击治疗一段时间后可根据情况采取手术治疗来达到提升视力的目的。

287. 激素冲击治疗的禁忌证有哪些？患者需要跟医生说明什么情况？

如果自己本身患有肺结核、胃溃疡等需要向医生说明情况。如果自身有重大精神病史、严重的糖尿病、骨质疏松、妊娠、重症高血压、未受控制的感染、低血钾等疾病，一定向医生说明病情，不然贸然使用激素会有生命危险。

288. 视神经损伤后需要及时就医吗？应该如何治疗？

本病一旦确诊应立即抢救治疗。治疗视神经损伤，减轻视神经的压迫，预防和治疗伤后血管收缩、痉挛，促进血液循环和视神经传导功能的恢复。因颅脑外伤后均以抢救颅脑外伤和生命为主，视神经损伤可不被发现或忽视，甚至未曾考虑到这方面的问题，等到病情稳定后才发现有视力障碍，这时眼科会诊已过了数日、数十日或更长时间，延误了可能有效的治疗时机。有学者认为，视神经损伤及时减压（48小时内）明显优于晚期减压（14天）。

289. 视神经损伤必须进行手术吗？

视神经损伤是有一定的手术适应证和时机的。手术适应证及手术时机，视神经损伤的手术治疗并无统一标准。手术与否取决于患者症状、视力下降程度、视力要求、是否伴随眼部其他疾病、年龄以及对侧眼情况等。如果满足下列情况医生可能会安排手术。

（1）视力在0.1或以下，不伴随永久性黄斑损害。

（2）视力0.4以上，但有严重的复视、视物变形等症状（要求更好的视力效果的患者，可由熟练的术者尝试手术）。

（3）视力较好，但荧光造影显示已有荧光素渗漏或黄斑部水肿。

（4）视网膜脱离术后的视神经损伤应待其稳定，无活动性收缩后方可手术。

290. 视神经损伤治愈后视力可以恢复吗？

视神经损伤治愈后视力不一定能恢复，需要根据损伤程度决定。如果视神经损伤范围比较小，早期及时使用激素或营养神经药物进行治疗，部分患者视力有可能会恢复正常。但如果视神经损伤范围比较大，损伤以后患者视力急剧下降，即使进行治疗，视力也很难恢复。因此，一旦发生视神经损伤，建议

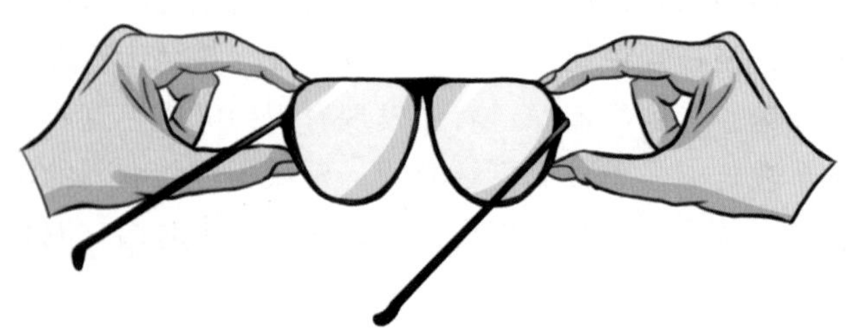

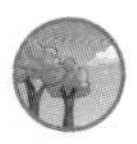

及时前往医院眼科就诊，具体治疗方案需要根据患者具体情况决定，预后也存在一定差异。

（谷瑞东　屈立行　陈琳琳）

第十三节　甲状腺相关眼病

近些年来，甲状腺相关眼病的患者逐年增多，目前已经发展成为一种多学科疾病。其发病病程较长，预后也不尽如人意。随着医学科学的进步，人们对该病的认识也不断加深。本节向大家详细介绍了甲状腺相关眼病的发生、发展及其治疗进展，旨在为广大读者提供该方面疾病的基本知识，加深对甲状腺相关眼病的认识，以便提早干预，有效控制疾病进展。

291. 什么是甲状腺相关眼病？

甲状腺相关眼病（甲亢突眼）是成年人最常见的眼眶病之一，属于自身免疫性疾病。大多数患者可有甲状腺功能异常的临床或实验室检查表现，但即使在甲状腺功能正常的情况下，也可能发生眼眶疾病。甲状腺相关眼病是引起单眼或双眼突出的常见原因。通俗来说，指由甲状腺疾病导致的眼睛出现突出的症状的相关疾病。

就是人们常说的甲亢突眼，得了这种病的人看起来眼睛向前突出明显，总是怒目圆睁。大家都知道三国演义里的张飞，他的眼睛瞪得特别大，甲亢突眼就是这样的表现。甲亢的患者最常见这种突眼症，随着我们诊疗技术的发展和临床患者越来越多，我们发现甲状腺相关眼病的人群，一部分患有甲状腺功能亢进，也可能患有甲状腺功能减退。另外一部分人可能既没有甲亢也没有甲减，但是他们有甲状腺的一些亚临床症状，也就是说有一部分人甚至不需要内科治疗，但这些人都是甲状腺功能异常的人，这类甲状腺功能异常所导致的突眼症，我们叫作甲状腺相关眼病。

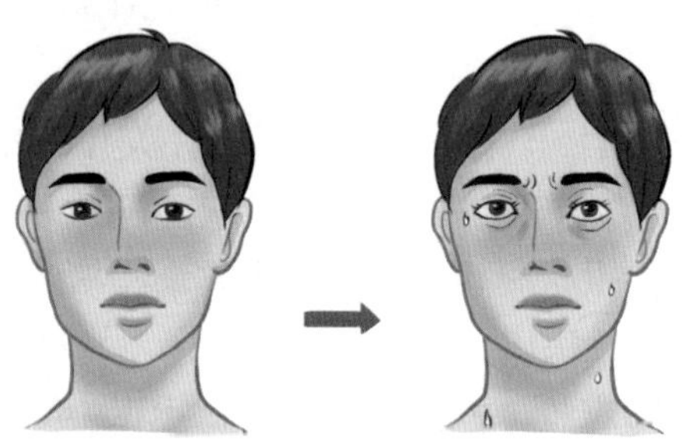

292. 什么是甲状腺疾病的亚临床症状?

指的是患有甲状腺疾病，但是没有临床上需要内科治疗的必要，我们就管它叫甲状腺疾病的亚临床症状。

293. 甲状腺相关眼病到底是什么类型的疾病?

甲状腺相关眼病是一种自身免疫性疾病，就是免疫系统的问题。有一些患者有这样的疑问：是不是多吃一些增强免疫力的药物就能好？其实不是这样的，人的自身免疫性疾病很复杂，无法通过检查来界定你的免疫系统到底是弱了还是强了。我们

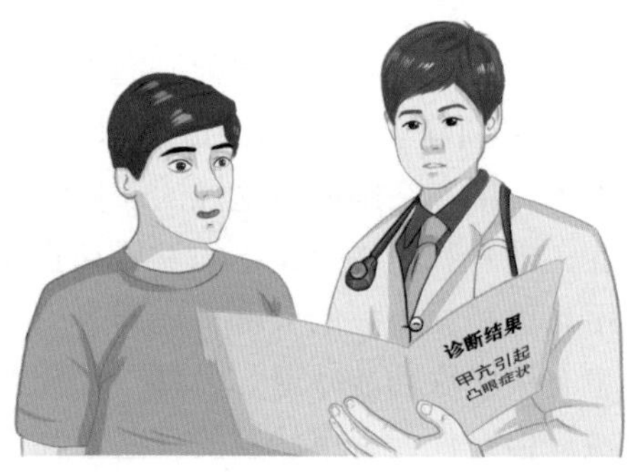

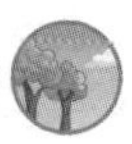

在临床上很难精确地判断这种自身免疫力的高或低，它不是像我们老百姓说的它就是强了或者是弱了，强或弱都是一把双刃剑，所以，这种自身免疫性疾病比较复杂，从治疗上来说也是难以根治的。

294. 甲状腺相关眼病都有什么表现?

首先就是突眼，突眼有可能是单眼的，也有可能是双眼的。甲状腺相关眼病主要的是累积到眼球的周围肌肉，大家知道我们的眼球周围有很多让你眼睛上下左右转的肌肉，那么甲状腺相关眼病主要累积的就是眼周的肌肉。甲状腺相关眼病会使肌肉纤维化，那么什么是纤维化呢？我们眼周的肌肉本来是一丝一丝的，它是有弹性的，像松紧带一样能伸又能缩，但是这个病如果累积到这些肌肉，会让这些肌肉逐渐失去弹性，而且同时会导致这些肌肉逐渐增粗。大家都知道我们的眼球，是在眼眶里面的，眼眶就像一个房子一样，如果眼睛周围这些肌肉逐渐增粗，增粗以后，房子的空间就会变得相对狭窄，眼球只能向前突出，这样就把眼球挤出来了，在临床上表现为突眼，这就是突眼症的来历。

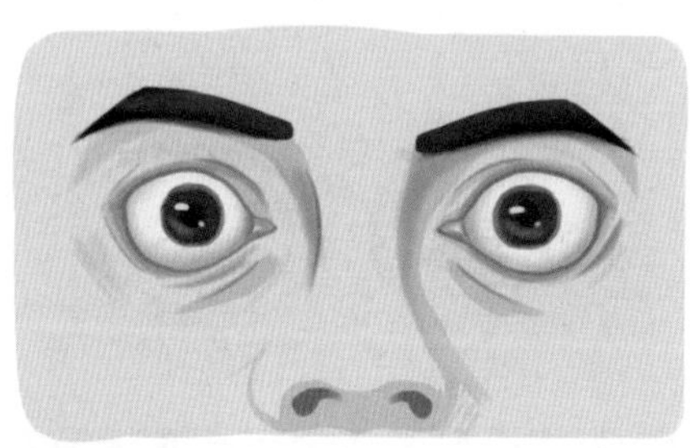

295. 什么是纤维化?

我们眼周的肌肉本来是一丝一丝的，它是有弹性的，像松紧带一样能伸又能缩，但是这个病如果累积到这些肌肉，会让这些肌肉逐渐失去弹性，而且同时会导致这些肌肉逐渐增粗，这种情况称为纤维化。

296. 甲状腺相关眼病患者看起来很凶吗?

突眼对生活是有一定影响的，身边的人会发现突眼的人看起来很愤怒，让别人觉得生气了、发火了，但实际上并不是。所以，大家以后再看见谁瞪着眼睛像是跟你生气的时候，首先要了解一下他是不是有甲状腺相关眼病。

297. 如果甲状腺相关眼病不去治疗会怎么样? 病情会继续加重吗?

有的人可能因为他觉得很长时间都突眼，症状也不重，不需要治疗，但是眼球如果继续向前突出的话，有可能眼睛就闭不上了。如果平时白天的时候闭不上没关系，但是如果晚上睡觉的时候闭不上，那就糟糕了，这样会导致黑眼珠暴露，也就是眼角膜暴露在空气当中，它表面的水分就会蒸发，导致暴露性角膜炎。一旦眼球没有了润滑剂，就会增加患角膜炎的风险，同时带来眼睛干涩、流泪等不适。

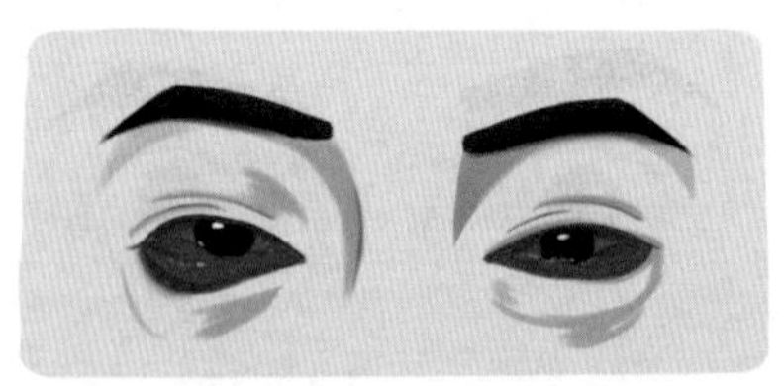

298. 甲状腺相关眼病危害大吗? 严重时会导致什么后果?

眼周的肌肉越来越粗，刚开始的时候可能因为自身肌肉还是处于可以代偿的状态，没有不适的感觉，等到最后不能代偿

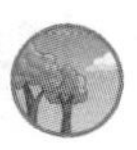

的时候，看东西重影就会更加严重，甚至眼睛也不能转动了。眼球的后面是视神经，眼周的肌肉包裹着视神经，当眼睛的肌肉增粗到一定程度的时候，眼球后边就失去了空间，那么视神经就会受到肌肉的挤压。那么视神经是干什么的呢？视神经是看东西的关键结构，如果被压迫到了，那么视力及看东西的余光就会逐渐丧失，严重的话会导致失明。

299. 甲状腺相关眼病患者看东西会重影吗？什么原因导致的重影？

随着甲状腺相关眼病的加重，眼周的肌肉越来越粗，因为它没有弹性，不能伸缩自如，一旦两个眼球病变程度不一样，就会导致眼球转动不同步，那看到的物体就会出现两个影子，这就是我们所说的重影即复视。两个眼睛一起看物体才会有立体感，所以，我们看到的东西才是立体的，如果两个眼睛不能同步、不能融合的话，就无法形成立体的影像，也会出现重影。

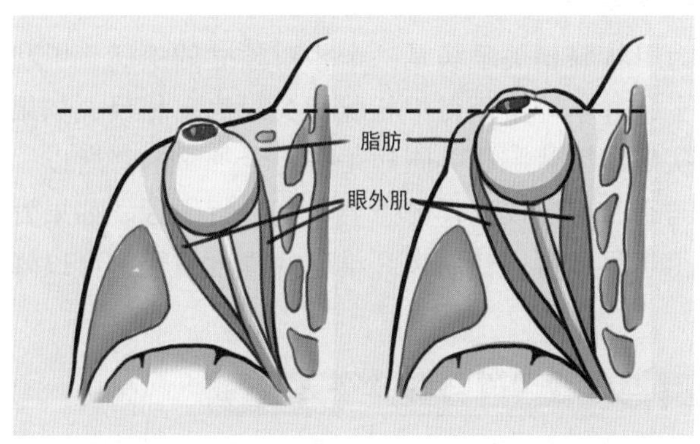

300. 如果甲状腺相关眼病患者视神经损伤了，就会失明吗？

并不是这样的。视神经受压迫以后，可能感觉到余光变窄了，但并不等于看不到东西，可能向远看时，觉得并没有什么变化，但是周边的东西就看不清了，这就是视神经受压迫的一个最常见的表现。当然到最后严重的时候，余光越来越小的时候，可能就会彻底失明。

301. 医生对甲状腺相关眼病有什么治疗的建议吗?

由于人们对甲状腺相关眼病的了解有限，或者有些患者就医的能力也有限，所以，患者就医的时间较晚，来时患者病情就很严重了，导致严重的患者最后失明。但现在随着就医条件的好转，另外，人们的生活条件也都变好了，所以，就没有那么重的患者来就诊了，因此，建议患者早发现早治疗，尽量把疾病控制在早期。

302. 甲亢或者甲减已经痊愈，又或者甲状腺囊肿已切除很多年，且甲状腺没有任何问题，为什么还会患上甲状腺相关眼病?

因为甲状腺相关眼病是一个相对独立的疾病，甲状腺的问题解决了，并不等于不得甲状腺相关眼病。相反，如果不控制甲状腺疾病，甲状腺相关眼病是一定会加重的。所以，无论甲功稳定与否，都建议这样的患者早期进行干预。如果发现得越早干预得越早，可以让肌肉纤维化的程度减慢，可以降低患者痛苦。

303. 为什么很多年轻患者会来就诊?

目前这个病年轻化的人越来越多，自己得了甲状腺相关眼病，形象不好看，大多数这样的年轻患者，非常希望解决外观上的问题，实际上这也是一种心理的治疗，因为患者无法接受自己的外观，并且会影响到生活质量，进而影响心理健康。这

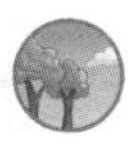

种患者往往被疾病折磨得非常失落，这就是很多年轻人来医院就诊的原因。

如果眼睛跟癞蛤蟆的眼睛一样的话，那就是甲亢突眼了。

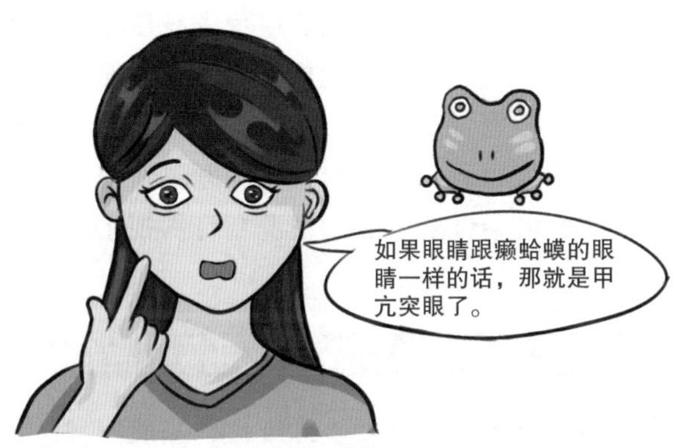

304. 目前甲状腺相关眼病治疗方案是什么?

目前，医生可以针对不同程度的甲状腺相关眼病患者进行个性化治疗，针对不同的患者，采取不同的治疗方案。治疗有一定的规则和顺序，先做眼眶手术，然后做眼肌手术，最后是眼睑手术。

305. 甲状腺相关眼病手术治疗的原理是什么?

给大家讲一讲通俗的比喻，就是你这个房间里面的人太多了，如果想让这些人都舒舒服服地在这个房间待着，有什么办法呢？那么就需要把周围的墙推倒一部分，就好比房间原来15平方米，现在变成20平方米了，手术可以让房间的空间变大，这就是我们所说的眼眶减压手术，从而达到眼突回退的目的。

306. 必须要按照步骤一步一步治疗吗?

其实并不是所有的患者都需要按照步骤一步一步地接受治疗，有的人病情非常稳定，甲状腺功能已经很多年都没有问题了，可能仅有一点突眼或者是上眼皮高一点，而且这些症状也很久不再进展了。对这种患者来说，他们的诉求就是更美观一点，也不想做更多的手术，也想要避免眶减压这种大手术的风险。所以，在这种情况下，我们根据患者的意愿与患者进行深入的沟通后，结合患者对生活质量的期望值，制订个性化的手术方案。还有的人想直接解决斜视的问题，从而解决生活上的诸多不便，我们也会针对患者的情况制订斜视手术计划，这就是个性化治疗。

307. 甲状腺相关眼病为什么要采用激素治疗？

病情早期的时候肌肉会发生纤维化，当肌肉发生纤维化的时候会有一个过程，也就是说从肌肉有弹性到没有弹性，它有个变化的过程，这个过程就是肌肉的水肿期。在水肿期的时候，如果我们发现比较及时，就可以通过应用激素的方式减轻水肿的症状，在这个阶段给予干预，可以显著提高生活质量，尽可能地恢复外观，而且激素治疗效果明显，有可能会免去患者手术的痛苦。

308. 激素治疗的方法是什么？

激素治疗分为局部激素治疗和全身激素治疗，如果患者病情较重，也就是病情的活动期，单纯局部的激素可能没有效果，那么我们还有一种全身的激素治疗方案，这个激素治疗方案是根据专家指南，一共是连续12周的激素治疗。这种治疗方案可以延缓眼周肌肉的纤维化的程度，甚至有的人在经过激素治疗以后，会减轻眼眶的水肿，从而解决复视的问题。

309. 医生对甲状腺相关眼病患者有哪些建议？

我们建议甲状腺相关眼病的患者需要每个月都来复查甲功，

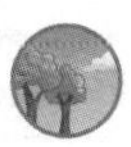

这样医生就可以每个月都观察到病情变化，给出最恰当、最及时的治疗方案，达到提前干预的目的。这样可以很好地阻止病情的发展，进而把疾病所带来的危害降到最低。

310. 日常生活中甲状腺相关眼病患者需要注意些什么?

甲状腺相关眼病的患者最需要注意的就是戒烟。以前戒烟指的是自己不吸烟，现在需要戒一手烟、二手烟、三手烟。一手烟是自己吸的，那什么是二手烟？二手烟就是别人抽烟的时候，你闻到这个烟了，这就是二手烟。那么还有三手烟，它就是在你的衣服及你所携带的东西中的附着的烟，也要戒掉。甲状腺相关眼病的患者一定要告诫周边的人戒烟。医生也会建议甲状腺相关眼病的患者健身、改变生活习惯来降低血脂，血脂高也会有增加甲状腺相关眼病加重的风险。

311. 患上甲状腺相关眼病怎么办?

对于甲状腺相关眼病的治疗，每个阶段都有相应的治疗方式，不要恐惧，不要害怕，每个阶段都有对应的解决方法，但是，我们尽量不要让病情发展到特别严重的情况再去解决、再去关注它。随着科技的进步，我们已经可以用内窥镜技术解决

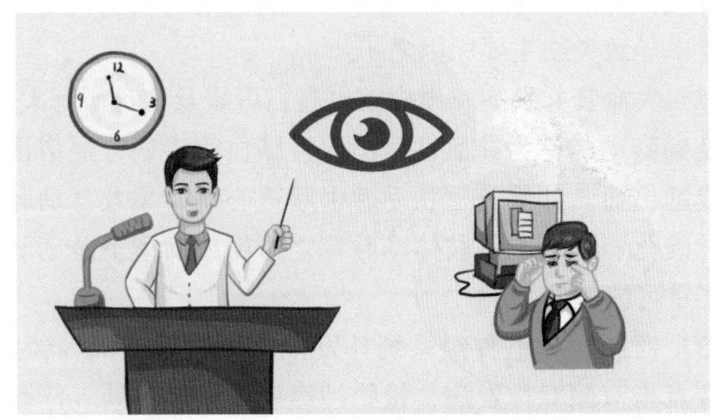

突眼、暴露性角膜炎、视神经压迫的问题。内窥镜技术具有创口小、损伤小的优势，可以达到患者追求美观、治愈疾病的目的。相信随着科技的进步，会发明出更加先进的方法，更好地解决甲状腺相关眼病。

（陈琳琳　谷瑞东　屈立行）

第十四节　眼与全身病

由于眼的发育、解剖与全身紧密相关，全身疾病如高血压、动脉硬化、糖尿病等均可在眼部致病，特别是有些疾病是在眼部首发。本节向大家介绍了一些常见疾病的眼部表现，希望广大读者能够充分认识到眼与全身疾病之间的关系，做到早发现、早干预、早治疗。

312. 糖尿病的并发症有哪些?

糖尿病的危害主要来自各种并发症：

（1）微血管并发症。最主要累及肾脏、眼睛、心肌。累及肾脏称为糖尿病肾病，糖尿病肾病末期是尿毒症，是严重致残甚至致死性疾病。累及眼睛称为糖尿病视网膜病变，是眼科就诊患者中导致失明主要原因之一。

（2）大血管并发症。患病率更高，可累及全身所有大血管，如累及到脑动脉称为缺血性、出血性脑血管疾病，通俗讲是脑血栓或脑出血。如累及冠状动脉引起冠心病，累及肾动脉引起肾动脉硬化，累及下肢肢体动脉称之为糖尿病型下肢动脉闭塞症，严重可能截肢。

（3）糖尿病中枢神经系统并发症。最常见周围神经病变，临床特点是双侧对称发病，植物神经病变累及皮肤、汗腺、泌

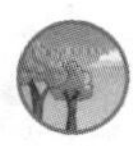

尿系统、生殖系统、胃肠，如累及到胃肠称为糖尿病胃轻瘫，可出现腹泻、便秘等表现。累及泌尿生殖系统可有排尿异常或者性功能障碍等。

（4）糖尿病足。糖尿病足是上述并发症基础上的综合表现，如合并神经病变、大血管、微血管病变后，如足部合并破溃、感染，出现脚部慢性改变，严重可能感染或坏死截肢等。

（5）其他不典型并发症。

313. 糖尿病并发症多久会出现?

（1）1型糖尿病并发症的出现时间：1型糖尿病的起病时间比较明确，而且症状也比较明显，其并发症出现的时间是比较早的10年左右就会出现，主要是以血管病变为主，比如说糖尿病肾病、糖尿病视网膜病变等。20～25年的时候是高峰期，这个时候并发症的发病率是非常高的，25年之后发病率就会逐渐降低了。

（2）2型糖尿病并发症的出现时间：2型糖尿病的并发症主要就是大血管病变，而发病的人群主要是一些年龄比较大的人，这些人很可能在患糖尿病之前就已经有了冠心病或者是脑梗等心脑血管疾病，所以，比较难判断并发症的出现时间。有可能是同时出现，也可能是发病之后几年出现。

314. 影响糖尿病并发症出现时间的因素有哪些?

（1）血糖的控制情况。

每个糖尿病患者并发症出现的时间都是不一样的，其中影响最大的因素之一就是血糖的控制情况。在患病之后，如果说能够有效地控制血糖，那么并发症出现的时间也会比较晚，但如果血糖控制比较差，并发症可能在较短的时间内就会出现。

（2）个体差异情况。

糖尿病并发症出现的时间还和患者的个体差异也有关系，有一些患者本身的体质就比较差，或者说患有冠心病、脑梗等心脑血管疾病，这个时候如果再患上糖尿病，那么并发症的出现时间就会比较早。

（3）自我管理和自我监测情况。

糖尿病患者的自我管理和自我监测情况也会影响到并发症的出现时间，如果说患者对病情不重视，血糖经常性地升高，并发症也会很快出现。

315. 什么是眼底？视力来自哪个部位？

通常说的“眼底”，就是指视网膜，眼睛像一台超精密的相机，视网膜是这台相机的感光元件，黄斑中心凹是视力最敏锐的部位，位于眼底的最内侧感光元件在黄斑的密度高，黄斑具有视网膜80%的视力，能够产生最清晰的视觉效果和最大的色彩辨别能力。“黄斑”不是“斑”，它是我们眼底视网膜上一个区域，它的位置在视网膜中心。因为这个区域含有很多叶黄素，当人体死亡或眼球脱离人体后，黄斑区呈现为淡黄色，因而被命名为黄斑。如果眼睛这台相机的感光元件（视网膜）被破坏了，尤其是黄斑，那么成像能力就会受到严重影响。中心凹为视网膜无毛细血管区，区域内仅有视锥细胞，无视杆细胞。

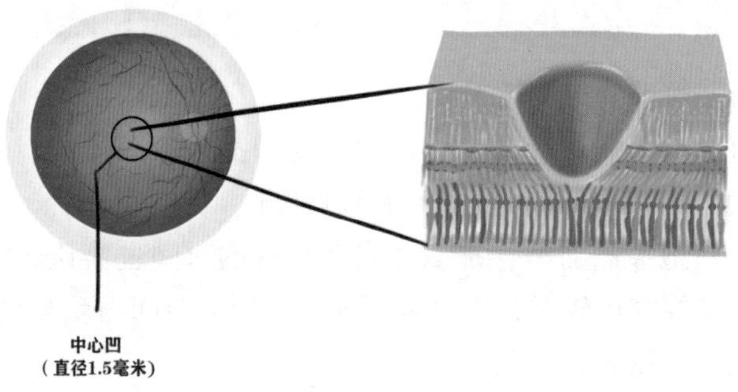

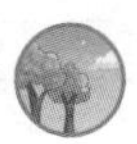

316. 什么是糖尿病性视网膜病变?

糖尿病视网膜病变（DR）是糖尿病最常见的微血管并发症之一，是慢性进行性糖尿病导致的视网膜微血管渗漏和阻塞从而引起一系列的眼底病变，如微血管瘤、硬性渗出、棉絮斑、新生血管、玻璃体增殖、黄斑水肿甚至视网膜脱离。在我国，糖尿病患者群中DR患病率为24.7%～37.5%（2282.3万～3465万）。DR以是否有从视网膜发出的异常新生血管作为判断标准，可分为增殖性糖尿病视网膜病变和非增殖性糖尿病视网膜病变。

糖尿病视网膜病变最常见的早期临床表现包括微动脉瘤形成和视网膜内出血。微血管损伤导致视网膜毛细血管无灌注、棉絮斑、出血数量增加、静脉异常和视网膜内微血管异常（IRMA）。在这个阶段，血管通透性增加会导致视网膜增厚（水肿）和/或渗出液，从而导致中心视力下降。增殖期导致视盘、视网膜和虹膜以及滤过角上的新血管增殖。然后，这些新血管分别导致牵引性视网膜脱离和新生血管性青光眼。此时DR患者

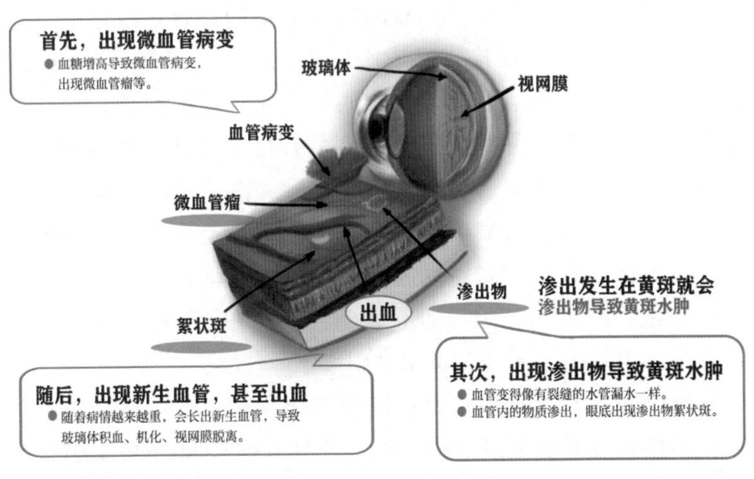

可能出现一些症状，具体依赖于眼部疾患的类型，例如，玻璃体积血导致的帷幕样遮挡、玻璃体积血消退过程中的飞蚊症，以及不能屈光矫正的视力下降、失明等。

糖尿病性视网膜病变的发病率随着糖尿病患病时间逐年上升，且为双眼发病，患有糖尿病5年后，糖尿病性视网膜病变的发生率约为25%；10年后增至60%；15年后可高达75%~80%，20年后发病率可超过90%。

317. 如何发现糖尿病性视网膜病变？需要做哪些检查？

为尽早发现眼底病变，在确诊糖尿病后患者应及时到眼科检查眼底，糖尿病患者应定期每年到眼科检查1次，对于血糖控制不好的患者，应每6个月检查1次。一旦确诊糖尿病性视网膜病变，应根据医生嘱咐和糖尿病性视网膜病变的严重程度每1~3个月复查1次。

糖尿病患者DR的初始筛查需进行全面的眼科检查，尤其注意与DR有关部分，主要检查方法包括，询问既往病史、眼部检查、辅助检查。患者需要进行的眼部检查包括视力检查，通过视力表评估双眼视力情况。查眼底，常用的检查手段包括，裂隙灯显微镜，眼底镜检查，或眼底彩色照相检查就可以确诊。但如果眼底有出血点，建议做眼底荧光血管造影检查，这样可以更清楚地了解糖尿病视网膜病变的程度。OCT（光学相干断层扫描）可以明确患者黄斑区有无水肿和渗出情况，从而指导进一步治疗。黄斑区集中大量视功能细胞，是决定视功能重要部位，黄斑长期水肿对视网膜光感受器，特别是视锥细胞损伤是引起视力障碍的原因。研究表明，高达73%的糖网患者视力丧失是由累及中心凹的黄斑水肿引起。

健康教育对于糖尿病性视网膜病变预防非常重要，通过对糖尿病患者及其家属的健康教育，使其能够掌握DR危险因素相

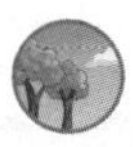

关知识，鼓励患者坚持健康的生活方式，遵循有效的随访计划，进而达到DR早防、早治的目的。对于暂无眼部症状的糖尿病患者应全面告知，即使目前视力及眼底情况良好，仍有发生严重眼底疾病的可能，需要适当治疗。强调常规眼底检查及每年随访的重要性，早期、及时管理效果最佳。指导患者积极控制血糖、血脂、血压是防治DR及其进展的关键。若出现视网膜病变，需要转诊至眼科进一步治疗。DR可防、可控，早期诊断、有效治疗对延缓病变进展、减少视力丧失至关重要。定期随诊，接受必要、适当的视网膜光凝和玻璃体手术治疗，可以使90%的患者避免严重视力下降。

318. 糖尿病性视网膜病变如何治疗?

数十年临床研究发现，在DR早期时及时进行干预，可预防90%的严重视力受损。

近年来，医药科技进步很快，尤其是抗血管生成药物的出现，使糖尿病视网膜病变的治疗有了更多的选择。比如，激光联合抗血管生成药物玻璃体腔注射治疗，对控制黄斑水肿会有更好的效果；对已经有新生血管形成的病例，玻璃体腔注射抗血管生成药物，可以帮助新生血管的退缩，尤其新生血管在视神经盘上无法进行激光治疗时；有些糖尿病视网膜病变晚期，必须手术的病例，也可以先注射药物，然后再手术，这样可减少术中出血。

需要特别强调的是，激光光凝在糖尿病视网膜病变治疗中的重要性。正确的激光光凝治疗，是糖尿病视网膜病变患者视力的保护神！而且，激光绝不是打一次或几次就了事的。对于糖尿病视网膜病变的患者，在定期复查的过程中可能随时要进行激光治疗。至于如何进行激光治疗，何时进行激光治疗，要听从医生建议。一般来说，全视网膜激光光凝会分3～4次做完，不提倡一次打得太多，太多会引起视网膜水肿加重。激光光凝术是高危PDR患者及某些严重NPDR患者的主要治疗方式。高危PDR患者应迅速施行PRP治疗。约50%的重度NPDR患者在1年内进展为PDR，15%进展为高危PDR，应考虑行PRP治疗。有两种情况要做激光治疗，一是黄斑水肿。很多研究表明，黄斑区小心的弱的分散的激光光凝，可以减少血管的渗漏，从而减轻水肿，提高视力。二是当发现视网膜有新生血管，或有大片视网膜血管没有血流供应，这时候为了使得新生血管萎缩或阻止新生血管的生长，进行所谓的全视网膜激光光凝。

轻度及中度的糖尿病黄斑水肿，视网膜增厚或硬性渗出未累及黄斑中心凹，建议行黄斑激光治疗。新生血管性青光眼（NVG）患者在积极控制眼压的同时，如在角膜、晶状体、玻璃体等屈光间质透明的情况下要尽快完成PRP治疗。对屈光间质混浊的NVG患者可行视网膜、睫状体冷冻治疗或房角激光治疗，或联合其他抗青光眼治疗手段。

对于糖尿病性视网膜病变严重，发生严重玻璃体积血、视网膜脱离的患者，需要进行玻璃体切割手术治疗，就是常说的“玻切”。术中医生会将眼内玻璃体积血清除，撕除视网膜前的增殖血管膜，使脱离的视网膜复位，并行全视网膜激光光凝治疗。殖期进展性DR的玻璃体手术适应证为不吸收的玻璃体积血、增生性DR纤维增生膜、视网膜前出血、视网膜被牵拉以及牵拉导致的视网膜脱离、牵拉孔源混合性视网膜脱离、玻璃体积血合并白内障、玻璃体积血合并虹膜新生血管等。

对于糖尿病性黄斑水肿（DME）患者，黄斑前膜和玻璃体黄斑牵引导致的黄斑水肿应考虑玻璃体切割术，无牵引的持续不吸收的黄斑水肿也可以考虑玻璃体切割术，但要考虑视力下降的风险。

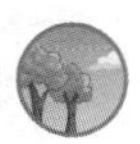

319. 患者常见的误区有哪些?

很多糖尿病患者存在以下误区：

误区一：糖尿病只是血糖的问题，不会危害到眼睛。

流行病学研究发现，每3个糖尿病患者就有1个发生糖尿病视网膜病变，糖尿病视网膜病变是糖尿病的严重并发症之一，糖尿病视网膜病变发生率随着病程延长而增加。与非糖尿病患者相比，糖尿病患者面临更高的失明风险，失明风险高达25倍。糖尿病并发症猛于虎，长期高血糖导致心、脑、肾、眼受损。糖网是眼部微血管并发症，跟心血管病一样不可小觑，可能导致失明。糖尿病视网膜病变和糖尿病黄斑水肿出现视力异常不能任由其发展，短期内视力会严重下降，不早发现、早治疗会出现视网膜脱离，随时都有失明风险！就像头上悬着一把剑，随时都有失明风险，需要引起重视。

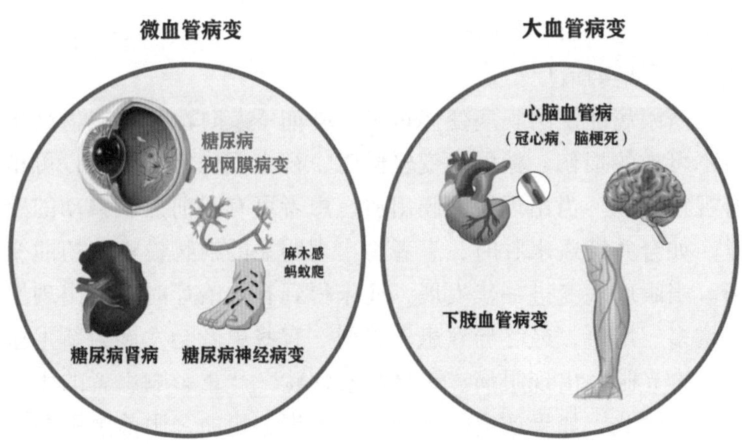

误区二：眼睛有些看不清楚，先观察观察等等看，等严重了再治疗。

糖网患者出现视力异常不能任由其发展，累及黄斑短期内视力会严重下降，不早发现、早治疗会出现视网膜脱离，随时都有失明风险。很多患者由于没有及时进行激光治疗，导致玻璃体积血、视网膜新生血管形成、机化增殖膜形成、视网膜脱离，落到失明的地步。相反如果激光治疗及时、恰当，完全可以避免这种情况的发生。

如果糖尿病患者血糖控制不好，也没有及时正确地进行激光治疗，视网膜病变发展到增殖期，玻璃体积血1个月以上不吸收，或视网膜有增殖膜，有视网膜脱离，影响中心视力，必须手术治疗。手术的目的是将出血清除，剥除增殖膜，将视网膜复位，同时进一步进行加强的激光光凝治疗。两点必须提醒：一是目前公认，手术宜早，不能拖。一般出血1个月左右不能吸收，应该手术并激光治疗，不要等到增殖膜新生血管很多，视网膜脱离范围很大，以至术中无法剥除增殖膜。二是要认识到糖尿病视网膜病变一旦到增殖膜很多时，手术的疗效一般是不理想的。这方面不要期望值过高。所以，再次强调，密切复查、随诊，要早期治疗。

糖尿病性视网膜病变伴黄斑水肿如不及时治疗，视力将出现不可逆的损伤。糖网病变轻微时，视力损伤常不明显，可稍有视物模糊。当出现视网膜出血，患者可有眼前黑影飘动的感觉。如合并黄斑水肿时，患者将出现明显的视物模糊、扭曲变形。当眼底病变进一步发展，而未得到有效治疗时，将出现黑影增多、增厚，最终导致患者失明。有些患者会发展为新生血管性青光眼，出现眼痛、头疼难忍症状，严重影响患者的生活质量。因此，如果您突然出现视物模糊、扭曲、眼前黑影飘动时，应尽快及时就诊治疗。累及中心凹黄斑水肿拖得越久，视力丧失越严重，研究表明每拖延一年，视力将损失1行以上（平均6.8个字母），3年将损失4行视力。长期黄斑水肿使视网膜的

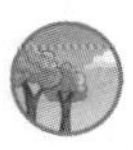

内层结构紊乱，后续用药虽然能消退水肿，但视网膜内层结构已经被破坏，视力很难再恢复。就像地板被水浸湿，如果长期不及时把它吸干，地板一直泡在水里就会变形，最后烂掉。因此，累及中心凹黄斑水肿可致视网膜将永久受损，视力难以恢复。

误区三：抗血管内皮生长因子（VEGF）治疗急于求成。

有些患者遵医嘱接受抗VEGF治疗后，打了几针，没有看到明显的视力变化，放弃治疗，最后绝大多数患者越来越差直到眼睛没有视力；有些患者打了几针，视力有所恢复，以为好了就不打了。没想到这个疾病会复发，还有严重并发症，最后后悔莫及。无论视力如何，都应当按照强化所需规定针数完成，强化治疗在抗VEGF治疗的一开始就进行。强化治疗的方式为每月1针，连续每月注射。对于糖网伴黄斑水肿的抗VEGF治疗，我们必须打满强化治疗的规定针数才能正确评估抗VEGF药物的疗效，进而决定后续治疗方案。起初，该治疗需要每月治疗，但医学专家不断地替患者着想找到了这样的平衡点。发现强化治疗让视力爬升到最高后，每月复诊，一旦OCT发现结构变化即可注射，也能达到每月治疗的效果。

320. 什么是糖尿病性黄斑水肿?

糖尿病性黄斑水肿指由于糖尿病引起的黄斑中心凹一个视盘直径范围内的细胞外液积聚所致的视网膜增厚或硬性渗出沉积。在我国，糖尿病患者群中DME患病率为5.2%（480.5万）。糖尿病患者长期高血糖引起视网膜缺血缺氧导致VEGF异常释放，VEGF导致血管渗漏，造成DME，黄斑中心凹增厚到250微米以上伴视力异常，要及时治疗！黄斑水肿程度与糖尿病病程有关，病程越长，黄斑水肿严重程度越重。容易引起糖尿病性黄斑水肿的危险因素还包括高血脂、吸烟饮酒等不良嗜好、高血压等。DME导致患者中心视力下降，出现视物变形、中心暗点，严重者甚至失明，严重影响患者日常生活。

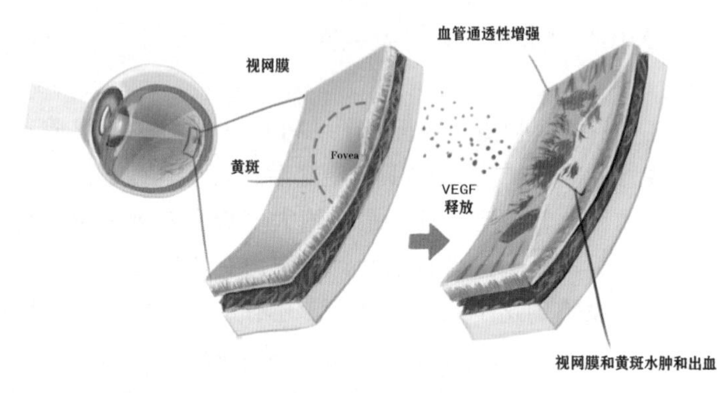

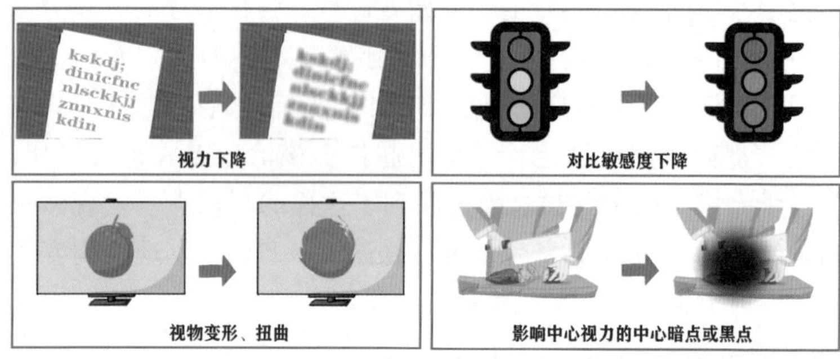

321. 糖尿病性黄斑水肿的治疗方法有哪些？应该多久检查一次？

研究显示抗VEGF疗法（贝伐单抗、雷珠单抗或阿柏西普）能有效治疗CI-DME，可作为CI-DME的首选治疗方法（随后可能采用聚焦激光治疗持续性水肿）。与传统激光相比，雷珠单抗和阿柏西普治疗DME均表现更好的疗效。当出现严重缺血、视网膜无灌注区时，为了防止新生血管性青光眼的发生，应行全视网膜光凝手术治疗，但是激光损伤周边视野、影响开车阅读

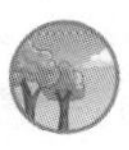

等。如玻璃出血长期不吸收和/或有视网膜脱离，应考虑玻璃体切割术。

对于正常或轻微严重NPDR，视网膜检查正常或罕见小动脉瘤患者应每年复查，每年有5%～10%的无视网膜病变患者会发展为糖尿病视网膜病变，已有的视网膜病变也会存在上述相似恶化比例。

对于轻中度无黄斑性水肿NPDR，患有视网膜小动脉瘤和偶尔斑点性出血或视网膜硬性渗出的患者应在6～12个月内复查，以防疾病进展对于接受抗VEGF治疗的患者，临床观察到的视网膜病变水平可能与轻度至中度视网膜病变一致。特别是因抗VEGF治疗导致水肿得到有效控制而停止用药的患者。

严重NPDR和非高危PDR，应进行局灶性光凝或抗VEGF治疗，DRS显示重度NPDR和非高危PDR经PRP治疗视力重度下降风险降低，但在高危特征出现之前，应延迟光凝治疗。重度NPDR和非高危PDR应在2～4个月内复查。

322. 抗VEGF治疗需要打多少针?

抗VEGF治疗分为强化治疗和巩固治疗，强化治疗为每月1针，连续每月注射，巩固治疗为每月OCT检查随访，发现水肿遵医嘱及时注射。眼内打针（抗VEGF治疗）的两个阶段，强化治疗与巩固治疗都不能少。第一阶段强化治疗：每月1针一鼓作气堵渗漏，从而提高视力。强化治疗的针数，水肿类（糖尿病黄斑水肿、视网膜静脉阻塞合并黄斑水肿）5针起始，新生血管类（老年黄斑变性）3针起始。第二阶段巩固治疗：无须像强化治疗每月注射，但要每月监测防渗漏，OCT是眼底疾病检查金标准，即使视力没有明显变化，也要遵照医嘱每月复查OCT。OCT观察到的结构变化最为敏感，通常会比视力的变化更早，及时发现是否又渗漏复发。这样才能确保及时治疗，争取保障视力。权威指南推荐，抗VEGF药物是视网膜中央静脉阻塞相关黄斑水肿的首选治疗药物，视网膜中央静脉阻塞3年平均注射9/4/3。抗VEGF药物是视网膜分支静脉阻塞相关黄斑水肿的首选治疗药物。视网膜分支静脉阻塞3年平均注射8/2/2，第一年平均8.4针，第二年平均2.1针，第三年、第四年分别2针左右。

323. “眼内注药”术前、术后有哪些程序？

（1）做好术前检查。

①身体常规检查，包括血、尿常规、凝血三项，肝肾常规、酶免四项或八项，还有心电图检查（不同医院可能会有变化，请以具体医院要求为准）。

②胸片检查。全麻患者需要拍摄胸片，排除肺部疾病。

③内科会诊。需要根据身体的基础病选择心内科或内分泌科会诊。如果血压或血糖不合格将无法安排手术，梅毒阳性的患者需要挂皮肤科的号排除传染性。

④麻醉科会诊。全麻患者还需要做一个麻醉科会诊，判断患者能不能耐受全麻，是否需要在术前进行全身情况处置。

⑤冲洗泪道。冲洗泪道，排除泪囊炎，避免术后感染。

⑥综合验光。基础的视力检查，判断眼睛屈光不正的性质和程度，以便评估术后的视力提升情况。

（2）术前准备工作。

①术前按医嘱用药。玻璃体腔注药术前，术眼需要点3天抗生素眼药水，每日4次（或遵医嘱）。如果是高血压病患者，请于术前前一天晚上口服1次安眠药（或遵医嘱），帮助睡眠，保障手术当天的血压稳定。如果是高血糖患者，需要将血糖控制在正常范围。

②术前办理相关手续。如是住院打针治疗，医生会给您开病房住院通知单，告知手术日的来院时间，预约好手术。办理

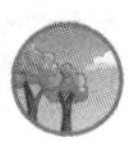

特病申请报销，先是需要医生开诊断证明，然后去医保办公室取申请单。

（3）手术当天事项。

术后30分钟至1小时，医生会给患者测眼压，眼压正常后可离院。如果术后眼压高，医生会对症处理，正常后可离院。回到家后可以摘掉眼罩，需要用抗生素眼药水点眼，每日4次（或遵医嘱）。手术当天按照提前约好的时间，准时到达医院。办理好手续就耐心等待手术即可，手术过程比较短，不必紧张。

（4）术后复查阶段。

①术后用药。抗生素眼药水点眼，共5天。

②生活习惯。术后3天后可以洗脸洗澡，避免脏水进入眼内，洗完用抗生素眼药水点眼清洁。不要用手、纸巾甚至毛巾擦眼睛，因为这些在医学上都是带菌的。

③异常情况。术后3天内如果出现异常的眼红、视力下降，尽快到眼科急诊就诊，情况严重时，急诊医生会联系您的手术医生，及时处理。

（5）术后1个月常规来院复查。眼内打针后1个月内必须复查。OCT是判断疾病好转以及是否需要再次打针治疗的金标准。

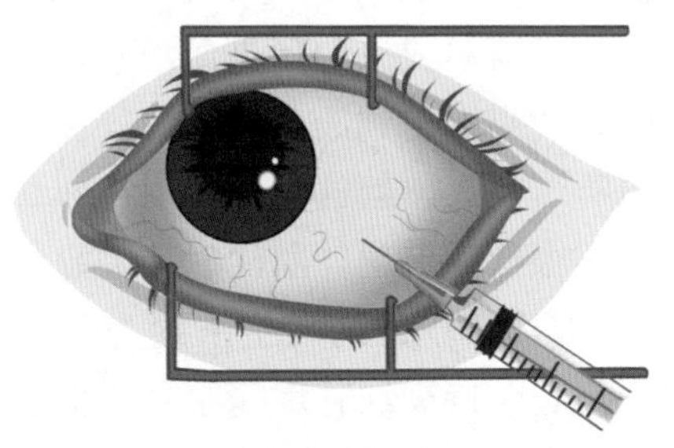

324.“眼内注药”围手术期有哪些注意事项？

近年来，玻璃体腔内注射抗VEGF药物对治疗黄斑水肿、黄斑变性表现出了很好的疗效，被越来越多的医生和患者认同和选择，已成为最常用的眼科手术操作之一。由于术后可能会出现眼睛疼痛、出血等症状，面对这种情况该如何处理?

玻璃体内注射是很常见的眼内操作，药物会通过注射器直接到达玻璃体腔，以发挥药效，改善病情。待术后麻药失效后可能感到疼痛、有异物感，注射部位发生结膜出血、眼前有黑点飘浮等。这些一般是术后的短暂症状，无须过度紧张。如果医生处方了抗生素滴眼液，要遵医嘱按时使用，一般5~10天会逐渐恢复正常。如果按时用药的前提下仍未好转或者症状加重，应及时就诊检查。

短暂性眼痛出血不用担心。有些眼痛出血是需要格外注意的，例如术后已经消失的眼痛又再次出现，而且疼痛持续剧烈，并伴有眼红、眼肿、充血、视力变差等不适，那么就很有可能发生了眼内炎，应立即前往医院就诊，及时采取抗炎措施，以确保炎症能得到有效控制。眼内炎玻璃体积血，另外，如果发觉眼前有暗影飘动，或有红玻璃片遮挡、自觉眼睛“冒烟”以及视力明显下降等表现，那很可能是玻璃体积血，此时也需要及时就医来分析原因并评估出血情况。大多数情况下4~6个月积血会自发吸收，但如果在这期间没有明显减轻，说明自发吸收的可能性较小，还需尽快采取促进血液吸收的药物或玻璃体切除手术等治疗，使出血得到改善，视力得以提升。虽然眼内炎和玻璃体积血听着吓人，但这类与注射操作相关的严重不良反应的发生率其实很低，玻璃体腔注射相关眼内炎的发生率为0.007%~0.09%，玻璃体积血的发生率约为0.4%。我们应该重视，但无须过度担心。持续红肿疼痛罕见，但要保持警惕。除了上述情况，日常生活中也需要进行自我防护，例如注意用眼卫生，勤洗手、避免用手揉眼，否则会影响伤口愈合，增加感染风险。其次术后宜进食清淡、高蛋白、营养丰富的食物，如

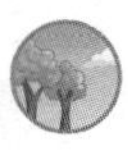

鸡蛋、牛奶、绿叶蔬菜等，避免食用刺激性高的食物。此外也要控制电子设备的使用时间，注意劳逸结合。维持健康的生活方式，才能更好地提高机体抵抗细菌感染和各种疾病的能力。进行玻璃体内注射后可能无法完全避免副作用的发生，但遵医嘱按时用药并做好自我防护就能降低发生风险，如果出现异常及时就医对症处理即可，无须过于担心。

325. 为了节省花费推迟眼内打针“抗VEGF治疗”真的靠谱吗?

“老张，忙什么呢？ 最近你也不出来下棋了”“下不了了，我这眼睛出了点问题，看东西不清楚还有点变形，看了医生说是糖尿病性黄斑水肿”“怎么糖尿病还能影响了眼睛，那医生说没说怎么治啊?”“医生建议我打针，是一种抗血管内皮生长因子，直接打到眼睛里，说是现在治这个病最好方式，但就是要每个月去医院打针很折腾还要家里人陪着。我在纠结要不要选价格便宜点的激光，等实在不行再打针。”“你别自己琢磨了，治病这事儿得问医生，这才是最靠谱的!”

因为不论是理论还是实践都证明了尽早抗VEGF对疾病的治疗是有益的。在糖尿病性黄斑水肿全球治疗指南和临床试验中都证实了抗VEGF治疗能阻止或延缓疾病恶化，提高视力。临床经验上越早开始打针，视力提高就更显著，水肿消退更明显。就像地板泡了水，要尽快把水洗干净，时间越长地板变形越严重。虽然激光治疗糖尿病性黄斑水肿有其作用和优势，但激光引起的视野缺损（不能看到旁边，只能看到眼前），夜视障碍等会引发生活和工作上的障碍，譬如摔倒、不能做开车和精细化职业，类似于残疾。

面对老张的烦恼，想必不少患者也有同样的困惑。为了省钱，先激光后打针治疗到底好不好？医生说，糖尿病性黄斑水肿尽早开始打针，让视力恢复更快。

两月后，“老张，你来啦，快来一起下棋。对了，你眼睛治好了吧？”“我后来听医生的话去打了两针了，效果挺好的，能看得清了，但医生说要我坚持5个月每月来打，这样视力提升更好，还能让后面打针次数更少视力更稳定。我还在犹豫，现在效果挺好的，看看能不能拖一拖，等到不好了再去打。”“这咋行啊，老张，我看你这是对自己不负责，最近你家闺女看你能看得清可高兴了，不再愁眉苦脸，担心孙子没人看，本来还要想着是不是找人照顾你，你这样治好病是为了让他们省心，让你女儿请一天假花点钱有什么关系，总比后面要请保姆照顾你，花费更大的钱要好吧”“你说的也是哦。大夫也说了。这个病需要坚持治疗，特别是第一年。现在国家医保也给报销9针了，算下日子，后天得去打针了，我让我女儿给我挂个号。”“这才对了，我们老了老了，身体好是对家庭对晚辈的最好交代，不拖累子女，你还能和我们来下棋，多开心。”

很多患者犹豫要不要把打针时间间隔延长，因为打针所带来的经济负担、花的精力和时间。但其实对于DME的治疗来说，第一步强化治疗至少连续5针的注射对消病灶提升视力非常重要，是治疗的基石，不然前功尽弃。第二步巩固治疗，最关键是第一年月月复查，发现水肿复发及时注射，巩固最高峰视力，让后续打针逐步减少。国家医保支持眼底病长期治疗。乙类报销大部分费用由国家出，大大减轻了患者经济负担。满足相应条件的患者医保报销单眼终身9针，首年5针医保护航每只眼睛9针，减轻您和家人的经济负担。

想节省治疗花费是人之常情，不单是糖尿病性黄斑水肿，其他眼底病治疗不是凭自我感觉决定是否继续治疗，每月来医院医生根据OCT检查报告CST值是否正常评估才不会延误病情，复查只是花小钱，以免因一时的纠结错过最佳的治疗时机。

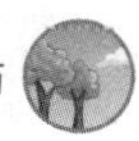

326. 什么是新生血管性青光眼?

新生血管性青光眼（NVG）指的是小梁表面和虹膜因为新生纤维血管膜的影响阻止了房水外流，从而造成青光眼的现象。NVG的典型特征是形成虹膜（NVI）和前房角（NVA）的新生血管，最终房角关闭，眼内压（IOP）顽固性升高。导致新生血管性青光眼的病因有40余种，不同疾病差不多都是广泛累及眼后节缺氧或局部性的眼前节缺氧，主要有视网膜中央静脉阻塞、糖尿病视网膜病变及其他疾病，各约占1/3。视网膜中央静脉阻塞根据有无视网膜缺血分缺血型（占25%）和非缺血型（占75%）两种，自然病程中无一例非缺血型发展为新生血管性青光眼，而缺血型中则有18%～60%发生多在静脉阻塞后2～3个月时发生，80%病例在6个月内发生。主要通过眼底荧光血管造影来显示有无视网膜毛细血管非灌注区来判断缺血与否，注意非缺血型也能转变为缺血型。糖尿病就是一危险因素，糖尿病也是视网膜中央静脉阻塞发生的一个危险致病因子。原发性开角型青光眼与视网膜中央静脉阻塞有关，认为是机械性压力作用所致，因此，将视网膜中央静脉阻塞视作原发性开角型青光眼的危险因素。此外，80%发生了静脉阻塞的患眼眼压较对侧眼的要低，认为这是代谢性酸中毒抑制了房水形成所致。增殖性糖尿病性视网膜病变中约22%发生新生血管性青光眼，糖尿病中1型占15%且多伴增殖性视网膜病变，2型占80%且多伴黄斑病变。成人双眼新生血管性青光眼或虹膜新生血管化几乎均为糖尿病视网膜病变所致，但发生视网膜病变与出现虹膜新生血管或青光眼的时间间隔不清楚。白内障手术、玻璃体视网膜术后更易发生新生血管性青光眼，主要是与原先的糖尿病视网膜病变及视网膜缺氧有关。

新生血管性青光眼是糖尿病性视网膜病变及视网膜血管栓

塞的晚期征象，患者在此阶段视力会迅速丧失，伴有顽固性的眼压升高引发的眼痛、头疼，NVG的药物及传统手术治疗效果不佳，以往以视网膜激光光凝治疗、小梁切除术、睫状体光凝治疗为主，随着抗VEGF药物的研发，抗VEGF联合手术治疗已成为NVG治疗的主流方法。

327. 高血压对眼部的影响有哪些?

高血压是全身系统性的疾病，对心脏、脑血管等有影响，还会影响眼底动脉，导致眼底动脉出现痉挛、粥样硬化、狭窄、堵塞，甚至出血、渗出，从而导致眼底结构、神经、视网膜等出现一系列病变，导致眼部出现各种不适，如视物模糊、视力下降、眼部疼痛、眼部疲劳，甚至可能出现失明等。高血压患者血压升高后，可能会引起眼底动脉的痉挛和变性，导致眼底神经等出现缺血性改变。长期高血压也可能会引起眼底动脉的粥样硬化，导致动脉狭窄、堵塞，血压过高还可能会引起眼底血管出血。视神经病变和视网膜病变，会导致视力下降、视力模糊，甚至出现失明等并发症。常见的有高血压性视网膜病变、视网膜动脉阻塞、视网膜静脉阻塞等疾病。

328. 什么是高血压性视网膜病变?

高血压性视网膜病变，眼底是全身唯一能在直视下看到血管及其有关变化的部位，并在一定程度反映体内其他重要器官的情况。原发性高血压病早期，眼底往往正常，并可维持相当长时间，当血压持续升高时，可引起全身小动脉硬化，发生于视网膜病变者，称为高血压性视网膜病变。约70%原发性高血压患者可并发高血压性视网膜病变。年龄越大，原发性高血压病程越长，发病率越高。原发性高血压病早期，升高的血压刺激柔软的视网膜动脉，使之痉挛性收缩，变细，此时患者视力

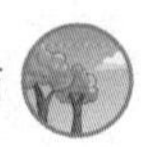

正常或轻度减退，经药物治疗后，高血压被迅速控制，视网膜血管可恢复正常而不发生永久性改变。若高血压持续进展，视网膜则会发生改变，表现为动脉普遍狭窄、动静脉压陷、血管壁硬化等。此时，患者可出现不同程度的视力减退，若任其发展，血液—视网膜屏障破裂，视网膜出血及各种形状的渗出物将进一步危害视力。若出血量多进入玻璃体或渗出物沉积于黄斑部，视力就会受到严重损害。建议定期进行眼底检查，尽早发现高血压相关眼病。患者一般无明显症状，严重者可有头痛、视物模糊、视物变小或变形。早期不影响视力，后期视力不同程度下降。

329. 高血压性视网膜病变分期及临床表现是什么?

（1）高血压视网膜病变分期：

①高血压视网膜病变分为4期，第一期主要表现为血管的狭窄，是视网膜动脉的局部狭窄。狭窄症状并不是很严重，此时也没有明显的临床表现，仅表现为控制不佳的血压。

②第二期是动脉硬化期，此时视网膜动脉出现了广泛的狭窄，狭窄症状比较严重并出现回声增强及动脉硬化的表现。

③第三期属于渗出期，此时会有棉絮样的渗出，改变患者多表现视物模糊或眼部胀痛不适、血压偏高。

④最后一期是在三期的基础之上合并视盘水肿，这一期患者常常会感觉明显的眼部胀痛不适，血压升高。

（2）高血压视网膜病变表现：

①视网膜动脉痉挛期，见于高血压的初期，视网膜动脉普遍或局限性狭窄弯曲，动静脉比例失常；动脉变直，分支角度变锐；动静脉交叉后的小静脉曲张，尤以黄斑部周围的小虹管可呈典型的螺旋形弯曲特征。

②视网膜动脉硬化期，主要表现为动脉变细、反光增强及

交叉压迫症。

③视网膜病变期，浅层出血者呈线状、火焰状或片状，深层出血多为圆点状或圆块状。软性渗出物，位于视网膜表层大小不一的絮状渗出物。硬性渗出物，位于视网膜深层，呈黄白色小点状，边缘清晰。由多数单纯或融合的发亮黄白点组成。

④视网膜神经病变期，视网膜病变加上视盘水肿，颈静脉怒张，动脉显著变细。

330. 高血压性视网膜病变如何治疗?

由于现代人的压力比较大，将大部分的时间都放在了工作上，生活不太规律，因此患有高血压的人变得越来越多。对于这种疾病，很多患者在早期的时候，并没有特别重视，耽误了治疗，从而引发许多严重的并发症，视网膜病变就是其中的一种。这种疾病的发生会对患者的视力造成很大的影响，因此，患者要及时对其进行处理。下面具体介绍这种疾病的主要治疗方法。

（1）药物治疗。这种高血压性视网膜病变主要以药物治疗为主。具体来看，患者可以根据具体的血压变化和视网膜受损的程度，及存在一些其他的并发症状，在医生的帮助下选择一些中药和改善循环软化血管的药物。不过在治疗的过程中，患者最好控制好这些用药剂量，不要过度用药影响肝肾功能。

（2）对症治疗。大多患者在发病之后，血压会迅速升高，因此，患者要重视血压的控制。患者可以在医生的指导下适当服用一些降压药物，从而达到稳定血压的目的。另外，当患者的血压稳定之后，患者还可以有针对性地对出血、渗透等问题进行处理。伴有高血脂的患者可同时使用他汀类的降脂药物。

（3）减少眼睛的使用。当患者出现视网膜病变的问题之后，患者要尽量避免过度使用眼睛，不要长时间盯着电脑和手机，

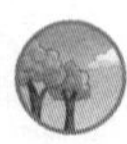

因为这样会增加视网膜的负担。与此同时，患者要多注意休息。

（4）调节饮食。除了药物治疗之外，患者在平常的生活中，还要特别注意饮食，不要过度食用食物。因为这样不仅会导致血压的升高，而且还会引起眼压上升的问题，从而加重病情。另外，患者可以多吃一些清淡、有营养的食物，多吃蔬菜和水果，从而促进疾病的恢复。

以上就是这种疾病的主要治疗方法，当患者出现高血压的症状时，就要及时到医院去进行检查，从而进行确诊。这种疾病具有一定危险性，治疗的时间越早，恢复的效果也就越好。如果是早期患者，那么可以先进行内科治疗，以控制血压为主。但要是病情已经发展到一定阶段了，那么患者还需要进行药物治疗，并且定期到专业医院进行复查。必要时手术治疗。

（徐　丽　傅　博）

补充说明：关于角膜接触镜

角膜接触镜亦称隐形眼镜，以材质分可分为软镜和硬镜。

•软镜：我们在眼镜店买到的隐形眼镜，都属于软镜。软镜适合不同类型的屈光不正患者，包括近视、远视（不常用）。一些特殊设计的软镜，包括彩色角膜接触镜（即人们常说的美瞳，可用于美容）、人工瞳孔角膜接触镜、角膜绷带镜（遵医嘱，在术后或治疗过程时使用，每片最长可佩戴21天）、药物缓释镜等。还有一种特殊设计的软镜，离焦软镜，可以控制近视发展，一般适合近视度数较大又不能佩戴OK镜的患者。

•硬镜：一般是指硬性透氧性接触镜（RGP）其特点是透氧性强、成像质量佳，需要到医院验配，一般较大度数的近视患者白天可以戴，但它的舒适度没有软镜好，而使其应用受到了限制。角膜塑形镜是一种特殊设计的高透氧硬镜。20世纪60年代初，美国爱荷华州大学的George Jessen设计了一种可以在睡眠时佩戴的塑形镜，通过对眼睛施加特定的压力，可以将角膜的曲率暂时性改变，从而达到矫正视力的目的，称为Ortho-keratologic-lens（简称OK镜）。到了20世纪80年代，随着计算机辅助设计和制造技术的发展应用，产品设计变得更加精确和标准化，使用者得到了更佳的体验。伴随着Ok镜的发展，数字化角膜塑形技术（Myopia Corneal Therapy，简称MCT）也逐渐得到提升。之后出现了与传统的OK镜不同的设计，厂家将自己设计的OK镜称为角膜屈光性治疗（Corneal Refractive Therapy，简称CRT）。

（郑　铀　陈琳琳）